FOR PROFESSIONAL ANESTHESIOLOGISTS

麻酔器

ANESTHETIC MACHINE

編集 順天堂大学教授
釘宮 豊城

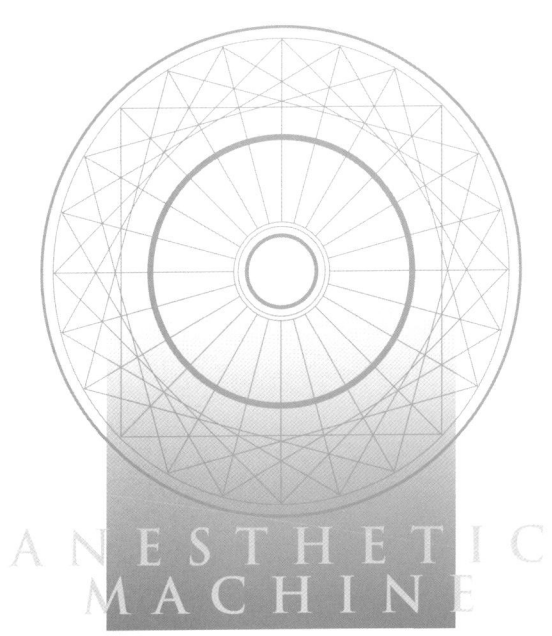

克誠堂出版

執筆者一覧 (執筆順)

玉井　久義
東京大学医学部附属病院
医療機器管理部

釘宮　豊城
順天堂大学医学部麻酔科学・
ペインクリニック講座

宮尾　秀樹
埼玉医科大学総合医療センター
麻酔科

井上　哲夫
日本医科大学千葉北総病院
麻酔科

安本　和正
昭和大学医学部麻酔科学講座

西村　欣也
順天堂大学医学部麻酔科学・
ペインクリニック講座

伊藤　弘通
松下会松下医院歯科麻酔

大村　昭人
帝京大学医療技術学部および
帝京大学溝口病院麻酔科

井上　政昭
(株)スカイネット

津崎　晃一
慶應義塾大学医学部
麻酔学教室

塚越　昌一
泉工医科工業(株)

早川　恒
アコマ医科工業(株)

村田　治
(株)ムラコメディカル

山口　宣明
エア・ウォーター防災(株)
アネス事業部

佐藤　謙
ドレーゲル・メディカル
ジャパン(株)

木本　進
アイ・エム・アイ(株)

はじめに

　麻酔器は常に麻酔科医の横にあり，麻酔中の患者の安全を守るとともに，手術に必要な麻酔深度を維持するために存在する。

　麻酔器のプロトタイプと云われるHeidbrink型の麻酔器が出現したのは1920年代であり，すでに90年近くが経過している。その間，躯体はスケルトンタイプからキャビネットタイプへ，麻酔科医の誤操作や誤認識による事故を防止する安全装置の組み込み，強力な揮発性麻酔薬を安定した濃度で供給する気化器の開発，さらに麻酔用人工呼吸器の進歩など，麻酔中の患者の安全を向上させるための不断の努力が続けられてきている。

　そして近年，麻酔器の構造には大きな変化が起こっているが，これは医療安全に対する社会的環境の変化と工業技術の進歩という2つの主要な因子によるものと考えられる。編者が麻酔科医になった当初は麻酔器の作動はすべて気体圧によっており，電気作動の部分は全くなかった。しばらくしてから，電気による麻酔器関連モニターが入り，警報も電気作動のものが出現した。そして，今世紀になりコンピュータ制御がありとあらゆる機器に導入されるとともに，麻酔器もその例外ではなくなり，多くの部分が気体圧作動から電気作動に移行し，特に麻酔器回路，気化器，人工呼吸器部分でははっきりとした傾向が現れている。

　このため本書では，現在使用している各メーカーの代表的な機種について，基本的にメーカーの担当者に特徴などを中心に執筆していただき，各麻酔科医が接する機種についての知識と理解を深める一助とすることを目指した。

　もちろん，麻酔科医として知っておく必要のある麻酔器の歴史や基本構成，関連する規格や法律，日本麻酔科学会が提唱する始業点検などはそれぞれの専門家に，詳細な解説をお願いし，どのような麻酔器でも問題なく取り扱えることを主眼にしてあることはいうまでもない。

　本書が，すべての麻酔科医の日常診療に役立つことを願っている。

2009年7月吉日

釘宮　豊城

目　次

I. 麻酔器の歴史　　　　　　　　　　　　　　　　　　　　　　　玉井　久義／1

　　はじめに 3
　　吸入麻酔薬の黎明期：エーテルとクロロホルム 3
　　揮発性麻酔薬の濃度調節 6
　　亜酸化窒素と酸素の併用 8
　　正確な流量制御法 9
　　二酸化炭素吸着装置：再呼吸回路，そして閉鎖回路へ 10
　　おわりに 11

II. 麻酔器の基本構成　　　　　　　　　　　　　　　　　　　　　　　　　13

1．麻酔器回路　　　　　　　　　　　　　　　　　　　　　　　釘宮　豊城／15

　　はじめに 15
　　医療ガス連結部分 15
　　　　1医療ガス配管設備との連結／15　　**2**高圧ガス容器との連結／17
　　圧力計 18
　　圧力調整器 20
　　逆止弁 21
　　ガス遮断装置 22
　　酸素供給圧低下警報 24
　　流量調節器 25
　　　　1流量調節部分／25　　**2**流量計部分／26
　　低酸素防止装置 27
　　酸素フラッシュ 28
　　ガス共通流出口 28
　　回路の配管の性能 28
　　電子的対応 30

2．気化器　　　　　　　　　　　　　　　　　　　　　　　　　宮尾　秀樹／32

　　はじめに 32
　　歴史 32
　　物理 33
　　　　1吸入麻酔薬の物理／33　　**2**気化器の物理／33
　　構造と作動原理 34
　　　　1流量効果／35　　**2**環境温の影響／35　　**3**間欠的逆圧／36　　**4**キャリア

ーガスの組成／36　　**5**気圧変化／37　　**6**薬物使用量の計算／37
　　種類 38
　　危険因子と安全機構 42
　　　　1危険因子／42　　**2**安全機構／43
　　麻酔器の始業点検（気化器）と解説 43
　　気化器の国際規格の抜粋 43

3．麻酔呼吸回路　　　　　　　　　　　　　　　　　　　　　　　　　　　　井上　哲夫／45

　　はじめに 45
　　一般的な循環回路（circle absorber system）の構成 45
　　　　1二酸化炭素吸収装置（carbon dioxide absorber assembly）／47　　**2**吸気弁および呼気弁（inspiratory and expiratory valves）／50　　**3**呼吸管（breathing tube）／50　　**4**呼吸囊（バッグ）（breathing bag あるいは reservoir bag）／51
　　　　5APL弁（adjustable pressure limiting valve）／52　　**6**余剰ガス排出装置（anesthetic gas scavenging system：AGSS）／52　　**7**各部の配列／52　　**8**使用前の回路のテスト方法／53　　**9**そのほかの回路内に組み込まれる器具類／53
　　そのほかの麻酔呼吸回路 54
　　　　1種類と分類法／54　　**2**メイプルソン（Mapleson）回路および修飾形／55

4．麻酔用人工呼吸器　　　　　　　　　　　　　　　　　　　　　　　　　　安本　和正／59

　　はじめに 59
　　駆動と回路 59
　　　　1ベローズ駆動方式／59　　**2**ピストン駆動方式／62　　**3**ベローズ方式とピストン方式との比較／62
　　麻酔器用人工呼吸器における各種弁機能 63
　　　　1吸気時の呼気弁閉鎖／63　　**2**新鮮ガス流入の問題／64
　　換気量の是正 65
　　　　1弁機能以外による是正／65　　**2**コンプレッションボリュームの補正／65
　　高頻度換気 67
　　　　1高頻度ジェット換気／67　　**2**適応／68　　**3**問題点／68　　**4**不適切な症例／69

5．余剰麻酔ガス排出装置　　　　　　　　　　　　　　　　　　西村　欣也，釘宮　豊城／70

　　はじめに 70
　　装置 71
　　　　1ガス収集装置／71　　**2**移送装置／72　　**3**排除インターフェイス／72
　　　　4ガス排出ホース／73　　**5**ガス排出処理装置／73
　　余剰ガス処理における有害事象，問題点 73
　　　　1新たな障害発生への対処／73　　**2**吸入麻酔薬における温室効果／74
　　　　3余剰麻酔ガスの無毒化／75

III．医療ガス配管設備と医療ガスホースアセンブリ　　　　　　　　　　　　伊藤　弘通／77

　　はじめに 79

医療ガス配管設備 79
  1 供給装置／81 **2** 配管／87 **3** 配管端末器（アウトレット）／88
医療ガスホースアセンブリ 93
おわりに 94

IV．麻酔器および周辺の規格，法律 大村　昭人，井上　政昭／97

日本工業規格（JIS） 99
  1 JIS T 7201-1：1999吸入麻酔システム―第1部：麻酔器（本体）／100
  2 JIS T 7201-2-1：1999吸入麻酔システム―第2-1部：麻酔用および呼吸用機器-円錐コネクタ-円錐およびソケット／105 **3** JIS T 7201-2-2：1999吸入麻酔システム―第2-2部：麻酔用および呼吸用機器-円錐コネクタ-ねじ式耐重量コネクタ／108 **4** JIS T 7201-3：1999吸入麻酔システム―第3部：麻酔用呼吸バッグ／108 **5** JIS T 7201-4：1999吸入麻酔システム―第4部：麻酔器用および人工呼吸用の呼吸管／108 **6** JIS T 7201-5：1999吸入麻酔システム―第5部：麻酔用循環式呼吸回路／109 **7** JIS T 7203：1989医療用酸素濃度計／111 **8** JIS T 7204：1989医療用人工呼吸器／111 **9** JIS T 7207：2005医用加湿器-加湿システムの一般的要求事項／112 **10** JIS T 7231-1：1998喉頭鏡接合部―第1部：従来型のフックオン式ハンドル・ブレード間接合部／112 **11** JIS T 7231-2：1998喉頭鏡接合部―第2部：従来型のブレード用電球のねじおよびソケット／112 **12** JIS T 7101：2006医療ガス配管設備／112 **13** JIS T 7111：1993医療ガスアセンブリ／112
高圧ガス保安法 113
国際標準化機構（ISO） 113

V．麻酔器の始業点検 津崎　晃一／115

はじめに 117
麻酔器の構造と点検ガイドライン 117
麻酔器の始業点検 117
  1 補助ボンベ内容量および流量計／117 **2** 補助ボンベによる酸素供給圧低下時の亜酸化窒素遮断機構およびアラームの点検／119 **3** 医療ガス配管設備（中央配管）によるガス供給／119 **4** 気化器／120 **5** 酸素濃度計／121 **6** 二酸化炭素吸収装置／121 **7** 患者呼吸回路の組み立て／122 **8** 患者呼吸回路，麻酔器内配管のリークテストおよび酸素フラッシュ機能／122 **9** 患者呼吸回路のガス流／123 **10** 人工呼吸器とアラーム／123 **11** 麻酔ガス排除装置／123 **12** 完了／124
改正医療法と始業点検 124
おわりに 124

VI．麻酔器各論 127

1．泉工医科工業（株） 塚越　昌一／129

はじめに 129
構造-1：全体外観 129
構造-2：コントロール部 130
基本性能と特徴 131

安全機構 132
　　　特殊な対応 134
　　　　　❶メラ全身麻酔器MD‐757XLV／134　　❷吸入麻酔システム Canopus F3／136
　　　メンテナンスおよび間隔 137
　　　パニック時の対応 138
　　　ユーザーレポート .... 瀬尾　憲正／139

2．アコマ医科工業（株）　　　　　　　　　　　　　　　　　　　　　　早川　愃／141
　　　アコマアネスピレータ® KMA‐1300V 141
　　　　　❶構造／141　　❷基本性能と特徴／144　　❸安全機構／145　　❹メンテナ
　　　　　ンスおよび間隔／147　　❺パニック時対応／147
　　　ユーザーレポート .... 門井　雄司／147

3．（株）ムラコメディカル　　　　　　　　　　　　　　　　　　　　　　村田　治／149
　　　はじめに 149
　　　ドルフ‐500® 149
　　　　　❶構造／149　　❷基本性能と特徴／149
　　　MA‐300® 153
　　　　　❶構造と基本性能／153
　　　MA‐110® 153
　　　　　❶構造と基本性能／153
　　　ウッディ®，ウッディRL® 154
　　　　　❶構造／154　　❷基本性能と特徴／154

4．エア・ウォーター防災（株）アネス事業部　　　　　　　　　　　　　山口　宣明／156
　　　構造 156
　　　　　❶UM700麻酔器と気体回路／156　　❷PVA120人工呼吸器と気体回路／159
　　　　　❸気化器と気体回路／161
　　　基本性能と特徴 162
　　　　　❶UM700（麻酔器）／162　　❷PVA120（麻酔器用人工呼吸器）／163
　　　　　❸TCVシリーズ（気化器）／163
　　　安全機構 163
　　　　　❶UM700（麻酔器）／163　　❷PVA120（麻酔器用人工呼吸器）／164
　　　　　❸TCVシリーズ（気化器）／164
　　　特殊な対応（パニック時の対応） 164
　　　メンテナンス期間 165

5．ドレーゲル・メディカルジャパン（株）　　　　　　　　　　　　　　佐藤　謙／166
　　　はじめに 166
　　　構造 166
　　　基本性能と特徴 169
　　　　　❶流量計／169　　❷人工呼吸器／169　　❸呼吸回路／171　　❹気化器／173
　　　　　❺余剰ガス排出装置／173

安全機構 174
　　　　1セルフチェック／174　　**2**低濃度酸素防止機構（S-ORC）／174　　**3**酸素
　　　　供給圧警報装置／174　　**4**バッテリー／174　　**5**ルームエアーによる換気／
　　　　174
　　メンテナンス 174
　　パニック時対応 175
　　ユーザーレポート .... 村山　隆紀／175

6．GE横河メディカルシステム（株）　　　　　　　　　　　　釘宮　豊城／179
　　エスティバ7900 179
　　エイシス，アバンスケアステーション 179
　　　　1構造／180　　**2**基本性能と特徴／182　　**3**安全機構／183　　**4**麻酔器用
　　　　人工呼吸器／183　　**5**メンテナンスおよび間隔／183　　**6**パニック時対応／
　　　　183

7．アイ・エム・アイ（株）　　　　　　　　　　　　　　　　木本　　進／184
　　構造 184
　　基本性能と特徴 187
　　安全機構 189
　　特殊な対応 190
　　メンテナンス 190
　　ユーザーレポート .... 尾﨑　　眞／192

　　索　引 195

I

麻酔器の歴史

はじめに

　吸入麻酔薬による全身麻酔の歴史をひもとくと，エーテル，クロロホルム，そして亜酸化窒素はいずれも1840年代に医療での臨床利用が始まっている。これらに追随して麻酔器は開発されるようになった。その歴史を簡単に区分すると，まず麻酔を施行するというもっとも基本的な目的を達成するための器具の発明に始まり，しだいに安全性および精度の向上を追求した時代，そして近年では多機能で洗練された麻酔器開発といった時代としてまとめられる。本章では，全身麻酔の始まりから，現在の吸入麻酔薬による麻酔法の標準的基本形態，すなわちガス麻酔薬と揮発性麻酔薬および酸素を混合し，かつ半閉鎖循環式回路を使用する方法に至るまでの麻酔器の歴史を中心に論じていきたい。

吸入麻酔薬の黎明期：エーテルとクロロホルム

　エーテルはValerius Cordusによって1540年にすでに合成されているが，麻酔薬としてヒトに応用されるまでにはそれから約2世紀がかかっている。1842年にCrawford W. Longは，エーテル吸入により頸部腫瘍切除を行っており，これが初めてのエーテル麻酔といわれている。この4年後の1846年10月16日に，William T.G. Mortonは，ボストンの

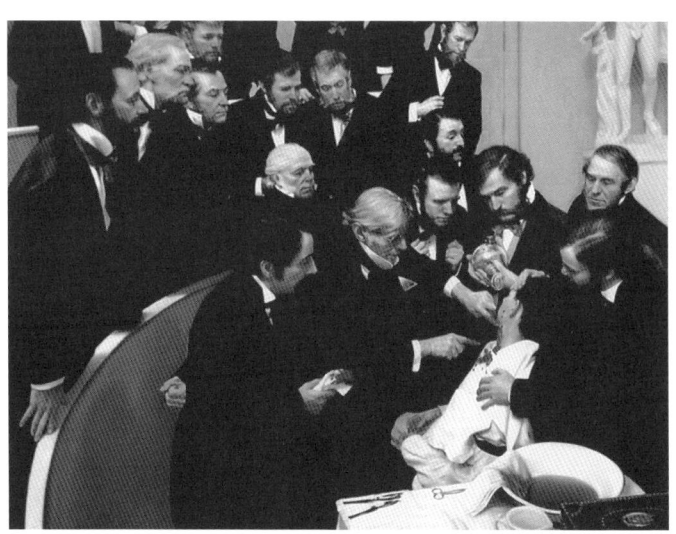

図1　Ether Day（1846）
　エーテル・デイを描いた作品のうち，150周年を記念して2001年に描かれたもの。この作品は人物が大きく描写されており，吸入器も比較的明瞭に確認できる。
　（Desai SP, Desai MS, Maddi R, et al. A tale of two paintings：depictions of the first public demonstration of ether anesthesia. Anesthesiology 2007；106：1046-50 より引用）

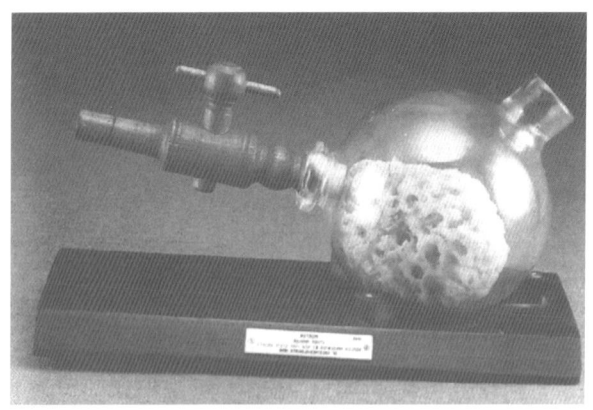

(a) Mortonが使用した世界初のエーテル吸入器

（Rushman GB, Davies NJH, Atkinson RS. 麻酔法発見直後の2年. 松木明知監訳. 麻酔の歴史　150年の軌跡. 東京：克誠堂出版；1998. p.10-22より引用）

> **外科手術における改良点**
> 　エーテル蒸気を肺へ吸入するにはいくつかの方法がある。もっとも簡単な方法はエーテルを染み込ませた布やスポンジを鼻孔や口に当てると，患者はエーテル蒸気を吸い込むというものである。
> 　より効果的な方法としては，ボトルやフラスコといったガラスなどの適当な容器の中にエーテルを染み込ませたスポンジを入れるというものがある。そのフラスコの側面に外気を取り込むための孔を開けるが，この孔には，外気を取り込む際に開く内向き弁を装着してもよい。フラスコから（エーテル蒸気を含んだ）空気が外へ出るフラスコ頸部の孔には外向きの弁を付け，患者吸気時には容器内から患者口側へ開くようにしなければならない。頸管（吸気用の管）の端は患者の口にくわえさせ，鼻孔は塞いでおく。これにより，患者は頸管を通してフラスコ内を通過した空気を吸い込み，次に頸管の端に装着した弁により（注），頸管を経由して呼気に転じることができる。このように，吸い込まれる空気はスポンジとの接触により，エーテル蒸気と混合され，患者の肺へと運ばれる。これにより，無意識もしくは神経的に平穏な状態を作ることができる。

（注）いわゆる呼気弁に相当するものであり，写真からはこの弁が手動式であったことがうかがわれる。
〔米国特許商標局：特許番号00004848（1846年11月12日より）一部抜粋（著者訳）〕

(b) Mortonエーテル吸入器の当時の特許記載

図2

マサチューセッツ総合病院においてエーテル麻酔による最初の公開実験を行い，後にこの日はエーテル・デイとして称されるようになった（図1）[1]。Mortonが使用した吸入器自体は，この公開実験用に急遽作らせたもののようである（図2）[2]。しかし，Longをはじめ，それまでのエーテル吸入法といえば，布に染み込ませたエーテルを直接かがせるという方法が一般的であったので，このエーテル吸入器が麻酔器としては第1号といえよう。Mortonが使用したエーテル吸入器は，フラスコ内にエーテルを染み込ませたスポンジを入れるという簡単な方法ではあったが，スポンジの利用で揮発能が向上したことや，

I. 麻酔器の歴史

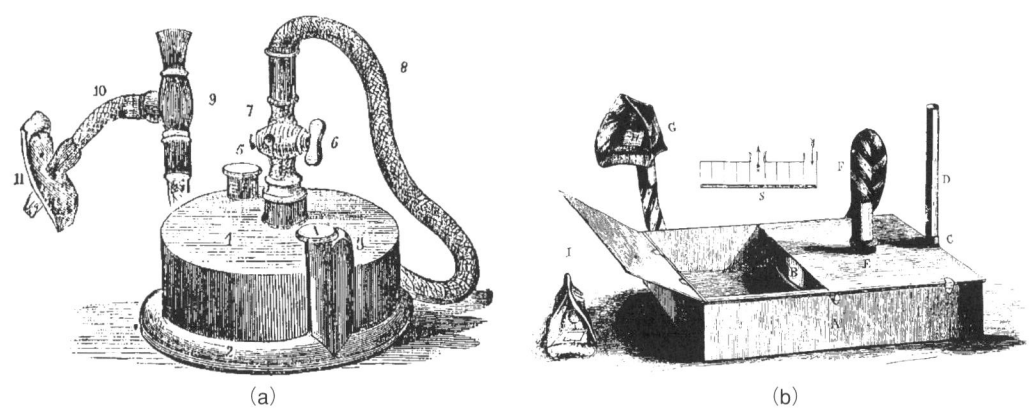

図3

(a) Snowのエーテル吸入器 model II（試作器）
　1847年に発表されたmodel IIは，直径約10cm，高さ5cmの金属性。従来のガラス容器に比し熱伝導性に優れた金属性を採用することで，エーテルの気化熱による温度低下の抑制効果を期待した。また，吸入器を通過した後の空気と，新鮮な外気との取り込みが切り替えられるように切り替え栓を装着しており，そのことでエーテル濃度を調節できるように工夫をしている。本体との間は十分な太さ（ヒトの気管内径を参考にしたといわれている）の弾性管を使用して空気抵抗を抑えている。
(b) Snowのエーテル吸入器 model IV（完成器）
　同年9月に発表された箱型のmodel IVは，気化器部分を水に漬ける水槽式になっている。外観からはよく分からないが，直径約15cmのらせん状をした管状構造物がエーテルを入れる部分に相当し，これが四角い箱内に収められている。このらせん状管の一方は外気取り込み口につながり，そしてもう一方の端は金属性の接続部と弾性管を経てエーテル混合気はマスクへと運ばれる。箱内には10〜15℃の水を入れて管状構造物を浸すことでエーテルの温度および濃度を一定に保つように設計されている。
（Shephard DA. John Snow and research. Can J Anaesth 1989；36：224-41より引用）

　すでに吸気弁や呼気弁の概念が取り込まれていることは特筆に値する。エーテル麻酔法は瞬く間に欧州へも広まり，英国のJohn Snowも1847年にいくつかの型のエーテル吸入器を試作している（図3）。この際にSnowは気化器の吸入時の空気抵抗を抑えることや，エーテルの濃度調節といった問題にすでに取り組んでいた[3)4)]。
　クロロホルムは，1831年にニューヨークのSamul Guthrie，ドイツのJustus von Leibig，そしてオランダのEugene Soubeiranによってそれぞれ独自に合成されている。麻酔薬としては1847年に英国（エジンバラ）の産科医であるJames Y. Simpsonが，分娩時の鎮痛にそれまでのエーテルの代用として，初めてクロロホルムを使用している。エーテルの吸入器を作製したSnowは1848年にクロロホルム吸入器も作製している（図4）。ただし，かの有名なヴィクトリア女王のレオポルド王子出産時の無痛分娩（1853年）では，Snowは折り畳んだハンカチにクロロホルムを染み込ませて吸入させるという旧来の方法をとったようである[3)]。

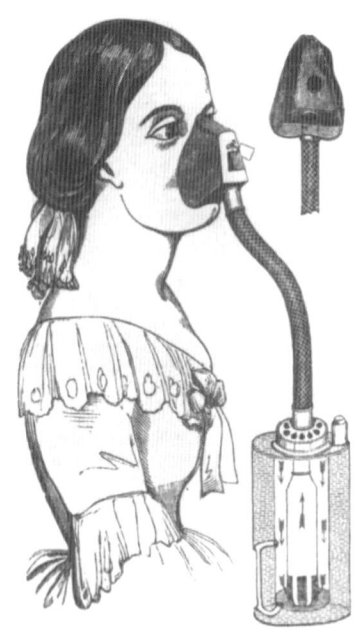

図4 Snowのクロロホルム吸入器
　2つの金属円筒により，内筒と外筒を構成する。内筒の外層は，上部の外気取り込み孔より空気を取り込む。図中の矢印に示されるように，下向きに流れた空気が吸収紙に染み込ませたクロロホルム蒸気を含み，底部の4つの切れ込みか所からクロロホルムで飽和した空気が患者の吸気に応じて上向きに流れてマスクへと導かれる。クロロホルムを気化させる内筒と，これを支持する外筒の間隙には水が入れられており，15.5℃を超えないように維持された。
（Shephard DA. John Snow and research. Can J Anaesth 1989；36：224-41より引用）

揮発性麻酔薬の濃度調節

　それまでに開発された吸入器や，ましてや布に染み込ませたエーテルやクロロホルムを鼻や口元で直接吸入するといった方法では，揮発性麻酔薬の濃度というものは全く見当もつかなかった。1862年に英国の麻酔科医 Joseph T. Cloverは，吸入するクロロホルム濃度を規定できる方法を発表している（図5）。これが，揮発性麻酔薬の濃度調節としては，初めての報告と考えられる。ただし，Cloverの方法は，一定濃度のクロロホルムを混ぜた空気をあらかじめバッグ内に蓄えておいて，後にこれを使用するといった原理によるもので，途中でクロロホルム濃度を変えることはできなかった。その後1877年にCloverは携帯型調節式エーテル吸入器を発表している（図6）[5)6]。この吸入器はエーテル濃度を定量的に調整することができるという点で，世界初の気化器と考えられている。それまでの吸入器にも，吸入器を通過したキャリアーガスと外気（新鮮空気）との取り込みを吸入器の外部で切り替えることにより，大雑把ではあるが揮発性麻酔薬の濃度を

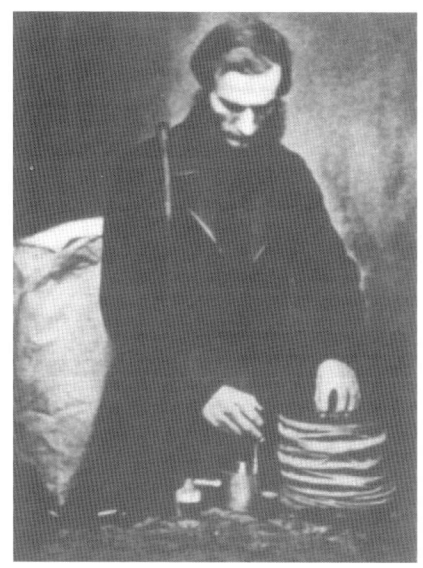

図5 Cloverのクロロホルムバッグ
ベローズを利用し送気を定量化することで，一定量の空気およびクロロホルムを混合し4.5％に規定されたクロロホルムを作製した。それを背負ったバッグ内に貯蔵して使用する。
（Thompson PW, Wilkinson DJ. Development of anaesthetic machines. Br J Anaesth 1985；57：640-8より引用）

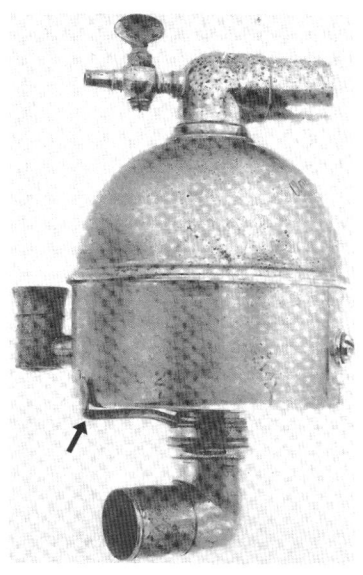

図6 Cloverによる世界初の気化器
直径約10cm，重量500gの軽量な気化器で，上部の管はリザーバーバッグと接続し，底部の管はフェイスマスクと直接つなぎ，マスクや本体を両手で保持して使用した。調節用指示器（矢印）を回すことで，エーテルチャンバーとそれをバイパスする吸気量を気化器内で変えることによりエーテル濃度を調節した。本体は二重缶構造になっており，外周を水で囲むことで，過度の冷却を防ぐよう設計されている。フェイスマスクとの接続口（図の下の管）の直径は22mmであり，現在の国際基準の原型となったものである。
〔Atkinson RS, Boulton TB. Clover's portable regulating ether inhaler（1877）. A notable one hundredth anniversary. Anaesthesia 1977；32：1033-6より引用〕

調整するという試みはあった。しかし，Cloverの気化器では，その内部において笛尖状チューブの回転が気化チャンバーへの流入気量とバイパス量を調節するといったより精密な制御機構によりエーテル濃度を調節している[6]。すなわち，現在の気化器の原型がここにあったといえる。さらに笛尖状チューブの回転具合，すなわちエーテル濃度を指示器の装着で数値化しているという点でも大きな前進を認めている。1908年にフランスのOmbrédanneが発表したエーテル気化器は，Clover型気化器の改良版といえるもので，8段階の濃度調節を可能とし，以後欧州では主流となっていった。

一方，クロロホルムについては，揮発量が温度の影響を強く受けることに配慮して，1902年にVernon Harcourtが，より厳密な温度管理が行える気化器を考案している（図7）。原理としては，クロロホルム中に比重の異なる2つの珠を入れ，2つともが浮くとクロロホルム温度が低すぎであり，反対に沈むと高すぎるという指標を利用したものである。これにより，2℃以内の範囲でクロロホルムの温度管理が可能であったようだ[7]。

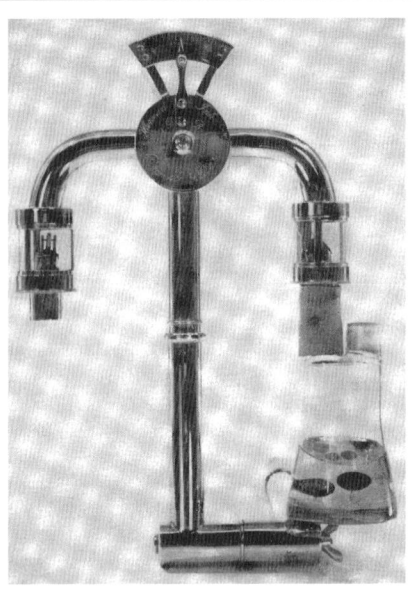

図7　Vernon Harcourtクロロホルム気化器
　向かって右側がクロロホルムチャンバーで，クロロホルムガスが一定濃度となるように，厳密に温度管理が可能となっている。左側は新鮮空気の取込口である。中央上部の指示器は，クロロホルムガスと新鮮空気との混合比を調節するもので，混合器は右下に向かう管内を通って患者に吸入される。気化器全体は比較的小型であり，医師は一式を首に掛けて使用した。
　（Davison MH, Essex L, Pask EA. Older methods of the vaporisation of liquid anaesthetics. Anaesthesia 1963；18：302-10より引用）

亜酸化窒素と酸素の併用

　亜酸化窒素は1772年にJoseph Priestleyによって製造されている。Priestleyはこの2年後に酸素も発見している。亜酸化窒素の鎮痛効果に関しては，1800年にHumphry Davyが初めて言及している。しかし，エーテル同様に亜酸化窒素も，このころはもっぱらパーティーの余興などに利用されるにとどまっている[8]。医療への応用としては，エーテルやクロロホルムと同時期の1844年に，Gardner Q. ColtonとHorace Wellsが初めて鎮痛作用を証明している。ただし，亜酸化窒素は，エーテルやクロロホルムに比べて麻酔作用が弱いことや，窒息症状を起こすこと，常温でガス状態のために保存が難しいといったさまざまな欠点を有し，一度はほとんど使用されなくなった（Mortonのエーテル・デイ前年の1845年に，エーテルと同じくマサチューセッツ総合病院で行われた，WellsとMortonの亜酸化窒素による抜歯術の公開実験が失敗に終わったことも，以後の亜酸化窒素の有用性に疑問符をつける要因となったようである）。

　亜酸化窒素は単独では麻酔効果が不十分だが，エーテルなどと混合することにより，いわゆる麻酔導入がより迅速になるという利点は認められていた[6]。そして，1870〜

I. 麻酔器の歴史

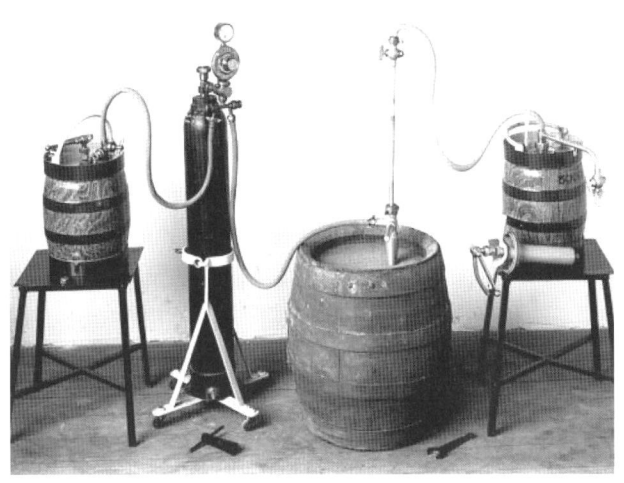

図8 ビール製造に使用された二酸化炭素用減圧弁
減圧弁はビール産業やガス灯などでの使用が先駆けであった。写真：Dräger 社提供

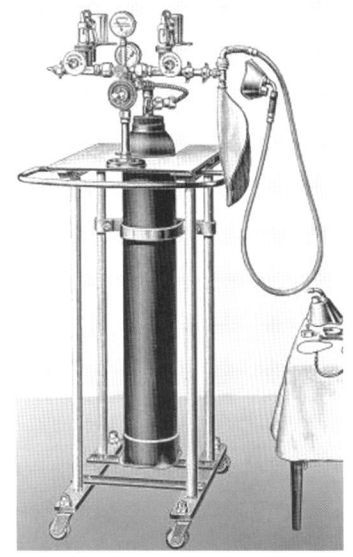

図9 Dräger 減圧弁搭載麻酔器（1902）
酸素ボンベに減圧弁を装着し，酸素とエーテルやクロロホルムの混合ガス投与を可能とした麻酔器。写真：Dräger 社提供

1880年代において亜酸化窒素を金属ボンベに液化保存する工業的技術革新といった背景もあり，歴史の舞台に再登場することとなった[5]。

しかし，これらの高圧ガスを利用するためには，圧と流量の制御機構が不可欠であった。既存の減圧弁に不満を感じた Heinrich Dräger とその息子の Bernhaed Dräger は1989年にビール製造の際にボンベに詰められた液化二酸化炭素を制御するための軽量な減圧弁を開発して特許を取得している（図8）[5]。さらにこういった技術は医療の現場へ，さらに麻酔器へと取り込まれていった（図9）。

正確な流量制御法

ガス減圧弁を用いることで，ある程度の流量制御は可能だが，より高い精度を求めると流量計は不可欠であった。1912年に米国の Frederic J. Cotton と Walter Boothby が水を入れたボトル内を通過する気泡を視覚的にとらえ，ガスの流量や比率を確認する気泡型流量計を開発した。そして，その概念は米国では James T. Gwathmey に（図10），そして英国では Marshall と Boyle に継承されていった[7]。正確さという点において，気泡量を計測するこれらの方法は格段の進歩といえる。しかし，気泡型流量計は低流量の際に乱流となり流量を確認しにくいなどの欠点もあり，しだいに簡易で正確，耐久性にも優れたロタメータ式流量計（ロタメータ）へと移行していった。

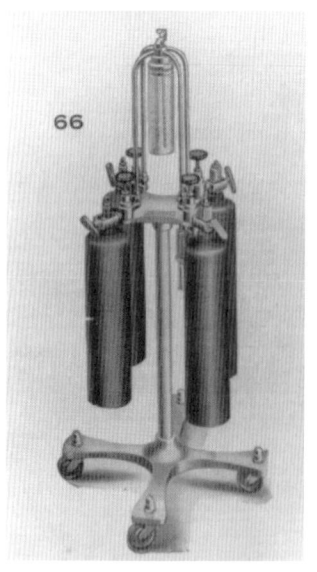

図10 Gwathmeyの市販型麻酔器
1914年に製造が開始された麻酔器。酸素，亜酸化窒素，およびエーテルが投与できる。減圧弁はないが，BoothbyとCottonが開発した水泡型流量計を搭載している。
(Foregger R. Rotameter in anesthesia. Anesthesiology 1946；7：549-57より引用)

　ロタメータは，内径が先細り状になっている管内と浮標を用いることで，両者の隙間が変化することを利用した流量計であるが，その機序発案に関しては，1868年にフランスのAugustin Chameroyによる記録が残されている[9]。

　1910年にKarl Kuppersがロタメータに関して米国で特許を取得した際には，浮標が垂直軸に対して常時回転し，その結果，管と付着しないことの重要性が強調されている。産業界に浸透していったロタメータは英国では1937年から麻酔器にも利用されるようになり，現在まで麻酔器流量計の中心的な位置を占めるに至っている。

二酸化炭素吸着装置：再呼吸回路，そして閉鎖回路へ

　Cloverは，気化器の外気取り込み孔側に亜酸化窒素で充満したバッグを装着して麻酔導入を行う方法を発表している（図6）。この方法は，亜酸化窒素を併用していることや，二酸化炭素濃度の高い呼気をそのまま再呼吸することによる換気量亢進といった機序により，エーテル単独の場合と比し，非常に早く麻酔状態に移行したという[6]。ただし，すぐに低酸素血症となるので，再呼吸回路といっても麻酔導入時の使用に限られた方法であった。

　患者の呼気中にも麻酔ガスがそのままの形で存在するという事実には気がついていた。しかも，亜酸化窒素は特に高価であったために，その使用量を減らす，すなわち呼気中

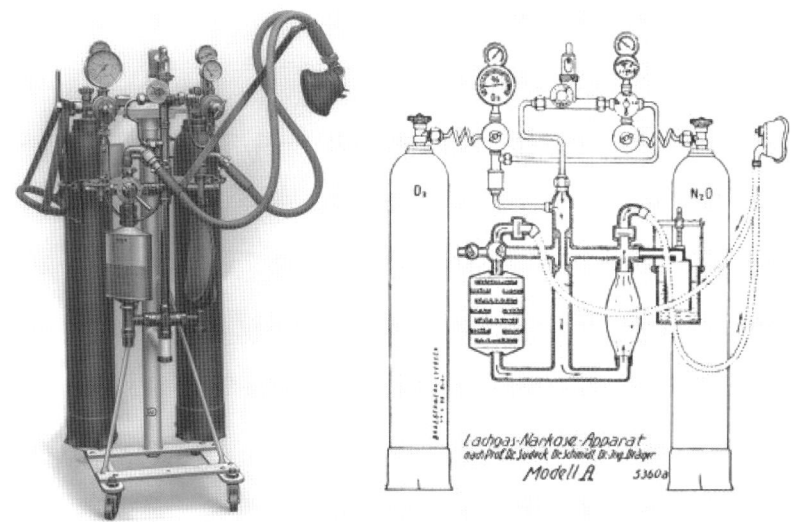

図11　Dräger麻酔器 model A
二酸化炭素吸着装置を備えた，初めての市販型閉鎖式麻酔器（左）とその構造（右）。写真：Dräger社提供

の麻酔ガスを再利用する再呼吸回路への強い要望は想像するに難くない。ところが，長時間にわたって再呼吸回路で維持するためには，呼気として排出される二酸化炭素を吸着する装置が必須である。二酸化炭素吸着剤と麻酔薬との関連について初めて言及したのは，おそらくSnowであろう。麻酔科医Snowは，化学者としての側面も持ち，二酸化炭素が人体に有毒であること，そして，ライム水がこれを吸着することを動物実験で証明している[3)10)]。しかし，Snowの発見がそのまま20世紀の麻酔器へと簡単には直結しなかったようである。二酸化炭素吸着装置を付けた閉鎖回路による市販の麻酔器は1926年にDrägerによって初めて生産されている。Drägerは当初炭坑での作業服や救助服に，後に潜水艦，潜水服に酸素と二酸化炭素吸着剤を利用したノウハウを麻酔器にも応用した（図11）。

その後，完全な閉鎖回路ではなく，新鮮ガスを多めに投与して余ったガスは余剰ガスとして排気する半閉鎖回路システムは，安全性や麻酔の調節性などにおいて閉鎖回路よりも格段に優れており，現在の基本システムに取り入れられるようになった。

おわりに

近年の麻酔器開発，特に人工呼吸器に相当する部分の進歩は目覚ましく，また生体情報監視装置や麻酔記録装置を搭載した複合型の麻酔器も登場している。しかし，半閉鎖循環型回路により，酸素，亜酸化窒素，そして揮発性麻酔薬を投与するのが今日の麻酔器の基本形態とすれば，そこに到達するまでの麻酔器の歴史というものは，1840年代のWilliam Mortonのエーテル吸入器に始まり，その後の約100年間で方向性がほとんど決定されたといえる。本章では，麻酔器の歴史において，どちらかというと現在の形態に至

るまでの根幹となった歴史を中心として，なるべく時系列的に論じさせていただいた。

■参考文献
1) Desai SP, Desai MS, Maddi R, et al. A tale of two paintings：depictions of the first public demonstration of ether anesthesia. Anesthesiology 2007；106：1046-50.
2) Rushman GB, Davies NJH, Atkinson RS. 麻酔法発見直後の2年. 松木明知監訳. 麻酔の歴史150年の軌跡. 東京：克誠堂出版；1998. p.10-22.
3) Shephard DA. John Snow and research. Can J Anaesth 1989；36：224-41.
4) Slatter EM. The evolution of anaesthesia：3. The anaesthetic facepiece and earlier masks. Br J Anaesth 1960；32：89-94.
5) Thompson PW, Wilkinson DJ. Development of anaesthetic machines. Br J Anaesth 1985；57：640-8.
6) Atkinson RS, Boulton TB. Clover's portable regulating ether inhaler（1877）. A notable one hundredth anniversary. Anaesthesia 1977；32：1033-6.
7) Davison MH, Essex L, Pask EA. Older methods of the vaporisation of liquid anaesthetics. Anaesthesia 1963；18：302-10.
8) Fenster JM. 安原和見訳. エーテル・デイ　麻酔法発明の日. 文春文庫. 東京：文藝春秋；2002. p.117-21.
9) Foregger R. Rotameter in anesthesia. Anesthesiology 1946；7：549-57.
10) Waters RM. Chemical absorption of carbon dioxide from anesthetic atmospheres. Anesthesiology 1943；4：596-607.

〈玉井　久義〉

II

麻酔器の基本構成

II. 麻酔器の基本構成

1 麻酔器回路

はじめに

　麻酔器の存在理由は患者の生命維持と麻酔深度の維持にある。このために，酸素の投与を基本に，麻酔ガスである亜酸化窒素，また近年では治療用空気などが流量計を通して，さらには気化器を組み込むことにより揮発性麻酔薬であるセボフルラン，デスフルラン，イソフルランなどを合わせて，患者呼吸回路を介し正確な濃度で患者の肺に供給することを目的とする。

　麻酔器の基本構造を大きく分けると，麻酔器回路と患者呼吸回路となり（図1），さらにこれらを支える躯体構造が必要となる。本項では麻酔器回路について説明する。

　麻酔器回路とは，一言でいえばガスの通り道である。ただ，そのガスを上記のように患者に安全かつ安定した濃度で送るように設計されている。

医療ガス連結部分

　麻酔器へのガスは医療ガス配管設備，あるいは高圧ガス容器（ボンベ）から供給される。

1 医療ガス配管設備との連結

　医療ガス配管設備と麻酔器を結ぶのが医療ガスホースアセンブリという耐圧管で，これは内部からのガス圧と外部からの圧迫の両方に耐えられる強度を有している。

　医療ガス配管設備との接続は医療ガスホースアセンブリの一方の端についているピン方式迅速継手あるいはシュレーダー方式迅速継手によりガス別特定になっており，誤接続を防止している。他方の端にはdiameter-indexed safety system（DISS）あるいはnon-interchangeable screw-threaded system（NIST）によるガス別特定ネジが付いており，麻酔器との接続部で誤接続が起こらないようになっている（図2）。

1. 麻酔器回路

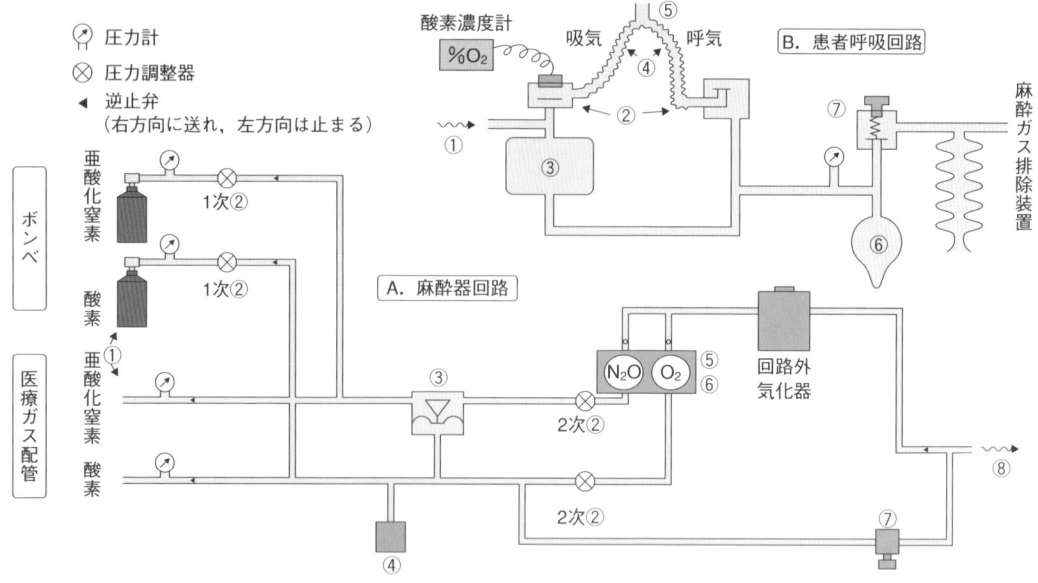

図1　麻酔器の基本構造

《A. 麻酔器回路》①医療ガス連結部，②圧力調整器（1次および2次），③ガス遮断装置，④酸素供給圧低下警報，⑤流量調節器，⑥低酸素防止装置，⑦酸素フラッシュ，⑧ガス共通流出口（新鮮ガス取り込み口を介して患者呼吸回路へ連結）

《B. 患者呼吸回路》①新鮮ガス取り込み口（ガス共通流出口より），②一方向弁（吸気弁，呼気弁），③二酸化炭素吸収缶，④蛇管（吸気脚，呼気脚），⑤Yピース，⑥呼吸バッグ，⑦APL弁（ポップオフ弁）

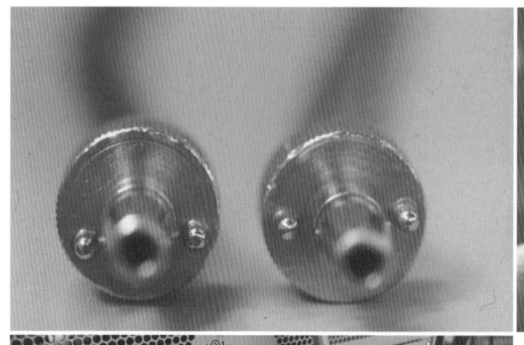
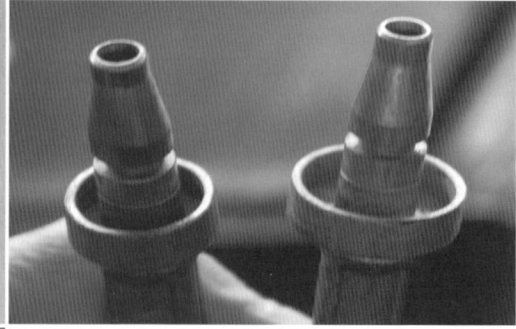
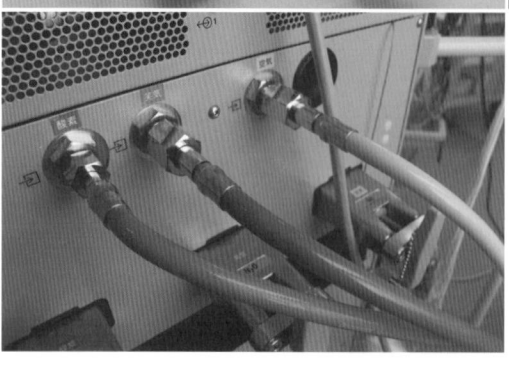

(a)	(b)
(c)	

(a) ピン方式迅速継手が付いたホースアセンブリの一端。
(b) シュレーダー方式迅速継手を用いている施設もある。
(c) ホースアセンブリの麻酔器側ではDISSあるいはNISTによるガス別特定のネジにより接続され，麻酔器への誤接続が防止されている。

図2　医療ガス誤接続防止機構

II. 麻酔器の基本構成

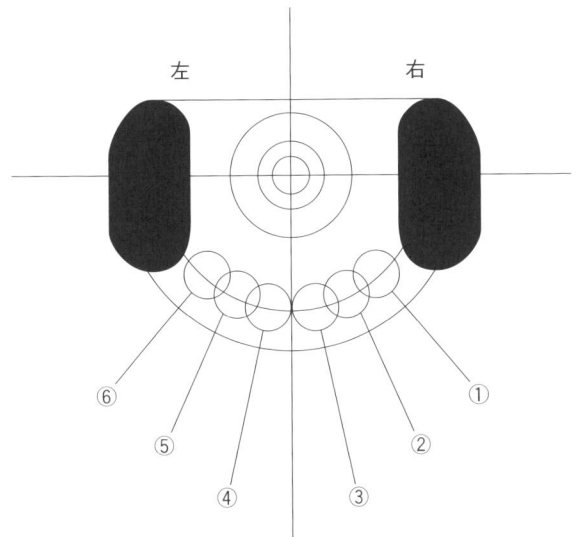

ガス	ピンインデックス
酸素	2-5
亜酸化窒素	3-5
サイクロプロペイン	3-6
空気	1-5
窒素	1-4

図3　ヨーク式酸素用小型ボンベ接続部
ピンが2本あり，その位置によりガス別特定となっている（ピンインデックスセイフティシステム。図2（a）のピン方式迅速継手と名称は似ているが，全く異なったものを意味している）。

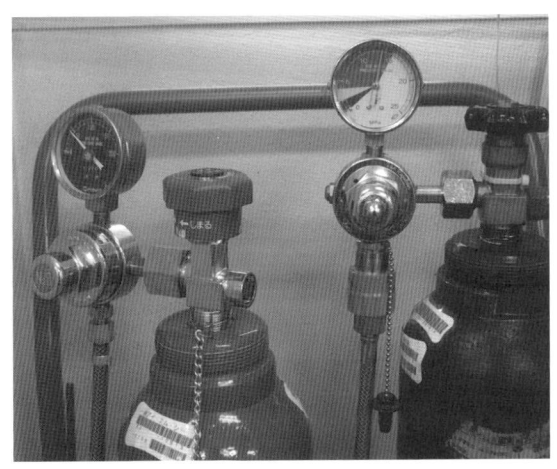

図4　手術室内に持ち込まれた高圧ガス容器からの供給
酸素および亜酸化窒素は，それぞれのガス別特定ネジにより誤接続が防止される。

2 高圧ガス容器との連結

　麻酔器には高圧ガス小型容器連結部が装備されており，酸素ボンベ，亜酸化窒素ボンベなどが取り付けられる。医療ガス配管設備が普及した現在，麻酔器に付けた小型ボンベからのガスで麻酔を施行することはまずないが，酸素ボンベは上記医療ガス配管設備からの酸素ガス供給失調に備えて常に取り付けておくことが必要で，日本麻酔科学会の

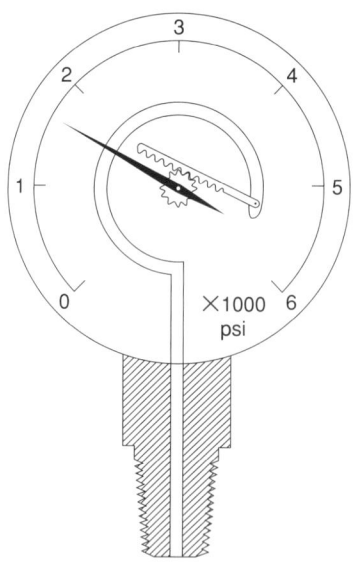

図5 ブルドン管圧力計の構造図
(Cicman J, Hemmelwright C, Skibo V, et al. Operating principles of Narkomed Anesthesia Systems；North American Draeger. 1993より引用)

麻酔器の始業点検においても内容量の確認が求められている。間違ったボンベ，例えば亜酸化窒素ボンベが酸素ボンベ連結部に取り付けられないように，この部分にはピンインデックスセイフティシステムが組み込まれている。上記迅速継手などと同様，フールプルーフ機構である（図3）。

（注）医療ガス配管設備のない小さな施設では，手術室内に置かれた中型あるいは大型の高圧ガス容器からガスを供給することがある。この場合，高圧ガス容器との接続は酸素および亜酸化窒素それぞれのガス別特定ネジにより行われており，ガスの誤接続が発生しないようになっている（図4）。

圧力計

医療ガス配管設備およびボンベからの医療ガス供給圧を持続的に測定することは，麻酔の安全上非常に重要な項目である。

ボンベ内のガス充填圧は酸素で15 MPa，亜酸化窒素では5.2 MPaであり，ボンベ内のガス量を知るためには圧力を読み取ることが要求される。このとき，酸素はボンベ内ですべて気体なので，圧力と内容量は比例するが，亜酸化窒素は手術室内温度では液体部分と気体部分が混在し，圧力計は気体部分の圧力を表している。このため，液体部分があるかぎり圧力の変化は生ぜず，液体部分がなくなり気体だけになったとき，圧力の減少が始まる。このときボンベ内の容量は充填時の80％を下回っている。

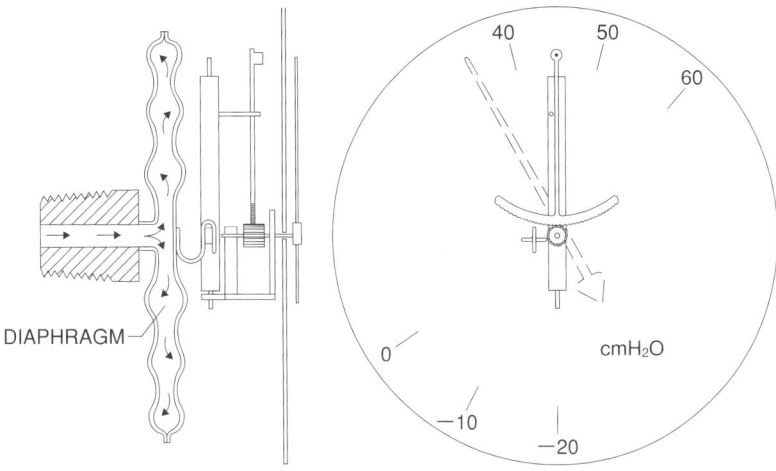

図6 ダイアフラム型圧力計の構造図
ガスがダイアフラム室に入るとダイアフラムを伸展させ，これが測定値盤上の指針に連結するギア，レバーに作用する。
（Cicman J, Hemmelwright C, Skibo V, et al. Operating principles of Narkomed Anesthesia Systems；North American Draeger. 1993 より引用）

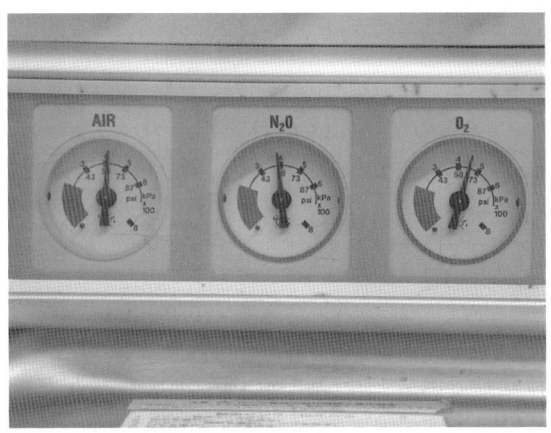

図7 麻酔器に取り付けられた医療ガス配管設備供給圧用の圧力計
米国製の麻酔器であるので，単位としてpsiとkPaが記されている。日本で用いられているkPaの数値をみると，酸素は450 kPa，亜酸化窒素は390 kPa，空気は410 kPaであり，酸素供給圧が亜酸化窒素の供給圧より30 kPa程度高くするというJISの規定に適合していることが分かる。

高圧用の圧力計の構造は図5のようになっており，圧によりカーブしたブルドン管が伸ばされることを利用している。なお，呼吸回路に用いられる低圧用の圧力計は図6のようにダイアフラム型である。

図7は麻酔器に取り付けられた医療ガス配管設備供給圧用の圧力計である。米国製の麻酔器であるので，単位としてpsiとkPaが記されている。日本で用いられているkPaの数

1．麻酔器回路

表1　ボンベ圧変化に対する調整圧力の変化

直接作動型圧力調整器

ボンベ圧力（MPa）	調整圧力（MPa）
14.0	0.31
7.0	0.30
3.5	0.29
0.7	0.28

間接作動型圧力調整器

ボンベ圧（MPa）	調整圧力（MPa）
10.0	4.0
8.0	4.2
6.0	4.4
4.0	4.5
3.0	4.6

値をみると，酸素は450 kPa，亜酸化窒素は390 kPa，空気は410 kPaであり，酸素供給圧が亜酸化窒素の供給圧より30 kPa程度高くするというJISの規定に適合していることが分かる。

（注）圧力の単位について：日本では以前，麻酔器に装備されていた圧力計の単位は高圧用がkgf/cm^2で低圧用はcmH_2Oであった。低圧用は今でもcmH_2Oであるが，高圧用にはPa単位が使用されるようになっている。ガス，気体の圧力は何気圧という言い方も通用しており，天気予報でご存じのとおり1気圧の1,013ミリバールを現在では1,013 hPaという。1,013 hPaは101.3 kPaとなり，医療ガスではこのkPa，あるいはそれより高圧のMPaという単位を用いる。したがって，端数を切り捨てた数字で，1気圧＝1 kgf/cm^2＝100 kPa＝0.1 MPaということになる。ぜひ，Pa単位になじんでいただきたい。

蛇足であるが，臨床で用いられる血圧，血液ガスの単位はPaではなくmmHgが用いられ続けており，1気圧＝760 mmHg（＝100 kPa）である。一時期Pa単位にしようとする動きはあったが，大変な混乱が予想されたので中止された。論文では結構お目にかかるが，いちいち理解しやすい単位に変換するのが面倒くさいと感じておられる方も多いと思う。

圧力調整器

　麻酔器の圧力調整器の役割は，流量計部分に安定した圧力のガスをもたらすことである。圧力調整器には直接作動型と間接作動型の2種類あり，前者は元圧が低下するとともに出てくる圧も低下するが，後者では元圧の低下とともに出てくる圧は上昇する。表1にボンベの圧力と調整圧力の変化を，直接型と間接型について示した。

　①1次圧力調整器は，ボンベから出たガスの圧力を医療ガス配管設備のガス圧程度に調整するものである。厳密にいうと，ボンベを開いた状態で医療ガス配管設備に接続して

表2 第2次圧力調整後の圧力

アコマ：0.18 MPa
泉工 ：0.21 MPa
オメダ：機種によりやや異なる
   Modulus　酸素　0.098 MPa　亜酸化窒素　0.182 MPa
   Excel　　酸素　0.133 MPa　亜酸化窒素　0.266 MPa
木村：酸素　0.25 MPa（亜酸化窒素は安全装置の圧バランスのため調整なし）

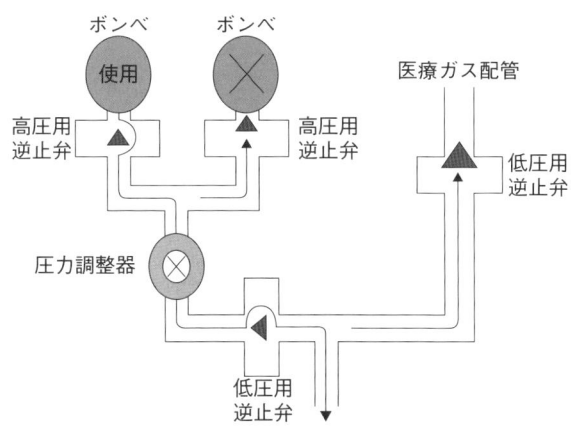

図8　医療ガス連結部付近の逆止弁の位置
この例では同じガスのボンベが2つ付けられる機種の例を示してあるので，高圧用としてあるのがボンベ間の逆止弁であり（少なくとも15 MPaに耐えられる），低圧用としてあるのは医療ガス配管とボンベ間の逆止弁である（0.4 MPa前後に耐えられる）。ボンベ側の逆止弁はボンベと医療ガス配管設備の両方からガスが供給された場合，ボンベからのガス供給を止める機能も有している。

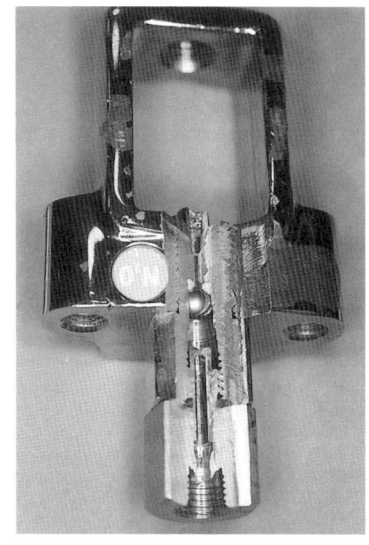

図9　実際のボンベ連結部の高圧用逆止弁
ヨークも示されている。

麻酔器を使用した場合，ボンベが知らぬ間に空になることを防止するため，1次圧力調整器から出てくるガス圧は医療ガス配管設備供給圧より若干低めに設定し，医療ガス配管設備からのガスを優先的に使用するようにしてある（次項参照）。

②2次圧力調整器は医療ガス配管設備からのガス圧あるいは1次圧力調整器を通ったあとのガス圧をさらに低下させて，流量計部分にくるガスを安定した圧にし，さらに機種によっては流量計の機能に適した圧にする役割を担っている。

表2に各メーカーによる2次圧調整器通過後のガス圧を示した。

逆止弁

逆止弁は医療ガス配管設備およびボンベからのガス供給が互いに逆流しないようにするためにすべての麻酔器に組み込まれている。図8には医療ガス連結部付近の逆止弁の位置を示した。この例では同じガスのボンベが2つ付けられる機種の例を示してあるので，

1. 麻酔器回路

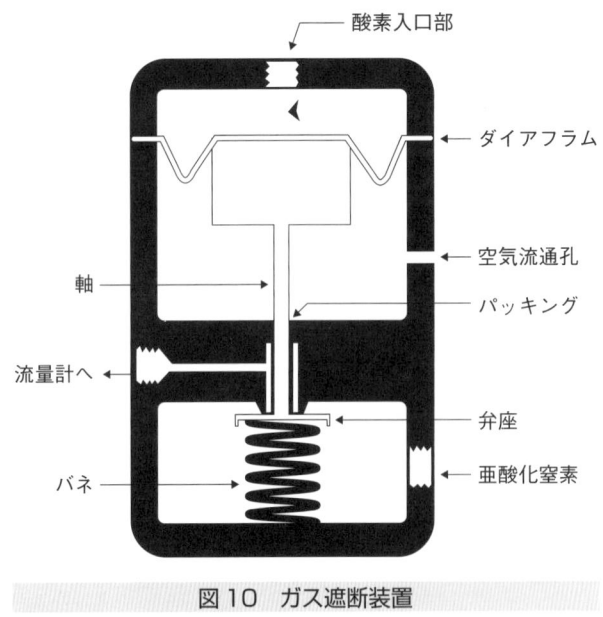

図10 ガス遮断装置

高圧用としてあるのがボンベ間の逆止弁であり（少なくとも15MPaに耐えられる），低圧用としてあるのは医療ガス配管とボンベ間の逆止弁である（0.4MPa前後に耐えられる）。ボンベ側の低圧用逆止弁はボンベと医療ガス配管設備の両方からガスが供給された場合，ボンベからのガス供給を止める機能も有している（前項参照）。また図9では，実際のボンベ連結部の高圧用逆止弁を示した。

また機種によっては，酸素フラッシュ作動時や患者呼吸回路内圧上昇時にガスが気化器方向に逆流しないようにするためにガス共通流出口部分に逆止弁が組み込まれている場合もある（図1）。

（注）逆止弁と一方向弁の使い分け：前者は元来絶えず一方向へ流れているべき気流の逆流事故を防ぐものであり，後者は呼吸のように元来不規則な気流に対し，流れ方向を規制するように働くものを意味する場合が多く，呼気弁，吸気弁，APL弁などが含まれる[3]。

ガス遮断装置（図1，図10）

医療ガス配管設備，高圧ガス容器を問わず，酸素の供給失調が発生した場合に亜酸化窒素の供給をそのまま続けることは，低酸素混合ガスを患者の肺に送り込むことになり大変危険である。そのため麻酔器回路では，双方のガス回路をガス遮断装置というインターフェイスで結び，メーカーにより多少異なるが酸素供給圧が0.2MPa程度以下になると亜酸化窒素の流量計への供給が遮断される。麻酔器に組み込まれている安全装置としては古いもので，ガス供給が主に手術室内に置かれた大型の高圧ガス容器から行われていた時代には非常に重要なものであった。幸い現在では医療ガス配管設備の安全基準も

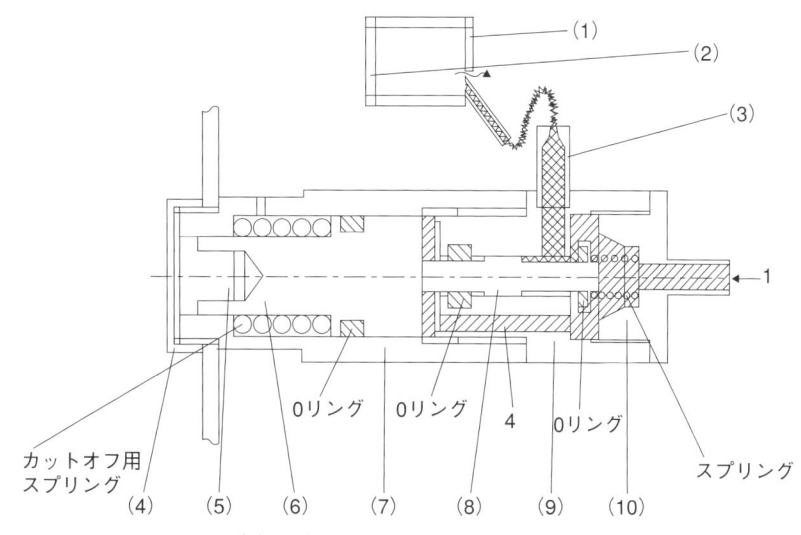

(a) 酸素笛の回路略図および作動原理

正常作動時には右方1から入った酸素ガスは，4を介して左よりカットオフ用バネで右向きに押されてくる（6）を押し戻し，笛の発声部分へ通じる（3）への酸素ガス流入を阻止している。正常時の酸素ガス存在部分を////////で示した〔本図は異常時の状態で，（3）への通路が開いている〕。

酸素の圧力が低下すると，（6）は右に押し出し，そのため（8）が右に移動し，バルブが開き，（3）への通路が開通し，酸素ガスは発声部に流れ（※※※※），警報音が生じる。

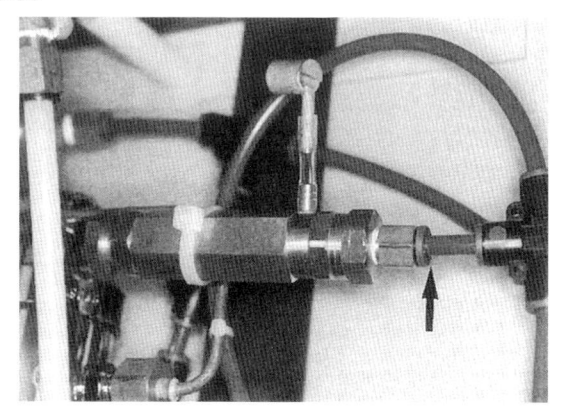

(b) 酸素笛の全体像
右には酸素ガスの入り口（矢印）が見え，横から上部に向けて酸素笛の鳴る部分が突出している。

図11 酸素笛

（釘宮豊城．図説 麻酔器—構造と機能—．東京：真興交易㈱医書出版部；1997より引用）

高く，酸素供給失調が発生することはきわめてまれであり，筆者が本装置の作動を体験したことは過去1回しかない。もちろん，p.18の"注"で述べたように，高圧ガス容器を麻酔器のガス供給源としている施設での重要性は強調しすぎることはない。

1. 麻酔器回路

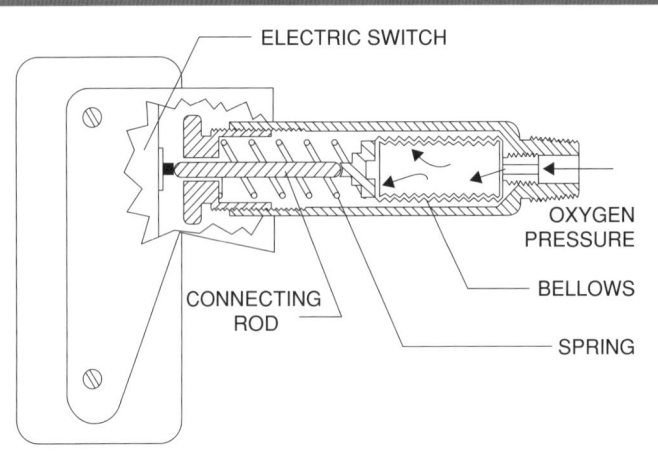

酸素圧が正常のときは電子スイッチは押し込まれた状態（非作動状態）。

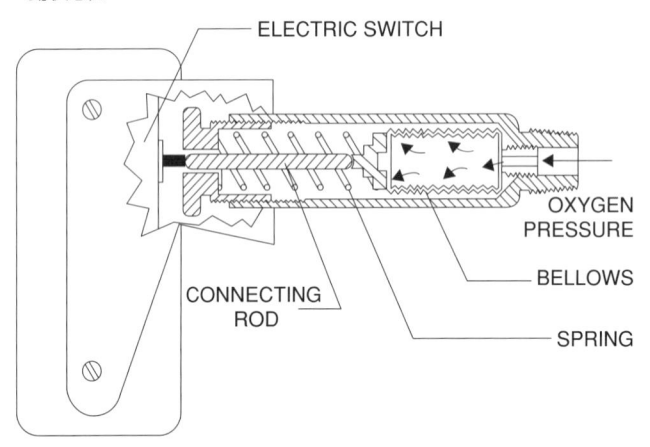

圧が低下すると，電子スイッチはバネの力で押し出され，作動状態になる。

図12　電子式酸素圧力低下警報器
(Cicman J, Hemmelwright C, Skibo V, et al. Operating principles of Narkomed Anesthesia Systems ; North American Draeger. 1993より引用)

酸素供給圧低下警報（図11，図12）

　上記装置が作動したときに警報を発する装置である。気体圧式の酸素笛と電子式のブザーがある。酸素笛の場合，音を発する元は酸素であり，このため酸素のリザーバを別に備えた機種もあるが，ない機種では患者に行くべき酸素がそちらに回されてしまうという問題がある。

(a)　(b)

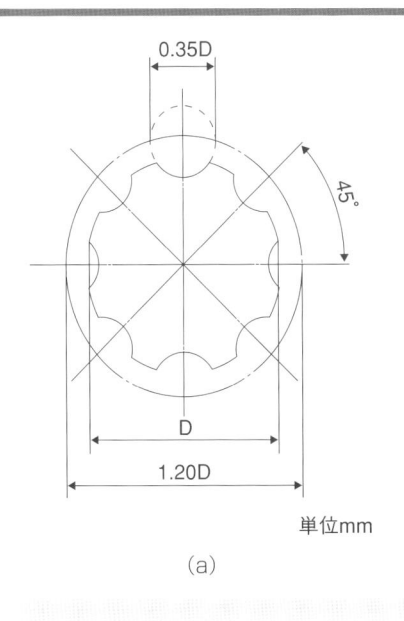

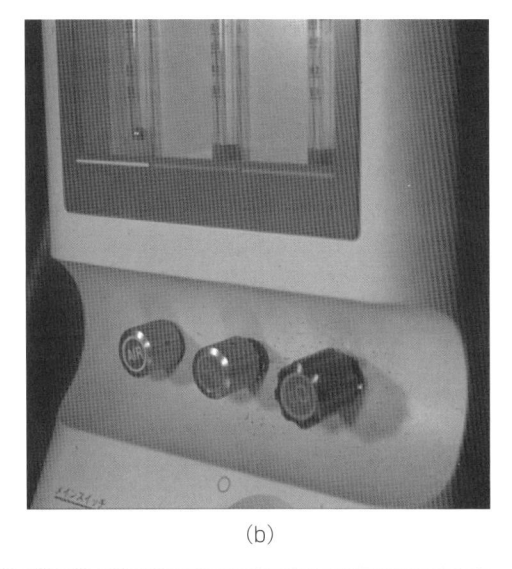

図13
(a) JIS規格による酸素ノブの形状。
(b) JISに沿った流量調節部分。酸素ノブが右にあり，多少他のノブよりも前に突出するように調整されている。ノブの形状も規格に合っている。

表3　麻酔器のJISによるガス別塗色

酸素	緑
亜酸化窒素	青
空気	黄

医療ガス配管設備および医療ガスホースアセンブリのJISでも同じガス別塗色が用いられる。
　参考：医療ガス配管設備では他に，二酸化炭素：橙，吸引：黒のガス別塗色が加わる

流量調節器

　流量調節部分と流量計部分からなる麻酔器の心臓部分であり，後述する低酸素防止装置という安全機構が組み込まれる以前には，100％亜酸化窒素投与による死亡事故あるいは低酸素症などのヒヤリ・ハットの発生はかなりの頻度であった。

1 流量調節部分

　流量調節部分は流量調節ノブと流量調節弁からなる（図13）。

a. 流量調節ノブ

　位置と形状およびガスの名称とガス別カラーコーディングがJIS規格で定められてい

1. 麻酔器回路

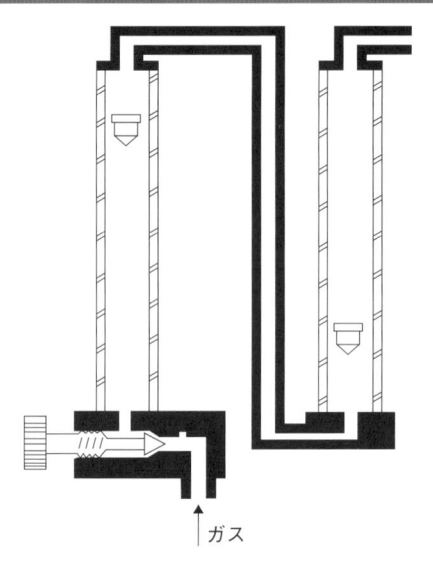

図14
流量チューブを2本にするときは、低流量用と高流量用を直列にすることが求められている。この図ではニードル弁の機能の模式図も示した。

る。流量調節ノブを横配列にした場合は酸素が一番右に位置し、他のガスのノブより少し突出するように調整され、ノブ自体にも規格に定められた縦溝を有することが求められている（図13）。各ノブには該当ガスの名称と表3に示したガス別塗色がなされている。

b. 流量調節弁

ニードル弁を採用している機種が多いが、電子流量計を採用した機種もある（図14）。

2 流量計部分

流量計部分は流量計チューブと浮子からなる（図14）。

a. 流量計チューブ

テーパーを有し、上方に行くほど太くなり、浮子との間隙が増加して、そのぶんガスが通過する量も増加する。チューブあるいはその背景となる部分に毎分あたりの流量がlもしくはml単位で刻まれている。

読み取られる数値の正確性が要求されることはいうまでもないが、安全上重要なことは高流量チューブと低流量チューブの2本がある場合、並列ではなく直列であることがJIS規格で求められている。このとき流量調節ノブも単数である。これは歴史的に、高流量、低流量複数のチューブに対し、2つの流量調節ノブを持つ麻酔器があり、亜酸化窒素を高流量で、酸素を低流量で誤って流した例があるからである。この場合、当然低酸素症につながる。

(a)

O₂＝0 l/min
N₂O＝0 l/min

(b)

O₂＝2 l/min
N₂O＝0 l/min
（ノブの直前までは
4 l/minで流れている）

(c)

O₂＝2 l/min
N₂O＝4 l/min
（ノブを最大に開いても
4 l/min以上は流れない）

図15　低酸素防止装置

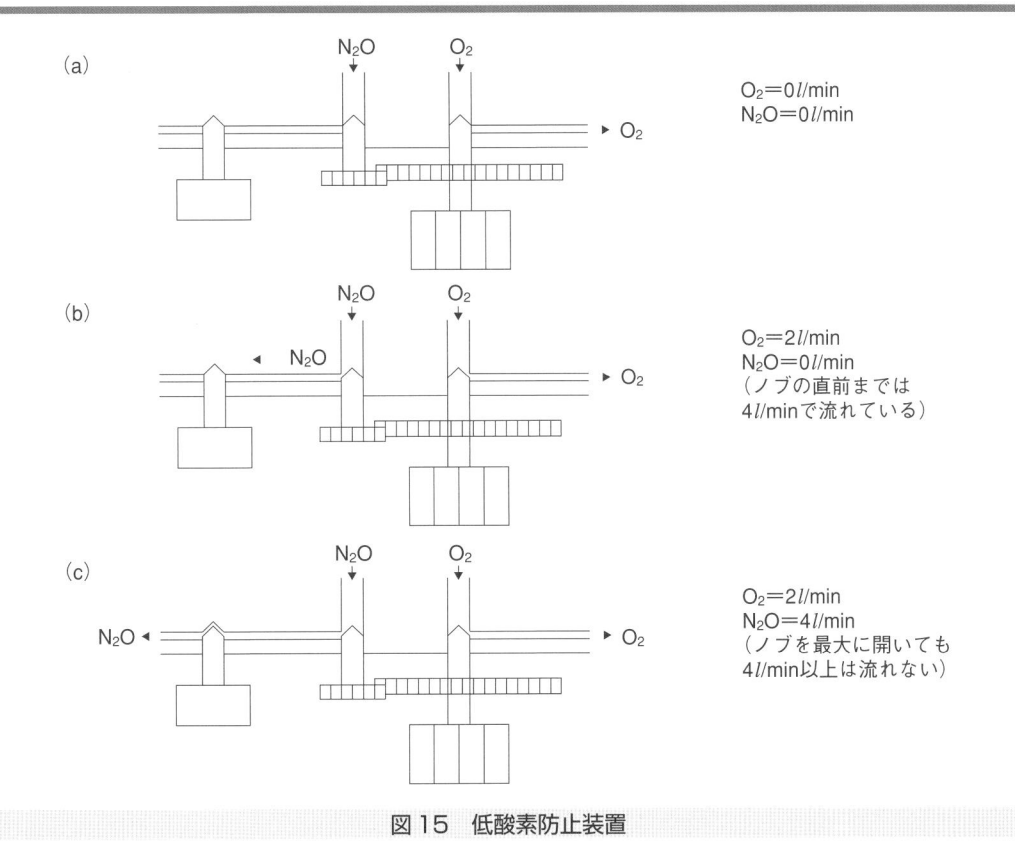

b. 浮子

流量を読む手段である．いくつかの形状があるがボビン型，あるいは球形が大部分である．それぞれ流量を読み取る位置が異なっている．

低酸素防止装置

　流量計部分で酸素と亜酸化窒素が独立して流せた時代には，麻酔導入時や覚醒時に酸素と亜酸化窒素を間違えて流すことによる低酸素症およびその結果としての死亡事故がまれではあったが発生した．この事故をなくすために流量計部分で酸素と亜酸化窒素を連動させて，亜酸化窒素のみを流すことができないようにする努力が各麻酔器メーカーで行われた．特記すべきことは，この装置の組み込みはJIS規格では最新版の前までは要求事項ではなく希望事項であったにもかかわらず，麻酔科医の要請にメーカーがこたえた形で本装置が普及したことである．
　図15には数ある低酸素防止装置のうち，きわめて単純な機構であるが機能的には十分な装置を例として示した．

1. 麻酔器回路

図16　酸素フラッシュ

酸素フラッシュ（図16）

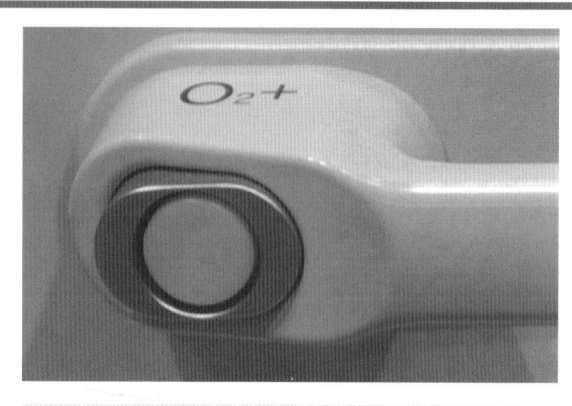

　　酸素フラッシュは2次圧力調節器を通さない酸素を大量に患者呼吸回路に送り込む装置であり，JIS規格では毎分35〜75lである。
　　酸素フラッシュ弁は自動的に閉の位置に戻り，意図しない作動を防止するために周りに防御壁に相当する構造を有している。

ガス共通流出口

　　流量計と気化器を通過した麻酔ガスと酸素の混合ガスおよび酸素フラッシュ弁を作動した場合の酸素が患者呼吸回路に向けて出ていく口である。以前は気管チューブのコネクタを利用できるような単純な構造（図17）が多かったが，外れたり，破損したりする可能性に加えて，患者回路と結ぶチューブも亀裂が入ったりして漏れが生じる危険性もあったので，現在は外れ防止機構が付いた構造で，接続チューブもより耐久性に優れたものになっている（図18）。

回路の配管の性能

　　JIS規格では，"麻酔器内ガス配管は，設定作動圧の少なくとも2倍の圧力に耐え，破裂してはならない"としている。したがって，麻酔器の通常作動圧は医療ガス配管設備，高圧ガス容器どちらからでも0.4MPa前後であるので，2倍の圧力とは0.8MPa前後ということになる。また，ボンベからのガスを圧力計に導く管，つまり，1次圧力調整器を介さないガスが通る管は15MPaあるいは5.2MPaの2倍の圧に耐える必要があるので，金属製の管が用いられる。

II. 麻酔器の基本構成

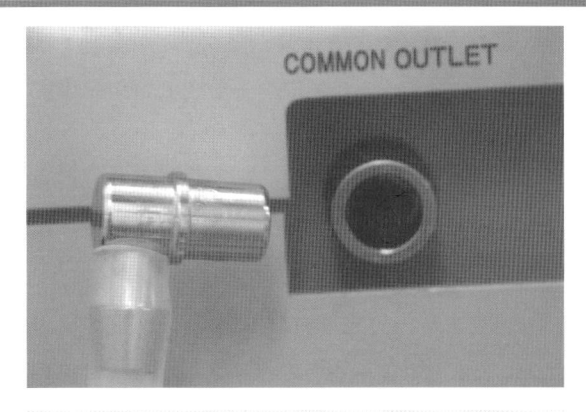

図17 以前の麻酔器でよく見られたガス共通流出口のアダプタ
脱離したり，破損することが多かった。

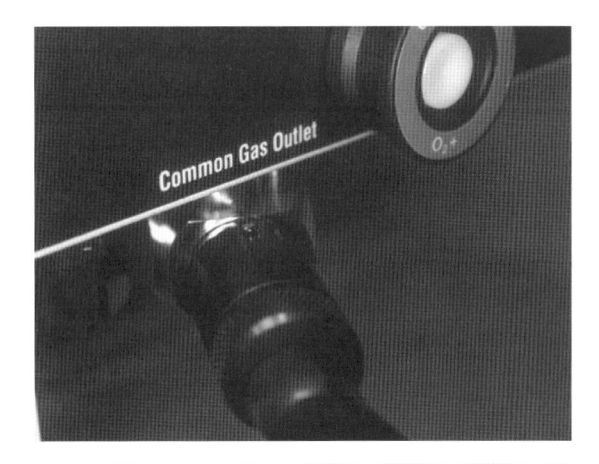

図18 現在のアダプタ
外れ防止機構が付き，接続チューブも耐久性に優れている。

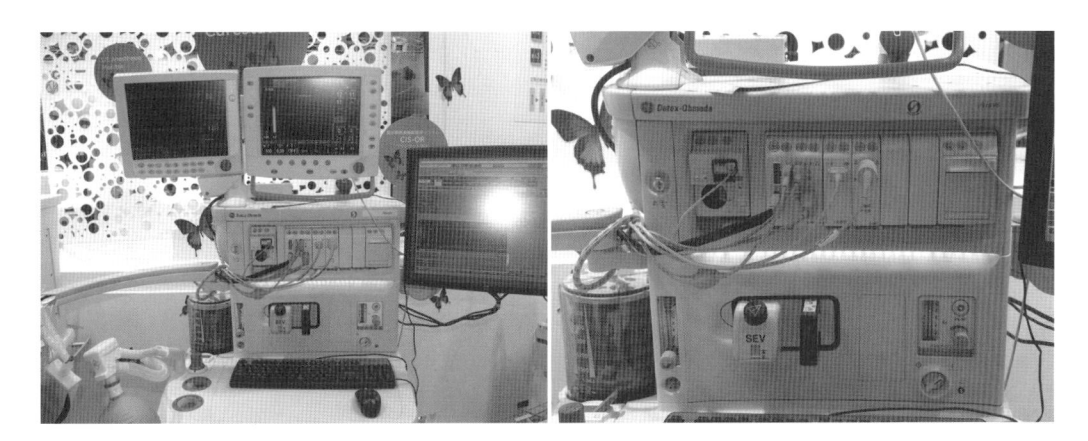

図19 電子的対応が進んだ麻酔器
麻酔科医が長年なじんでいる流量計もない。

1. 麻酔器回路

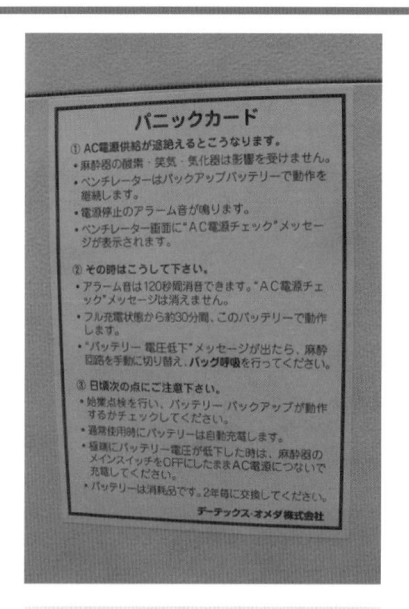

図20 パニックカードの1例

電子的対応

　当初，麻酔器に電気は不必要で，必要だったのは酸素ガスおよび亜酸化窒素ガスであり，それらのガス圧によりすべての機能が作動していた。その後，電気による作動部分が登場し，警報などに応用されていき，近年になると電気による作動部分がさらに増加し，コンピュータの進歩に伴い電子部品を組み込んだ麻酔器の機種が急速に増加している。

　コンピュータに依存する傾向は人工呼吸器では以前より顕著であり，換気法の多様性と操作性および安全性の向上などにおいて，人工呼吸器の長足の進歩に貢献してきている。

　麻酔器では作動中のモニターと警報，流量調節部分と麻酔用人工呼吸器，さらには気化器などに組み込まれる方向にあるが，電子的対応の根幹をなすのはコンピュータの進歩と電磁弁，電子流量計，圧力トランスデューサなどの麻酔環境での精度，安全性および耐久性の向上が大きな理由となっている。

　図19に1例を示したが，この機種に至っては濃度ダイヤルのない気化器に加えて，麻酔科医が長年なじんできている流量計すらも見当たらない。

　当然なことであるが電子的対応度が進むほど，電気供給への依存度が増加するので，停電時の対応とバックアップのバッテリーが重要となる。特に，電気供給が全く途絶えた場合でも患者に対する換気と酸素供給が可能であることが必須であり，この点はどの機種でも確保されている。

　また，停電時にも麻酔科医がパニックに陥らないようにすることも重要で，これは麻

酔器側としてはパニックカードを見やすいところに準備していることと（図20），麻酔科医側としては停電を想定した対応を頭に入れておくことである。ガスのみで麻酔が施行できた時代とは異なり，電気供給が重要な因子となった時代であることを十分に認識しておくことである。

■参考文献
1) 釘宮豊城．図説　麻酔器—構造と機能—．東京：真興交易㈱医書出版部；1997．
2) 岩崎　寛ほか編．麻酔科診療プラクティス19．麻酔器・麻酔回路．東京：文光堂；2006．
3) 佐藤暢編著．麻酔・医療ガス機器用語解説—JISおよびISOをベースとして—．東京：克誠堂出版；1997．
4) Cicman J, Hemmelwright C, Skibo V, et al. Operating principles of Narkomed Anesthesia Systems；North American Draeger. 1993.

（釘宮　豊城）

II. 麻酔器の基本構成

2 気化器

はじめに

　プロポフォール，レミフェンタニルが臨床使用されてから全静脈麻酔が脚光をあびてきているが，20世紀後半の全身麻酔の歴史は亜酸化窒素と数々のハロゲン化揮発性麻酔薬の歴史といってもよい。その中で，エーテル，メトキシフルラン，ハロタン，エンフルラン，イソフルラン，セボフルランが日本の全身麻酔の歴史を作ってきた。その気化器の構造を理解しておくことは麻酔科専門医として必須の要件である。カッパーケトルは博物館に置かれている古い気化器であるが，気化器を理解するうえで，非常に有用である。各種麻酔薬の蒸気圧の知識がなければ使用できないし，どのような麻酔薬でも同一の気化器で使用できる（デスフルランは例外）。もし使用する機会があれば，ぜひ使ってみるとよい。可変式バイパス気化器が現在もっとも頻用されている気化器であり，この解説が主になる。デスフルランは1993年に米国で臨床使用されるようになったが，それ以前の揮発性麻酔薬に比べて独特の物理的特性を持っているため特殊な気化器が必要である。いまだ日本では一般に使われていないが，この気化器は可変式バイパス気化器ではなく，新鮮ガス/気化麻酔薬混合器である。また，ネブライザのように麻酔薬を霧状にして回路内で気化させるインジェクタータイプの気化器もある。

歴　史

　1847年にJohn Snow inhalerとしてエーテル用の気化器が最初に開発され，その後，エーテルはクロロフォルムに取って代わられた。しかし1862～1872年，エーテルは金網で作られたSchimmel buschマスクにガーゼを使ったエーテルドロップ法として使われた。1877年にCloverはエーテルインヘラーを発明した。1930～1956年にかけてサイクロプロペイン，トリクロルエチレン，ハロタンが相次いで開発された。1980年代までに気化器は進化し，その後，温度代償機構や麻酔薬溢水防止機構などの安全装置が開発された。

表1　各種吸入麻酔薬の物理的性状						
	亜酸化窒素	ハロタン	エンフルラン	イソフルラン	セボフルラン	デスフルラン
分子式	N_2O	$C_2HClBrF_3$	$C_3H_2OClF_5$	$C_3H_2OClF_5$	$C_4H_3OF_7$	$C_3H_2OF_6$
分子量	44	197.4	184.5	184.5	200.1	168
液体比重	—	1.86	1.52	1.49	1.52	1.5
沸点℃	−88.5	50.2	56.5	48.5	58.5	22.8
MAC（気圧）	1.04	0.0074	0.0168	0.0115	0.0205	0.06

（土肥修司．吸入麻酔薬．土肥修司ほか編．TEXT麻酔・蘇生学．第2版．東京：南山堂；2001．p.72より引用）

物　理

1 吸入麻酔薬の物理

　亜酸化窒素と揮発性麻酔薬の物理的性質を表1に示す。分子式は亜酸化窒素以外は似た構造式で，炭素，水素，酸素，臭素，塩素，フッ素よりなる。エンフルランとイソフルランは1次の構造式は全く同じであるが，フッ素と塩素の付く位置が異なる。セボフルランはフッ素が7個あるためセボ（セブンの意味）という語が頭に付いている。沸点で特徴的なのは亜酸化窒素が−88.5℃なので常温1気圧では気体であること，デスフルランの沸点が22.8℃なので，気化器の温度調節に微妙な影響を受けることである。揮発性の液体が密閉容器内に存在する場合，気相での分子数が一定になるまで液相から気相に分子が移行する。そこで飽和蒸気圧を発生する。温度が上昇すると気相に移行する分子が増加し，蒸気圧も上昇する（図1）。蒸気圧は大気圧の影響を受けず，温度と液体の物理学的特性のみによって決定される。液体の沸点とは蒸気圧が大気圧と等しくなる温度である。亜酸化窒素のMACは1.04気圧（104%）なので，亜酸化窒素単独では麻酔は無理である。デスフルランのMACが0.06気圧なので，他の揮発性麻酔薬に比べて高濃度が必要である。

2 気化器の物理

a. 気化潜熱

　1gの液体を蒸気にするのに必要な熱量を気化潜熱という。外界からエネルギーが供給されない場合，気化により液体の温度が低下する。この温度低下により気化速度が著明に低下する可能性がある[3]。

2. 気化器

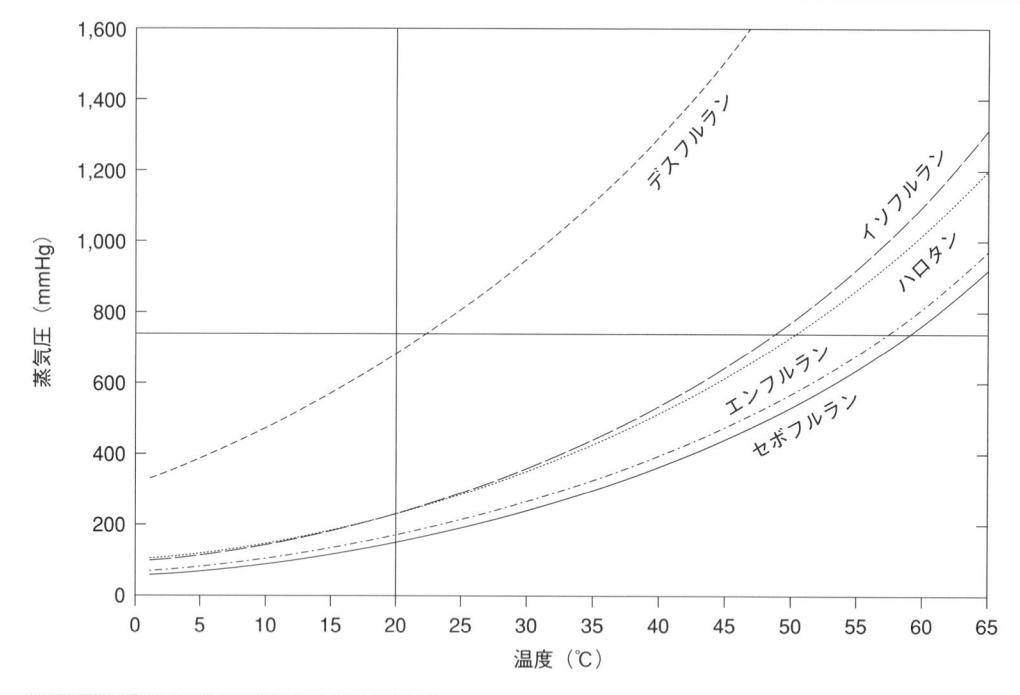

図1 揮発性麻酔薬の蒸気圧対温度曲線
図中の直線は1気圧（760 mmHg），20℃を示す。
（Brockwell RC, Andrews JJ. 吸入麻酔薬の供給システム. Miller RD編. 武田純三監訳. ミラー麻酔科学. 6th ed. 東京：メディカル・サイエンス・インターナショナル；2007. p.225-32より引用）

b. 比熱

比熱とは1gの物質を1℃上昇させるのに必要な熱量である。気化器において比熱が重要なのは2つの理由がある。揮発性麻酔薬が気化熱を奪われる場合に，温度を一定に保つのに揮発性麻酔薬の比熱を知る必要がある。気化による熱変化を最小にするように，気化器は比熱の大きい金属を選択する必要がある。

c. 熱伝導度

熱伝導度とは熱が物質内を伝わる速度である。気化器全体の温度を一定にするためには，熱伝導度の高い金属が有利である。

構造と作動原理

現在もっとも一般的な気化器である可変式バイパス気化器について説明する（図2）。流量計を通過した新鮮ガスは気化器に入るとキャリアーガス（20％以下）とバイパスガス（80％以上）に分割される。分割比は濃度調節ダイヤルによる可変抵抗と，自動制御の温度補償弁により決定される。濃度調節ダイヤルが上に付いているものはバイパスガ

II. 麻酔器の基本構成

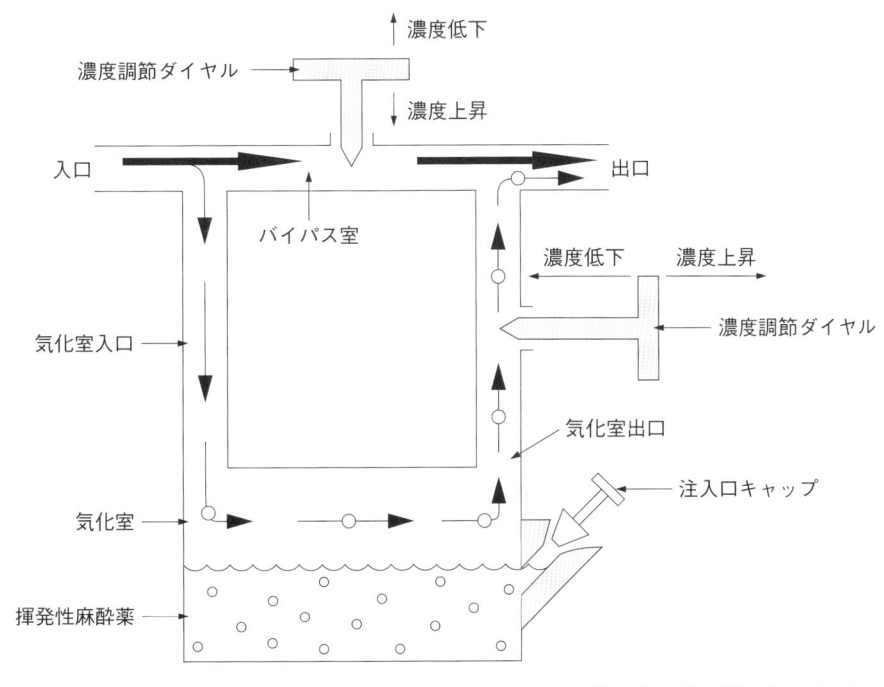

図2 可変式バイパス気化器の構造
(Brockwell RC, Andrews JJ. 吸入麻酔薬の供給システム. Miller RD編. 武田純三監訳. ミラー麻酔科学. 6th ed. 東京：メディカル・サイエンス・インターナショナル；2007. p.225-32より引用)

スの流量を制御して供給ガスの麻酔薬濃度を調節するが，横に付いているものはキャリアーガスの流量調節により濃度を調節する。温度により飽和蒸気圧が異なる（図1）ので，図3のような温度補償弁が付いているのが一般的である。

1 流量効果

可変式バイパス気化器は250ml/minから15l/minの流量において濃度が一定になるように調整されている。広範囲な灯心と調節板（図3の灯心とバッフル）により気化室での接触面積を確保している。すべてのセボフルランの気化器は新鮮ガス流量が10l/min以上で，高濃度使用環境（麻酔導入時など）では正確性が落ちる[4]。蒸気圧が低いためである（表1）。薬物が空に近いほど顕著である。

2 環境温の影響

現代の気化器は20～35℃の範囲で正確な濃度を供給する。それは，
①温度補償弁が薬物の温度低下に従ってキャリアーガスを増加させる
②灯心が気化室の壁に直接接触している
③気化器を構成する金属が高い比熱と高い熱伝導度を持っている
ことによる。

2. 気化器

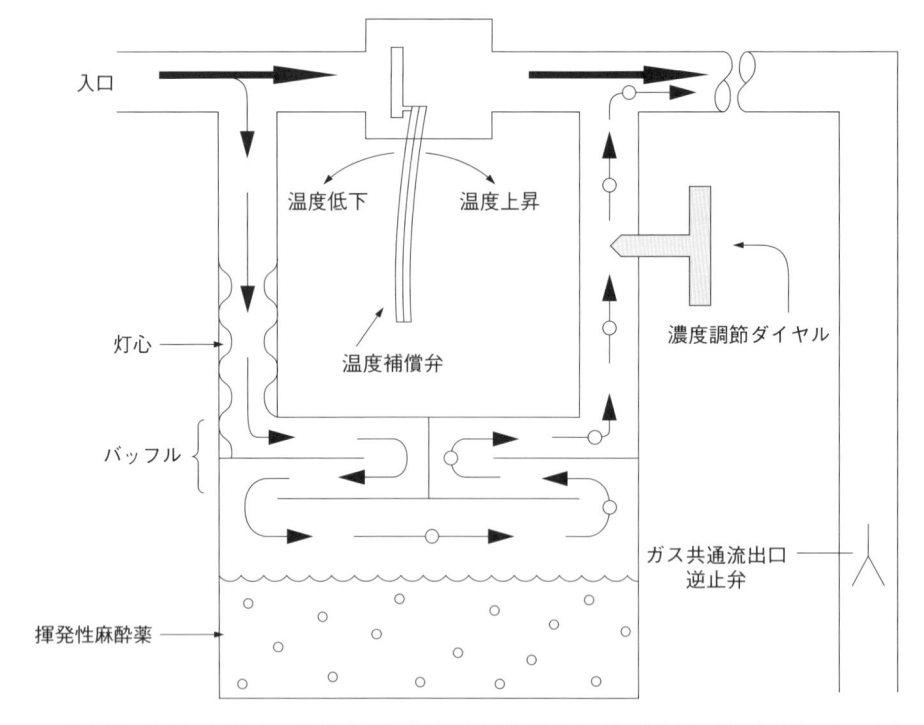

図3 温度補償弁の付いた気化器

(Brockwell RC, Andrews JJ. 吸入麻酔薬の供給システム. Miller RD編. 武田純三監訳. ミラー麻酔科学. 6th ed. 東京：メディカル・サイエンス・インターナショナル；2007. p.225-32 より引用)

3 間欠的逆圧

　麻酔回路からの間欠的逆圧はポンピング効果を生む[3]。ポンピング効果とは陽圧換気や酸素フラッシュにより，ダイヤル設定より高い濃度が生じることを指す。酸素フラッシュガスそのものに麻酔ガスは含まれないが，気化器を通らずに直接麻酔器のガス出口に供給されるために，麻酔回路からの逆圧が気化器に影響を与える。その逆圧を防ぐためにガス共通流出口逆止弁（図3参照；最近の麻酔器にはほとんど装備されている）が付いていること，気化室を小さくすること，気化室への入口にらせん状の長いチューブを使用することなどで対処している。

4 キャリアーガスの組成

　キャリアーガスは酸素，空気，亜酸化窒素であるが，その組成が揮発性麻酔薬の濃度に影響する[5]。ハロゲン化麻酔薬は酸素より亜酸化窒素によく溶けるため，純酸素から亜酸化窒素を加えると一時的に濃度が低下するといわれている（図4）。亜酸化窒素使用時の定常濃度は純酸素使用時より低くなる気化器が多いが，古い機種では高くなる場合もある。キャリアーガスの粘度と密度，揮発性麻酔薬への溶解度，気化器のガス流分布，

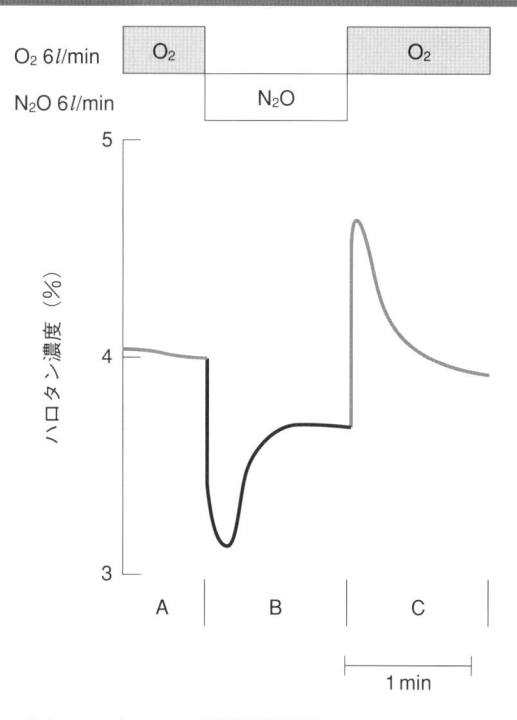

図4 キャリアーガスの違いによるハロタン濃度の変化

酸素6*l*/minから亜酸化窒素6*l*/minに変えたときのハロタンの濃度低下

(Brockwell RC, Andrews JJ. 吸入麻酔薬の供給システム. Miller RD編. 武田純三監訳. ミラー麻酔科学. 6th ed. 東京：メディカル・サイエンス・インターナショナル；2007. p.225-32より引用)

ダイヤル設定値などの影響を受ける。

5 気圧変化

通常の可変式バイパス気化器はバイパス流量とキャリアーガス流量の気圧は同じなので問題はないが、デスフルラン気化器のTec 6®は絶対気圧で作動しているため海水面以外の高度で使用する場合や高気圧室で使用する場合は濃度調節ダイヤルの手動補正を行う必要がある[2]。詳細は後述する。

6 薬物使用量の計算

Eisenkraft[6]は以下の計算式を提唱した。

3×新鮮ガス流量（*l*/min）×volume（%）＝使用薬液（ml/hr）

（最初の定数3はエンフルラン、イソフルランの定数で、ハロタンは2.6、セボフルランは3.3とする）

2. 気化器

または新鮮ガス流量，％濃度，分子量，比重，モル容量（22.4l）から計算することができる。

例：セボフルラン：分子量200，比重1.52（表1），新鮮ガス流量3l/min，2％，1モルのガスは22.4l（0℃，1気圧），環境温20℃

1時間の使用量＝3000×60×0.02×200/（22400×293/273）/1.52＝19.6ml

上記Eisenkraftの計算式は

1時間の使用量＝3.3×3×2＝19.8ml

となり，大略一致している。

種　　類

気化器の種類を表2に示す。Copper Kettle®，Vernitrol®は古い機種（図5）であるが，表1，図1の知識がないと使えない。気化器の基本的な知識が必要であり，Professional Anesthesiologistsとして，一度は使用しておきたい。例えば，室温が25℃として図1からセボフルランの蒸気圧は約200mmHgである。キャリアーガスフローを100ml，バイパスガスフローを2.9l流すとする。キャリアーガス100mlのうち26ml（200/760＝0.263）がセボフルランになるので供給ガスのセボフルラン濃度はおおよそ0.9％となる(26/3,000)。

Tec 6®はデスフルラン用の気化器である。図6に写真と動作原理を示す。本器の特徴は，可変式バイパス気化器ではなく，新鮮ガス/気化麻酔薬混合器でありキャリアーガスがないことである。電気的な加熱（39℃）と加圧が可能な初めての気化器である。沸点が22.8℃なので，39℃の液槽内で1,300mmHgの蒸気ガスとなる。新鮮ガス回路と気化回路の差圧を感知して，電子制御システムに伝え，圧力調節弁を調節して新鮮ガス回路と気化回路の圧を等しくなるように制御する。液槽では絶対気圧で気化させているため，海水面以外の高度で使用する場合や高気圧室で使用する場合は濃度調節ダイヤルの手動補正を行う必要がある。図6の差圧トランスデューサが圧力調節弁を電子制御しているためと考えられる。高地の気圧の低い場所ではダイヤル設定より濃度が低下し，高圧室では濃度が高くなる。

必要なダイヤル設定値＝通常のダイヤル設定値（容積百分率）×760mmHg÷環境気圧（mmHg）

高度2,000m，気圧608mmHgでデスフルランを10％にするためにはダイヤル設定を10％から12.5％に上げる必要がある[2]。

また，表2にはないがネブライザのように麻酔薬を霧状にして回路内で気化させるインジェクタータイプの気化器もある（図7）。

Datex-Ohmedaのカセット式気化器（図8）は，5種類の揮発性麻酔薬（ハロタン，イソフルラン，エンフルラン，セボフルラン，デスフルラン）それぞれがカセット型になっていて，カセットが挿入されるとCPUが固有の麻酔薬と認識して制御を開始する。図9に模式図を示す。CPUは濃度調節ダイヤル，気化室内圧力センサー（P），気化室内温度センサー（T），バイパス室流量測定器（F_{bc}），気化室出口流量測定器（F_{vc}）の情報を統

表2 各種気化器の分類

分類	Copper Kettle®, Vernitrol®	Tec 4®, Tec 5®, Sevo Tec®, Aladin®, Vapor 19.n®, Vapor 200®	Tec 6® (desflurane)
キャリアーガス流量	使用者が決める	気化器が決める	二重回路，キャリアーガスではない
気化の方法	bubble-through	flow-over	熱で気化し，新鮮ガスに混合する
温度代償	manual（キャリアーガスの流量によって変化）	自動制御	39℃一定になるように電子制御
キャリブレーション	なし，どの吸入麻酔薬でも使える	キャリブレーションはすみ，他の薬物は使用できない	キャリブレーションはすみ，他の薬物は使用できない
容量	200〜600ml	Tec 4®：125ml Tec 5®：300ml Vapor 19.n®：200ml Aladin®：250ml	390ml

（http://www.udmercy.edu/crna/agm/05.htm より引用）

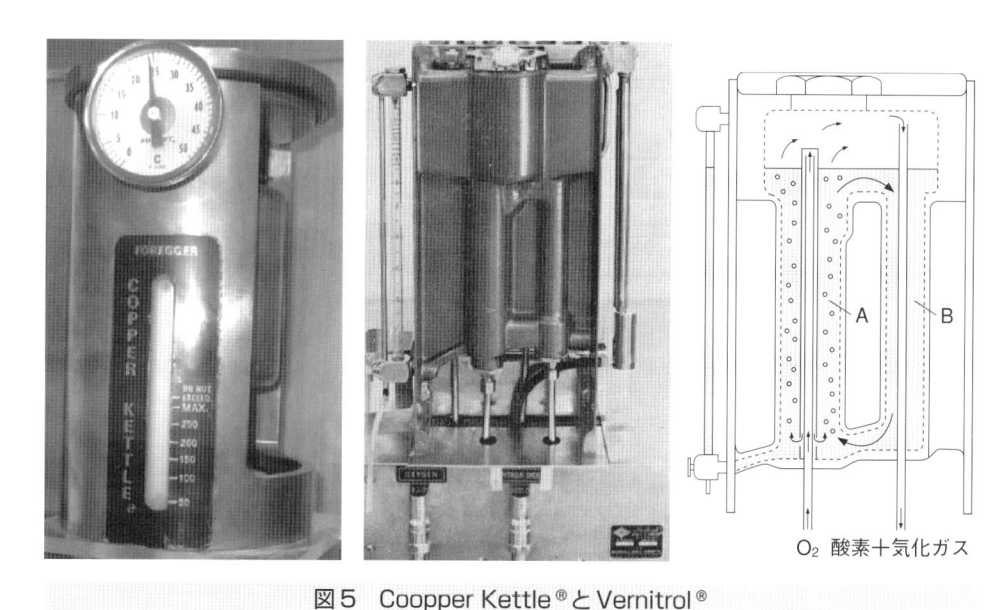

図5 Coopper Kettle® と Vernitrol®
（http://www.anesth.hama-med.ac.jp/anedepartment/museum-kikaki-frame.asp より引用）

合している。またキャリアーガスの組成に関して麻酔器の流量計からの情報も統合する。デスフルランの気化に関して，室温が沸点（22.8℃）以上の場合には，温度上昇に伴い液槽内の圧力がバイパス室圧より高くなると気化室入口の逆止弁が閉鎖し，キャリアーガスをストップし，図6の模式図のようになる。新鮮ガスが高流量で，高濃度麻酔ガスを投与する場合には気化熱による温度低下に対してファンで暖気を送る機構が付いている。セボフルラン導入時やデスフルラン導入および維持期にファンが作動する。

2．気化器

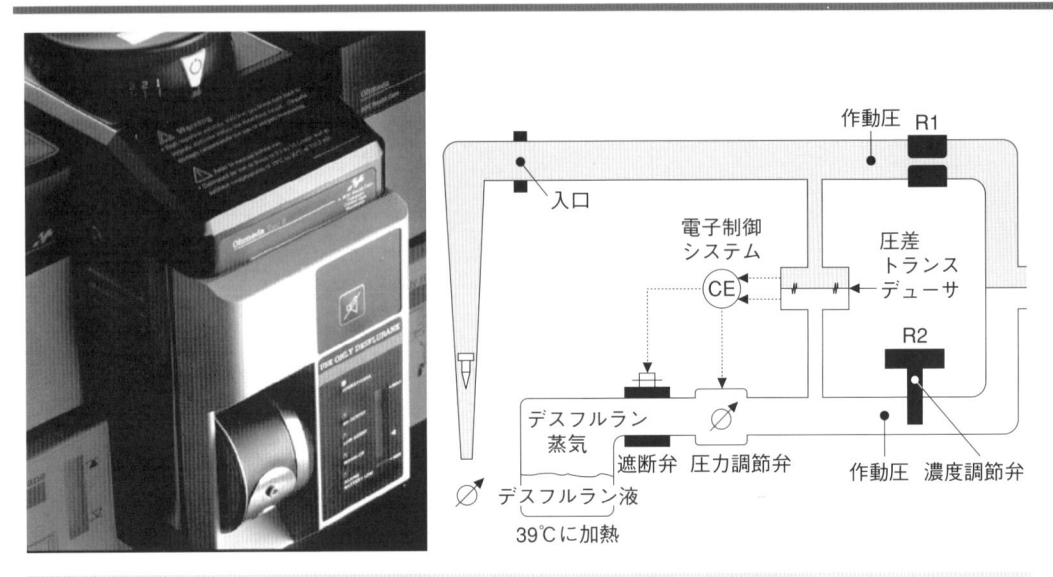

図6 デスフルラン気化器Tec 6®の写真と動作原理
（http：//www.udmercy.edu/crna/agm およびBrockwell RC, Andrews JJ. 吸入麻酔薬の供給システム. Miller RD編. 武田純三監訳. ミラー麻酔科学. 6th ed. 東京：メディカル・サイエンス・インターナショナル；2007. p.225-32 より引用）

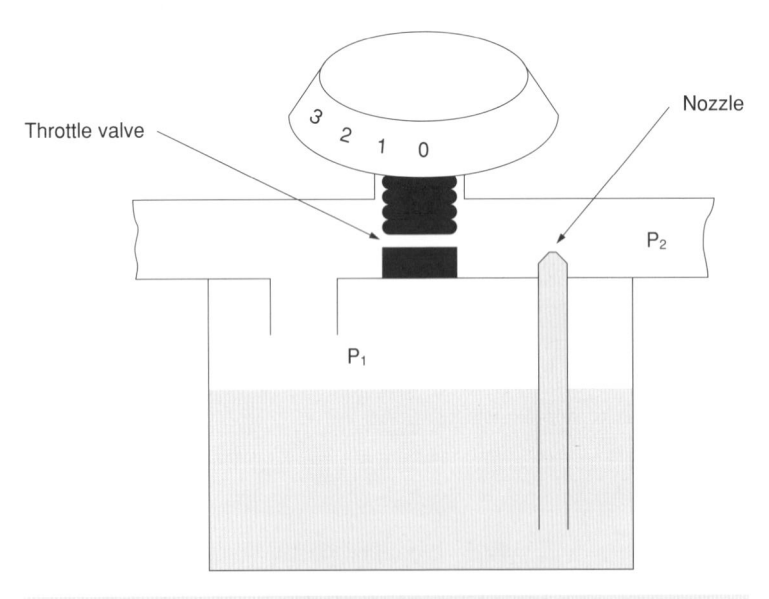

図7
シーメンスの気化器（麻酔器Kion®に搭載）はインジェクターである。機構上，薬物を気化させないで霧状にするので温度補償の必要はない。スロットルバルブを締めると圧が薬物表面にかかり，ノズルから霧状の麻酔ガスが出てくる。細かい液状の麻酔薬の小滴は新鮮ガス内で運ばれる間に気化する。デスフルラン用のこのタイプの気化器はまだ開発されていない。
（http：//www.udmercy.edu/crna/agm より引用）

II. 麻酔器の基本構成

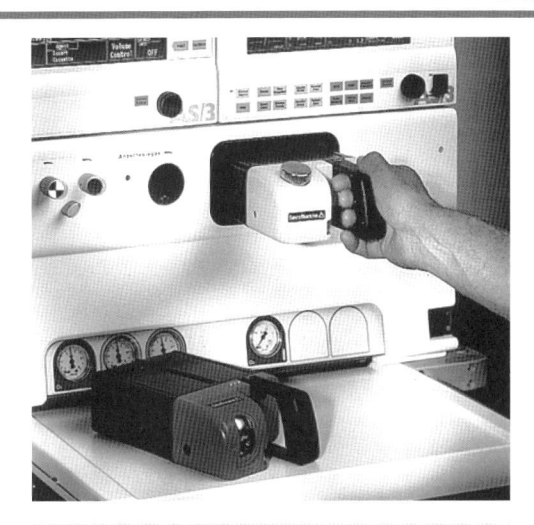

図8 カセット式気化器（Datex-Ohmeda の Aladin® vaporizer）
麻酔薬それぞれにカセットがあり，入れ替えて使用する。
（http://www.udmercy.edu/crna/agm より引用）

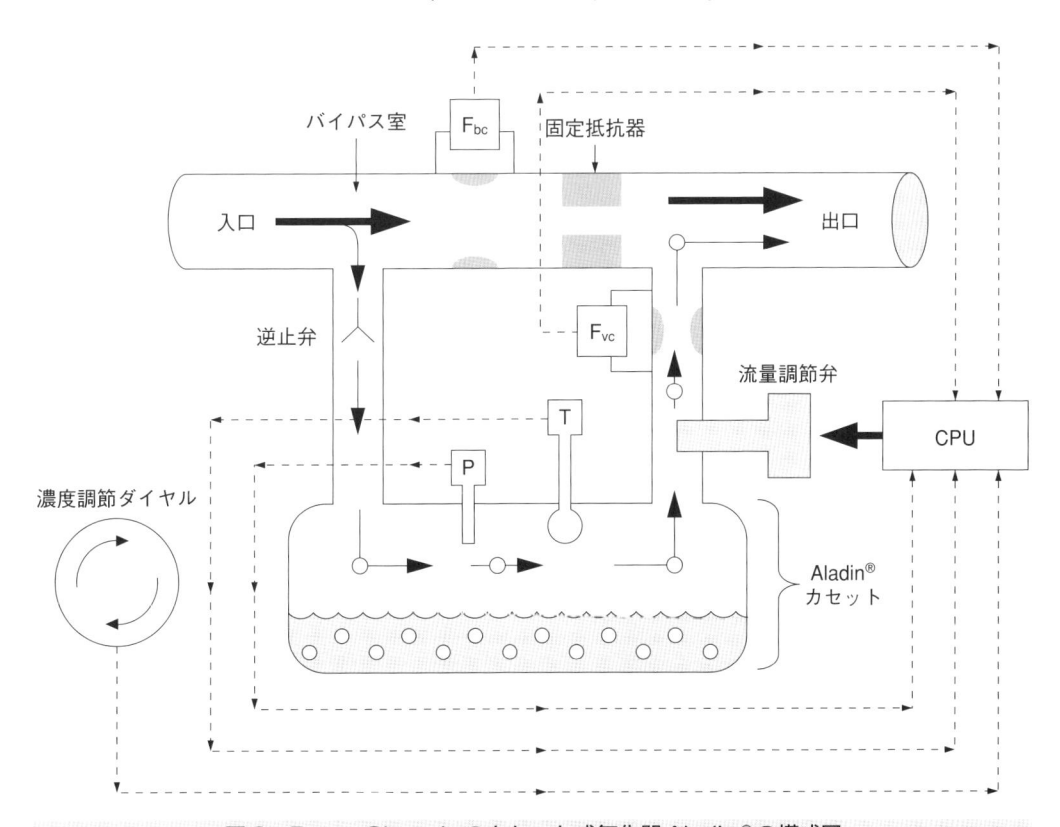

図9 Datex-Ohmeda のカセット式気化器 Aladin® の模式図
（Brockwell RC, Andrews JJ. 吸入麻酔薬の供給システム. Miller RD編. 武田純三監訳. ミラー麻酔科学. 6th ed. 東京：メディカル・サイエンス・インターナショナル；2007. p.225-32 より引用）

危険因子と安全機構

1 危険因子

a. 気化器の傾斜

気化器を45度以上傾けると液が弁を閉塞する。
対処：高流量高濃度で20〜30分間，回路をフラッシュする。この方法はTec 4®で推奨されているが，他の気化器ではそれぞれの説明書に基づくべきである。

b. 2薬物同時投与

対処：後述のインターロック機構により1薬物のみしか投与できないようになっている。ただし，Ohmeda社の3気化器の旧式のインターロック機構は真ん中の気化器を外すと，外側2つの気化器が同時投与可能になる。

c. 温度補償弁の故障，シールやOリングの破損による高濃度麻酔薬の出力

対処：吸気・呼気の麻酔薬のモニター。

d. 過充填

過充填により液状麻酔薬がバイパス室に入り，設定濃度の10倍の麻酔薬濃度となる場合がある。また充填時は設定ダイヤルをゼロにする必要がある。

e. 過小充填

過小充填は臨床現場ではよく起こる事象なので，常に注意が必要であり，その知識も専門医として知っておく必要がある。Tec 5®セボフルラン気化器の充填量が少ないときに，高流量ガス（7.5l/min以上），高濃度設定（ガス導入時）で使用すると低濃度になることがある。25％未満の充填量で気化室のガス流量が高いときに臨床的に問題となる濃度低下が起こることがあるので，こまめに補充することが必要である。

f. リーク

比較的よく起こる。気化器の設置が不十分[9]，シールやOリングの破損などで起こる。このリークは回路の陰圧チェック道具を使わないと，通常の始業点検では発見できない。酸素フラッシュは流量計と気化器をバイパスしているし，図3のガス共通流出口逆止弁がついているため，陽圧式のリークチェックでは発見できないからである。

g. 電気的故障

電子的な制御のある気化器は電気的故障に弱い。

2 安全機構

1) 各薬物専用の注入器
2) 注入口を気化器の下部に設置
3) 搬送時のシャットダウン機構
4) インターロック機構
5) すべての気化器が右回しで濃度が下がるような機構

麻酔器の始業点検（気化器）と解説

日本麻酔科学会発行の麻酔器の始業点検の中の気化器の項の抜粋とその解説を記述する。

* 内容量を確認する。
* 注入栓をしっかりと閉める。
* OFFの状態で酸素を流し，匂いのないことを確認する。
* ダイヤルが円滑に作動するか確認する。
* 接続が確実かどうか目視確認する。気化器が2つ以上ある場合は，同時に複数のダイヤルが回らないこと（気化器が2つ作動しないこと）を確認する。

解説：気化器内へ誤って他種の麻酔薬を注入した場合には，一般的には気化器内の薬液を抜き取り，次いで気化器のダイヤル目盛を最高にし，十分な高流量ガスを流して完全に蒸発させたのちに使用する。ただし，ハロタンを誤ってハロタン以外の気化器に注入した場合には，安定薬として添加されているチモールが灯芯などに析出し，気化効率を変化させるため製造業者などへオーバーホールを依頼することが望ましい。

気化器の国際規格の抜粋

International Organization for Standardization（ISO）にはanaesthetic vapour delivery deviceとして気化器の国際規格を決めている。ISO8835-4がそれであるが，2008年初めの時点で気化器をISO80601-2-13 anaesthetic workstationsに組み込もうという動きがある。ISO8835-4の記述を抜粋して以下に記述する。

* 気化器の取り扱い説明書には環境温，気圧，気流抵抗，逆圧，傾斜角，1気圧以下での使用，混合ガス（亜酸化窒素）の影響を記述する。
* 濃度設定と実測濃度の差は－20％～＋30％の範囲になければならない（最大濃度設定では－5％～＋7.5％まで，0％設定では0.05％を超えてはならない）。テストは気化器を麻酔器に取り付け，人工呼吸器でテスト肺を換気し，8l/minの新鮮ガス，圧は5±0.4kPaなどと細かく規定している。

2. 気化器

＊ポンピング効果を試験するために酸素フラッシュ中あるいはフラッシュ後の濃度増加は設定濃度の20％を超えてはならない。

＊濃度増加は反時計回りの方向を規定している。

＊色分けは，ハロタン：赤，エンフルラン：オレンジ，デスフルラン：青，セボフルラン：黄，イソフルラン：紫。

■参考文献

1) 土肥修司. 吸入麻酔薬. 土肥修司ほか編. TEXT麻酔・蘇生学. 第2版. 東京：南山堂；2001. p.72.
2) Brockwell RC, Andrews JJ. 吸入麻酔薬の供給システム. Miller RD編. 武田純三監訳. ミラー麻酔科学. 6th ed. 東京：メディカル・サイエンス・インターナショナル；2007. p.225-32.
3) Dorsch JA, Dorsch SE. Vaporizers（anesthetic agent delivery device）. In：Dorsch JA, Dorsch SE, editors. Understanding anesthesia；a machines. 4th ed. Boltimore：Williams & Wilkins；1999. p.121.
4) Seropian MA, Robins B. Smaller-than-expected sevoflurane concentrations using the Sevotec 5 vaporizer at low fill states and high fresh gas flows. Anesth Analg 2000；91：834-6.
5) Scheller MS, Drummond JC. Solubility of N_2O in volatile anesthetics contributes to vaporizer aberrancy when changing carrier gases. Anesth Analg 1986；65：88.
6) Eisenkraft J. The anesthesia machine. In：Ehrenwerth J, Eisenkraft J, editors. Anesthesia equipment. St. Louis：Mosby；1993. p.27-56.
7) http：//www.anesth.hama-med.ac.jp/anedepartment/museum-kikaki-frame.asp
8) http：//www.udmercy.edu/crna/agm
9) MacLeod DM, McEvoy L, Walker D. Report of vaporiser malfunction. Anaesthesia 2002；57：299-300.

（宮尾　秀樹）

II. 麻酔器の基本構成

3 麻酔呼吸回路

はじめに

　麻酔呼吸回路（anesthetic breathing system）とは，麻酔器の新鮮ガス出口（common gas outlet）と，患者に装着した気道確保器具類〔気管チューブ，フェイスマスク，ラリンジアルマスク（LMA）などの喉頭上エアウェイ類〕とをつなぎ，吸気および呼気の通路を形成する部分をいう[1]。様式や呼称にはさまざまあるが，麻酔用にもっともよく用いられるのは，吸気として，新鮮ガスに加え，二酸化炭素を除去した呼気を再利用する方式の循環回路である。麻酔器は，こうした二酸化炭素吸収装置付きの循環回路を構成する基本装置を付属して市販されるのが一般的である。

一般的な循環回路（circle absorber system）の構成

　循環回路には，部分再呼吸を行う方式（半閉鎖回路）と全再呼吸する方式（閉鎖回路）がある（図1）。ともに構成は，新鮮ガス導入口（fresh gas inlet），二酸化炭素吸収装置，吸気弁，呼気弁，APL弁（adjustable pressure limiting valve），気道圧ゲージ（マノメータ），呼吸囊（バッグ）接続口，呼吸器接続口，呼吸管接続口，手動/機械換気切り替えスイッチ，余剰ガス排出装置など各麻酔器に固有の部分と，二酸化炭素吸収剤，バッグ，呼吸管（蛇管），Yピース，加湿・加温装置・器具などユーザー側で交換・取り付けする部分からなる（図2，図3[2]）。呼吸器をはじめ，換気量計，酸素センサーや呼気終末陽圧（positive end-expiratory pressure：PEEP）弁などはビルトインされているものと別に取り付けが必要になるものがある。そのほか，回路の患者側先端と気道確保器具類との間には，コネクタ類，インヘラー（スペイサー），死腔，人工鼻（heat and moisture exchanger：HME），細菌フィルタ，呼吸ガスサンプリングチューブ，メインストリーム式カプノメータ，温度センサーなどを適宜取り付けることができる。

　固定部分の接続口と呼吸管やバッグ，Yピースと呼吸管やコネクタなどの接続方式は，着脱が容易な円錐接続（conical connection）の様式となっている。

3. 麻酔呼吸回路

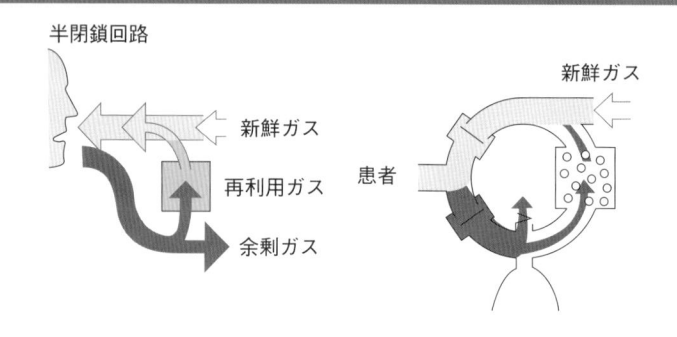

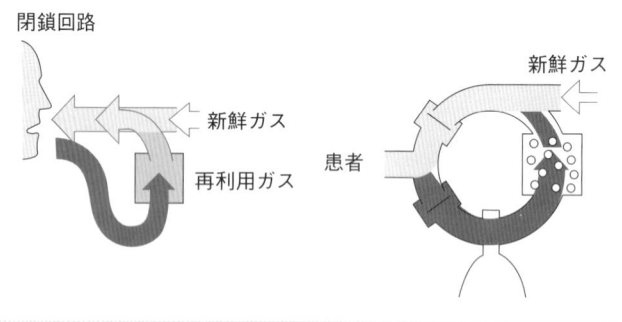

図1 循環回路でのガス流模式図

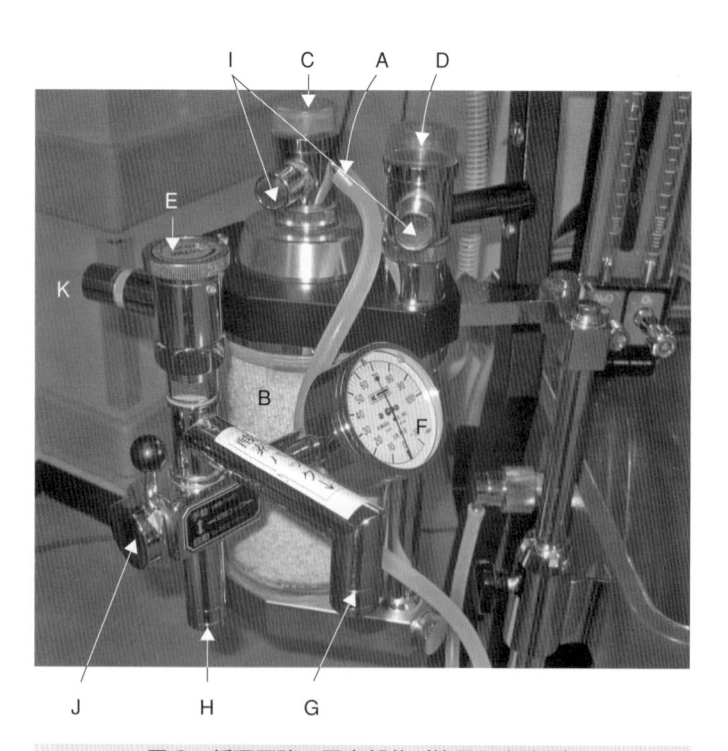

図2 循環回路の固定部分（簡易な麻酔器）
A：新鮮ガス導入口，B：カニスタ，C：吸気弁，D：呼気弁，E：APL弁，F：気道圧ゲージ，G：呼吸バッグ接続口，H：呼吸器接続口，I：呼吸管接続口，J：手動/機械換気切り替えスイッチ，K：余剰ガス排泄口

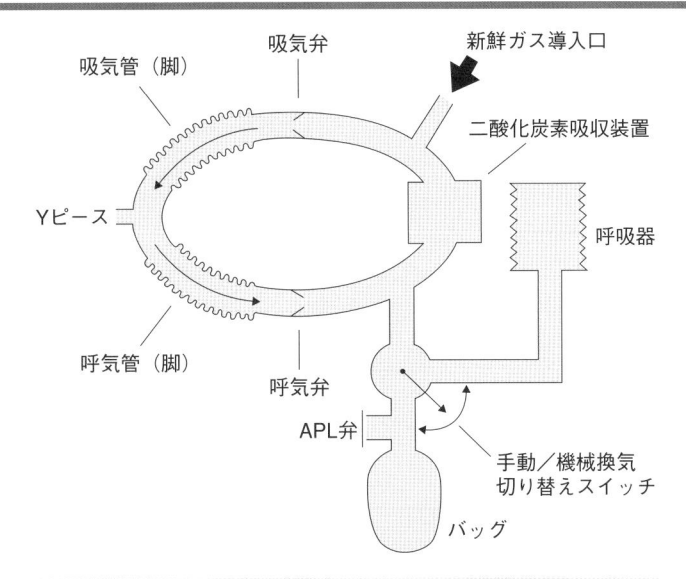

図3 循環回路の構成（模式図）
（Brockwell RC, Andrews JJ. Inhaled anesthetic delivery systems. In：Miller RD, editor. Miller's anesthesia. Vol 1. 6th ed. Philadelphia：Elsevier Churchill Livingstone；2005. p.273-316 より改変引用）

1 二酸化炭素吸収装置（carbon dioxide absorber assembly）

再呼吸される呼気中の二酸化炭素を吸収（中和）するための装置で，支持・固定された上下壁の間に吸収剤を収納する円筒缶状部分（カニスタ）を挟む．カニスタは，上下壁にあるガスケット構造（パッキン）により漏れのないよう装着できる．着脱は，上下壁の間隔を調整する付属のロックレバーやねじの操作で行う．下壁には水および吸収剤のダストトラップ装置が付く．本装置は，呼気弁，APL弁の下流で，新鮮ガス導入口，吸気弁の上流に位置するのが一般的である．海外では，循環回路にこの部をバイパスする経路を別に設け，切り替えスイッチの付いているものがあるが，わが国の仕様では，こうした経路を欠き，必ず呼気を通過させるようになっているのが普通である．

a. カニスタ〔二酸化炭素吸収缶（canister, carbon dioxide absorbent container）〕

内部に収納した吸収剤を観察できるよう側壁は透明なプラスチック素材からなる．詰め替え用に上方は開放面で，底面は網状（ふるい状）の隔壁となる．最近は，2つのカニスタを直列にした二層式のものが多い．各麻酔器に純正のディスポーザブル（カートリッジ式で吸収剤を含む）で上下面とも網状になったものもある．吸収剤の抵抗の少ない部分にガス流が集中する現象〔チャネリング（channeling）や壁効果（wall effect）[3]，図4〕を考慮し，ガス流が中心部付近にも行くよう環状のリング（baffle）を付けたものもある．

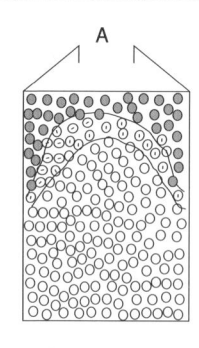

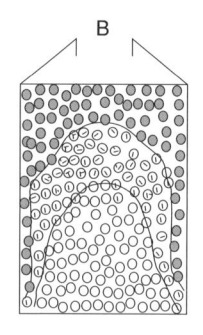

図4 カニスタ内の吸収剤の消耗パターン
黒丸は消耗した吸収剤を表す。
ガス入口部が最初に消耗し（A），次いで側壁に沿って消耗する（B）。
（Adriani J, Rovenstein EA. Experimental studies on carbon dioxide absorbers for anesthesia. Anesthesiology 1941；2：1-19より改変引用）

b. 二酸化炭素吸収剤（carbon dioxide absorbents）

　二酸化炭素の吸収は，塩基による酸の中和反応で行われる。酸は，二酸化炭素と吸収剤の顆粒表面にある水分との反応により形成される炭酸であり，塩基は，吸収剤に含まれるアルカリ性の金属水酸化物である。反応の最終産物は，水と炭酸化合物となる。従来から4～8mesh（メッシュ：粒子径の単位で，1インチあたりの升目の数を表す）の顆粒状となったソーダライム，バラライム®と称する製品が使用されてきた。ソーダライムは，後述の欠点（揮発性麻酔薬との反応）を補うべく，その構成は改良・変遷してきている[4]。バラライム®は，すでに市販されなくなった。最近では，ソーダを含まない製品（水酸化カルシウムライム：アムソーブ®）も登場した。いずれもpH変化により変色する指示薬が含まれ，消耗すると変色する。

　※ソーダライム：一般的な重量構成比は，水酸化ナトリウム2～3％，水酸化カリウム0～5％，水分14～19％で，水酸化カルシウム（約80％）を加えて100％にしてある。固めて粉末化を防ぐため少量のシリカ（珪藻土）を加えてあり，指示薬も含む。反応式は以下のとおりである。

　① $H_2O + CO_2 \rightarrow H_2CO_3$
　② $H_2CO_3 + 2NaOH$（または2KOH）$\rightarrow Na_2CO_3$（またはK_2CO_3）$+ 2H_2O$
　③ $Ca(OH)_2 + Na_2CO_3$（またはK_2CO_3）$\rightarrow CaCO_3 + 2NaOH$（または2KOH）

　③式の反応は，緩徐な現象であるが，NaOHやKOHが再生され，一度変色したのち，使用中断により復色する。100gのソーダライムは，約26lの二酸化炭素を吸収できる。

　※バラライム®：主に20％の水酸化バリウムと80％の水酸化カルシウムからなり，少量の水酸化カリウムと指示薬も含んでいる。以下のような化学反応を示す。

　$Ba(OH)_2 \cdot 8H_2O + CO_2 \rightarrow BaCO_3 + 9H_2O$
　$9H_2O + 9CO_2 \rightarrow 9H_2CO_3$

$$9H_2CO_3 + 9Ca(OH)_2 \rightarrow 9CaCO_3 + 18H_2O$$
$$2KOH + H_2CO_3 \rightarrow K_2CO_3 + 2H_2O$$
$$Ca(OH)_2 + K_2CO_3 \rightarrow CaCO_3 + 2KOH$$

※水酸化カルシウムライム(アムソーブ®, アムソーブプラス®):強塩基の水酸化ナトリウム,水酸化カリウムおよび水酸化バリウムを全く含まず,水酸化カルシウム80%以上と水分13〜18%に塩化カルシウムを配合した新しい吸収剤である。主な化学反応は以下のとおりである。

$$H_2O + CO_2 \rightarrow H_2CO_3$$
$$H_2CO_3 + Ca(OH)_2 \rightarrow CaCO_3 + 2H_2O$$

本製品は,強塩基が一因となる揮発性麻酔薬との化学反応を起こさない特徴がある。二酸化炭素の吸収能力は劣り(100gあたり12l程度),乾燥状態では,二酸化炭素とは反応しない。しかし,乾燥状態は指示薬の変色により識別でき,消耗時も使用中断による色の反転が起こらない(ソーダライムの③式の反応がない)などの利点もある。

※揮発性麻酔薬との反応:上記反応のほかにも,ある程度の化学反応を起こすことが知られており,有害な反応として次の3点が指摘されている。

(1) コンパウンドA (fluoromethyl-2,2-difluoro-1-trifluoromethyl vinyl ether) の産生:セボフルランの分解産物として生じる。ラットでの実験で用量依存的な腎毒性が示されているが,人への影響は確立していない。反応の促進因子は,低新鮮ガス流量,バラライム®の使用,セボフルラン高濃度,吸収剤の高温,および乾燥である。吸収剤に含まれる強塩基が反応の基本にあるといわれる。

(2) 一酸化炭素の産生:デスフルラン,エンフルラン,イソフルランの順に生じやすく,ハロセン,セボフルランでは少ないという。Hb-CO濃度が30%にも及ぶ報告がある。反応の促進因子は,バラライム®の使用,吸収剤の高温および乾燥,高濃度麻酔薬,長時間使用である。

(3) 異常発熱・発火:バラライム®の乾燥状態での使用により,セボフルランとの反応による発火の報告がある。ソーダライムでもセボフルランの使用により異常高温を来した報告がある。

バラライム®はすでに製造・販売されていないが,米国FDA(食品医薬品局)の緊急安全情報や独自の調査を踏まえ,厚生労働省から循環回路の添付文書に次のように記載することが勧告されている[5]。

(1) 禁忌の項に"二酸化炭素吸収剤を開封したまま放置すること,循環式呼吸回路に新鮮ガス(主に酸素)が供給されたまま放置すること等により二酸化炭素吸収剤を乾燥させないこと"

(2) 上記の理由として"二酸化炭素吸収剤の水分が失われた状態で,吸入麻酔薬と併用することで,発火,異常発熱,一酸化炭素の発生または二酸化炭素吸収能の低下の可能性があるため"

ユーザー側では,二酸化炭素吸収剤を乾燥する操作を避け,変色した二酸化炭素吸収剤は使用せず,また定期的に交換するなどの日常的な注意が必要である[6]。

3. 麻酔呼吸回路

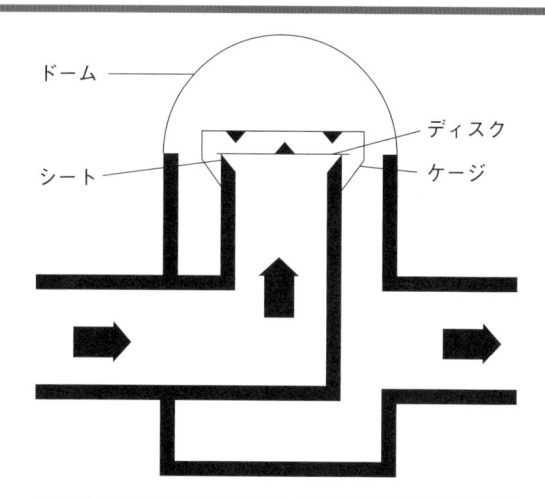

図5 一方向弁（吸気弁・呼気弁）の構造
ディスクは矢印方向のガス流でシートから離れ，逆方向のガス流でシート上に密着閉鎖する。ケージはディスクの移動・逸脱を防ぐ。ドームは透明でディスクの動きを観察できる。
（Dorsch JA, Dorsch SE. The circle system. In：Dorsch JA, Dorsch SE, editors. Understanding anesthesia equipment. 4 th ed. Baltimore：Lippincott Williams & Wilkins；1999. p.229-66より引用）

2 吸気弁および呼気弁（inspiratory and expiratory valves）

　一定方向のガス流を形成し，再利用される呼気が二酸化炭素吸収装置を経由せずに吸気に含まれないよう回路内に2つの一方向弁（吸気弁，呼気弁）が設置される（図5）。二酸化炭素吸収装置の上壁部分に互いに逆方向に向いて位置する。回路の機械側の先端部となる開放端は，外径22mm（オス側として使用）となり，呼吸管をつなぐ。

3 呼吸管（breathing tube）

　それぞれ吸気および呼気の通路となる2本の管で，それぞれ吸気管（吸気脚），呼気管（呼気脚）と呼ぶ。製品のほとんどがフレキシブルでキンクしにくい蛇管構造になっている。管の両端はともに内径22mm（メス側として使用）で，一方は上記の吸気弁，呼気弁の接続口に，他方はYピースと接続する（図6）。素材は，従来の黒ゴム製に代わりプラスチック製となり，より軽量で，麻酔薬の吸収が少なく，低コンプライアンスで，内部が透見できるようになっている。アコーディオン様になった伸縮自在なものもある。
　Yピースは，吸気管および呼気管と気道確保器具とをつなぐ3ウェイコネクタである。現在，金属製のものおよび内部に弁や隔壁の付いたものは姿を消し，プラスチック製で呼吸管との接続部は外れないよう融着させた製品がほとんどである。患者側先端は，通

図6 呼吸管（蛇管）

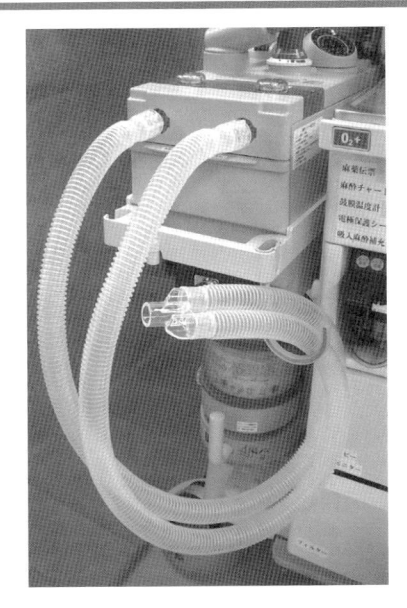

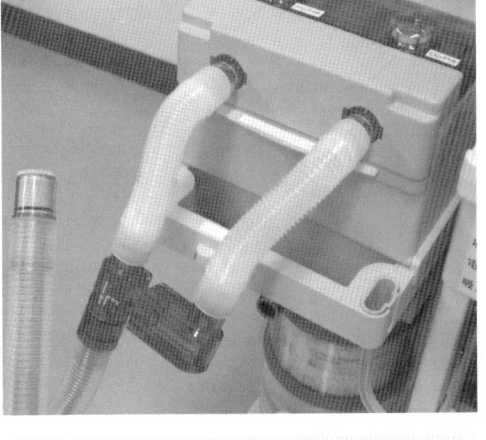

図7 同軸呼吸管（蛇管）

常コネクタと接続するが、内径15mm（メス側として使用）となり、外径は22mmでオス側として使用して、フェイスマスクの接続口に直接つなぐこともできる。

同軸式の呼吸管（蛇管）もある（図7）。内管が吸気管で、呼気はこの外側、内外管の間を通る。軽量コンパクトで、吸気が外側を流れる呼気により加温・加湿される効果がある。吸気管の漏れがチェックできないのは欠点である。内管は蛇管構造となったものとスムーズな形状のもの（F回路）がある。後者では屈曲の可能性があるが、気流抵抗は低い。機器側との接続端は、内径22mm（メス側として使用）で、患者側との接続端はYピース先端と同じ内外径である。

呼吸管のコンプライアンスについては、6kPaの圧の環境下、1mあたり10ml・kPa^{-1}を超えないこととの規定がある[7]。

4 呼吸嚢〔バッグ（breathing bag あるいは reservoir bag）〕

回路内を流れるガスをためておくバッグで、体部は片手で保持しやすいよう膨らむと楕円球状となる。従来、黒ゴム製であったが、最近は、ラテックスフリーの素材（ネオプレンなど）のものも多く市販されている。長さ2.5cm以上と規定される[8]円筒形状の頸部は、内径22mm（メス側として使用）で、バッグ接続口に接続する。尾部は、垂れ下がったループ状になっている。先端を切り取ってブリード弁（抽気弁あるいは活栓ともいう）を取り付ける使い方もあり、また、内部を乾燥しやすくする役目もあるという。尾部先端にキャップが付き、内部にたまったガスや水を抜くことができるものや収納用にリングの付いたものもある。バッグは、自発呼吸時には、呼吸リズムや換気量の観察に利用でき、補助ないし調節呼吸時には手動換気に用いられる。成人には、一般に3lバッグが使用され、小児用には2l以下のバッグがある（バッグの容量は、バッグ体部を

垂直に23℃の水中に入れ，頸部を水面上に出し，内部に注水したときに入る量と規定される[8]）．最近の機器では，回路に手動換気と機械換気の切り替えスイッチが付くが，古い機器にはこれのないものがあり，バッグ接続口に呼吸器を接続する．

5 APL弁（adjustable pressure limiting valve）

　ユーザーが操作する弁で，圧リリーフ弁，圧リリース弁，気道圧調整弁，ポップオフ弁，半閉鎖弁，余剰ガス排出弁など多くの呼び名がある．手動換気時に回路内圧を調整し，余剰ガスを回路外へ放出させるために用いられる．ほぼ完全な開放状態（1～3cmH$_2$O）から完全閉鎖状態（最高75cmH$_2$O以上）まで調整できるようなっている[1]．開放圧の調節には，回転式ノブ（スクリューキャップ）を操作し，内部にあるスプリングや金属ステムを介したディスクにより回路内ガスの出口の開閉度を調整する方式をとるのが一般的である[10]．ノブを時計方向へ回転すると圧が上昇する．弁より放出された余剰ガスは吸収装置に向かうが，装置の強すぎる陰圧による"引きすぎ"や逆に陽圧によりガスが逆流するのを防ぐ工夫が施されているものもある．バッグ接続口に呼吸器をつなぐ方式の回路では，機械換気時にAPL弁は完全に閉じておく必要がある．手動/機械換気切り替えスイッチの付いた最近の機器では，これを機械換気の位置にすると自動的にAPL弁操作が無効になるものが多い．

6 余剰ガス排出装置（anesthetic gas scavenging system：AGSS）

　半閉鎖式で用いる場合，余剰ガスは，手動換気時には吸気時にAPL弁から排出され，機械換気時は呼気時に呼吸器本体付属の装置から排出される（詳細は第Ⅱ章の"5．余剰麻酔ガス排出装置"を参照）．

7 各部の配列

　ガス流が，呼吸管（呼気脚）→呼気弁→呼吸バッグ・APL弁あるいは呼吸器→二酸化炭素吸収装置→新鮮ガス導入口→吸気弁→呼吸管（吸気脚）となるのが一般的な配列である（図3）．これらは相対的な配列や各部の間隔などの修飾が可能であり，各メーカーにより特徴がある[3]．
　上記のように新鮮ガスが呼吸器の下流から入る配列の場合，1回換気量を設定する呼吸器使用時には，設定量に新鮮ガス流がプラスされた吸気量となる．新鮮ガスを低→高流量に変更すると，1回換気量ひいては気道内圧の急激な上昇により圧外傷などが起こりうる．最近の機種には，呼吸器の吸気作動時に新鮮ガス流を遮断する方式（fresh gas decoupling：FGD）[9]や吸気弁の手前に付いた流量センサーからの情報により呼吸器が連動する調整装置があって，新鮮ガス流量によらず一定の換気量の得られる製品がある（詳細は第Ⅱ章の"4．麻酔器用人工呼吸器"参照）．

8 使用前の回路のテスト方法

リークテストとフローテストがある。リークテストでは、回路にバッグ、呼吸管とYピースをつなぎ、APL弁を完全に閉じたときにガス漏れの発生しないことを確認する（さらに回路先端に実際用いるコネクタやサンプリングチューブを接続してテストするほうがよい）。患者側の先端を手で塞ぎ、酸素フラッシュにより回路内圧を30 mmH$_2$Oにして保持した場合に圧低下の起きないことを確認する。漏れのあるときは、各接続やカニスタの装着の不具合、APL弁の作動不良、バッグや呼吸管自体の漏れなどが考えられる。バッグ、呼吸管、Yピース、コネクタの接続は、すべて前述のように22 mmないし15 mm径の円錐接続（conical connection）の方式をとっており、接続しやすい反面、外れやすいことに注意する。フローテストでは、吸気弁・呼気弁が正しく作動し、ガス流が一定方向へ流れることを確認する。従来、吸気管および呼気管の患者側端をそれぞれ自身で吸う、吐くことが抵抗なくでき、吸気弁、呼気弁が正しく作動するのを確認することが行われた。最近は、呼吸管とYピースが融着されている製品が多いので、Yピース先端でこれを行うことで足りる。あるいはYピース先端にバッグ（テスト肺）を付け、回路内にガスをある程度満たして手動ないし機械換気を行い弁の動きを観察・確認する方法でもよい。

9 そのほかの回路内に組み込まれる器具類

a. コネクタ類

Yピースや同軸呼吸管の先端と気道確保器具とをつなぐ。さまざまな形状、機能を有するものがある（図8）。患者側の先端は、内径15 mm（気管チューブや喉頭上エアウェイ類との接続時、メス側として使用）、外径22 mm（オス側としてフェイスマスク接続時に使用）となり、麻酔回路側の先端は外径15 mm（オス側として使用）となる。

b. PEEP弁

ビルトインされたものは、呼気弁の下流に付くが、単体で後付けするものは、呼気管と呼気弁の間に装着する。

c. 機械的死腔

組成が不変のまま再呼吸されるガスが占めるスペースであり、循環回路ではYピースや同軸蛇管の患者側先端と気道確保器具との間を占める部分である。この部に呼吸管と同じ構造の管を適宜付加して死腔効果を得ることができる。成人ではほとんど問題にならないが、上記コネクタ類も死腔となる。

d. 人工鼻（heat and moisture exchanger：HME），細菌フィルタ

HMEは、吸気の加湿・加温、除塵など患者気道の保護目的に回路先端に装着する。細

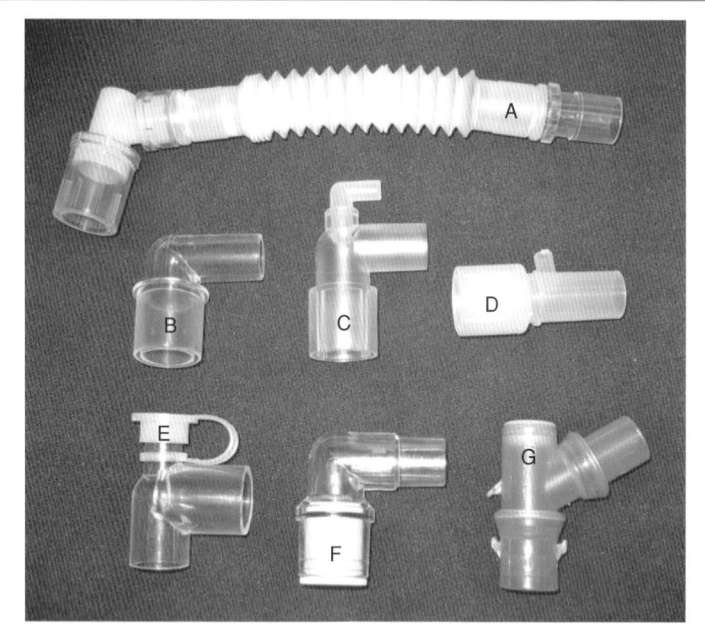

図8　コネクタ類
A：フレキシブルなアコーディオン型のアーム（死腔）付き，B：L字（直角）型，C：L字型ガスサンプリングポート付き，D：直型ガスサンプリングポート付き，E．L字型吸引用ポート付き，F：Swivel型（回転式先端付き），G：ファイバースコープ用ポート付き。

菌フィルタは，感染防止や麻酔器側および環境の汚染防止に，回路内の目的に応じた適切な位置に装着する。

e．その他

モニタリング用に通常，気道圧ゲージはビルトインされるが，その他スパイロメータ（換気量計），ガスサンプリングチューブ，メインストリームカプノメータ，酸素センサー，温度センサーなどが目的に応じた部に後付けされる。加温・加湿器を吸気管の途中に，また，気管支拡張薬投与用のインヘラーやスペイサーをYピースや同軸蛇管の先端と気道確保器具の間に装着することも可能である。

そのほかの麻酔呼吸回路

1 種類と分類法

従来から麻酔呼吸回路の分類法が数多く呈示されている。有名なDrippsらの分類は，呼吸バッグ，再呼吸，二酸化炭素吸収装置，一方向弁の有無により，次の5つのカテゴリーに分類するものである[10]。

a. 吹送回路（insufflation system）

新鮮ガスを患者気道に直接吹き込む方式で，弁，バッグ，二酸化炭素吸収装置はない。

b. 開放回路（open system）

吸気は新鮮ガスのみからなり，呼気は弁（非再呼吸弁）により回路外に放出される。バッグを付ける場合もあるが，再呼吸はほとんどなく，二酸化炭素吸収装置はない。多くの治療用人工呼吸器の方式が該当する。

c. 半開放回路（semi-open system）

呼気は回路外に放出するが，吸気は一部再呼吸される。二酸化炭素の除去は，新鮮ガス流量による。バッグと一方向弁はオプショナルである。後述のメイプルソン回路が該当する。

d. 半閉鎖回路（semi-closed system）

吸気は一部が回路外に放出され，一部は新鮮ガスとともに再呼吸される。バッグ，二酸化炭素吸収装置，一方向弁が付く。

e. 閉鎖回路（closed system）

呼気をすべて再呼吸する。半閉鎖と同じくバッグ，二酸化炭素吸収装置，一方向弁が付く。

f. その他

回路を設けず，吸気・呼気時とも外気に接する方法（開放点滴法）を含めたり，再呼吸の程度により非再呼吸，部分再呼吸，全再呼吸回路とに分類する方法，バッグと再呼吸の有無により，また二酸化炭素の除去の方法による分類などがある。再呼吸をきたす回路での呼気中の二酸化炭素を除く方法には，吸収装置を用いる方法と，新鮮ガス流により排除する方法がある。前者は，既述のように循環式の回路によることがほとんどであるが，かつては往復式の回路も使用された。後者の方式では，メイプルソン回路の一部およびその修飾形が現在でも実用に供されている。

2 メイプルソン（Mapleson）回路および修飾形

a. メイプルソン回路（図9）

CO_2吸収装置，吸気弁・呼気弁はなく，主に新鮮ガス流により二酸化炭素を除く方式の回路である。AからFまでの6種類がある（Maplesonによるオリジナル分類は，AからEまでであるが，後にWillによりFが加えられた）。A，B，Cはほとんど見かけないが，D，E，Fを修飾した形のものが用いられている。

3. 麻酔呼吸回路

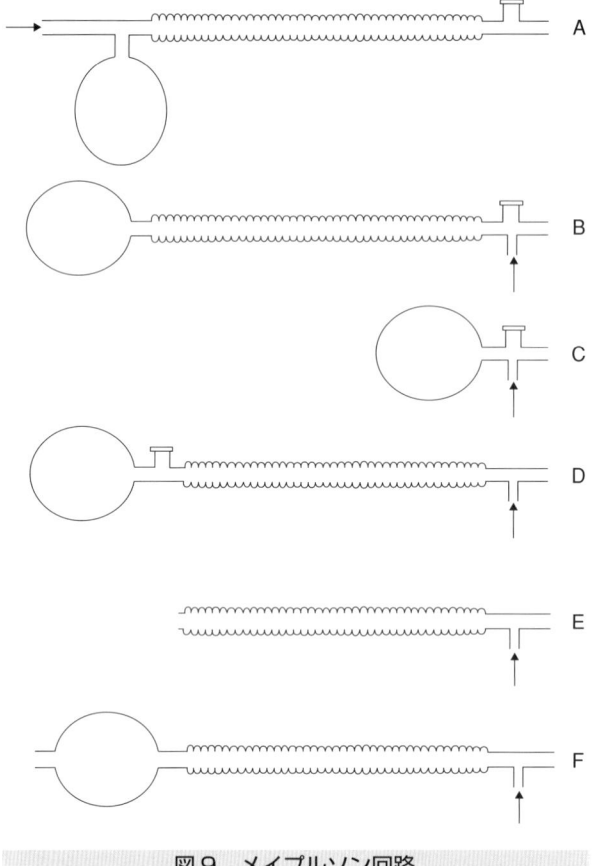

図9 メイプルソン回路
(Harrison MJ, Healy TEG, Thornton JA. Equipment. Aids to anaesthesia 2. Clinical practice. London：Churchill Livingstone；1984. p.174-91 より改変引用)

b. ベイン回路〔Bain system（図10, 図11）〕

メイプルソンDの修飾形で，新鮮ガスが内管を通るようになった同軸製の回路である。

c. アイエルTピース（Ayres T piece）

メイプルソンEをTピースの形にして用いる。麻酔ではほとんど使用されないが，挿管患者に酸素や加湿ガスを投与する場合にはよく利用される。本来のE回路では，呼気管がリザーバの役目を果たすが，自発呼吸時では，呼気時，死腔ガスに次いで出てくる肺胞ガスは再呼吸される可能性がある。再呼吸を防ぐには，新鮮ガス流量を分時換気量の1.5倍程度を要するという。調節呼吸は，呼気管を間歇的に閉鎖することで可能である。

d. ジャクソン・リース修飾回路（Jackson-Rees modification）

メイプルソンFは，呼気管の開放端にリザーバとして尾部が開放したバッグを付加・装着する回路である。修飾形としてバッグの尾部にAPL弁（というよりブリード弁，抽気

II. 麻酔器の基本構成

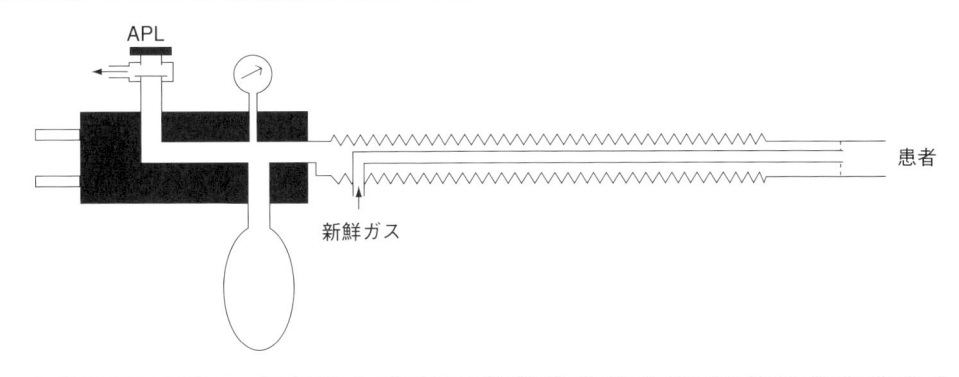

図10　ベイン回路の模式図
メイプルソンD回路の修飾形で，専用の装着用のモジュールの付く麻酔器もある。
(Dorsch JA, Dorsch SE. The Mapleson breathing systems. In：Dorsch JA, Dorsch SE, editors. Understanding anesthesia equipment. 4th ed. Baltimore：Lippincott Williams & Wilkins；1999. p.207-27 より引用)

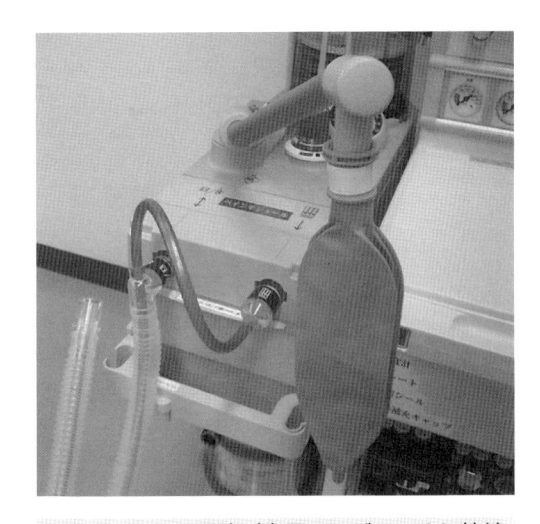

図11　ベイン回路（専用のモジュールに接続してある）

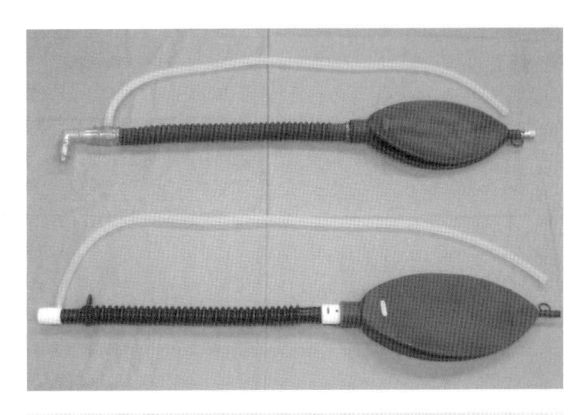

図12　ジャクソン・リース修飾回路
上はバッグの尾部に弁が付く回路，下は呼気管とバッグの間に弁が付く回路。

57

弁あるいは活栓というほうがふさわしいが）を付けた回路も市販されている．麻酔以外にも新鮮ガスとして純酸素を用い，緊急時のマスク換気や挿管患者の搬送時などに使用される．弁をD回路の位置に付けた回路も同様な目的で使用される（図12）．

■参考文献

1) ISO 8835-2. Inhalational anaesthesia systems—Part 2：Anaesthetic breathing systems. Geneva, Switzerland：ISO；2007.
2) Brockwell RC, Andrews JJ. Inhaled anesthetic delivery systems. In：Miller RD, editor. Miller's anesthesia. Vol 1. 6 th ed. Philadelphia：Elsevier Churchill Livingstone；2005. p.273-316.
3) Dorsch JA, Dorsch SE. The circle system. In：Dorsch JA, Dorsch SE, editors. Understanding anesthesia equipment. 4th ed. Baltimore：Lippincott Williams & Wilkins；1999. p.229-66.
4) 樋口秀行, 風間富栄. 二酸化炭素吸収剤. 臨床麻酔2004；28：1965-71.
5) 厚生労働省医薬食品審査管理課長, 厚生労働省医薬食品安全対策課長. 二酸化炭素吸収剤による発火等に係る自主点検等について. 薬食審査発第0906001号・薬食安発第0906001号（平成16年9月6日付）.
6) 安田信彦. 二酸化炭素吸収剤補充の必要性と効果持続時間の推定. 岩崎　寛編. 麻酔科診療プラクティス19　麻酔器・麻酔回路. 東京：文光堂；2006. p.98-101.
7) ISO 5367. Breathing tubes intended for use with anaesthetic apparatus and ventilators. Geneva, Switzerland：ISO；2005.
8) ISO 5352. Anaesthetic reservoir bags. Geneva, Switzerland：ISO；2006.
9) Brockwell RC, Andrews JJ. Understanding your anesthesia workstation. In：Schwartz AJ, editor. Refresher courses in anesthesiology. Vol 35. Philadelphia：Lippincott Williams & Wilkins；2007. p.15-29.
10) Dorsch JA, Dorsch SE. The breathing system：General principles, common components, and classifications. In：Dorsch JA, Dorsch SE, editors. Understanding anesthesia equipment. 4th ed. Baltimore：Lippincott Williams & Wilkins；1999. p.183-203.

（井上　哲夫）

II. 麻酔器の基本構成

4 麻酔器用人工呼吸器

はじめに

　麻酔器用人工呼吸器は，麻酔科医が呼吸バッグを手で圧迫して人工呼吸を行うことを代用するものである．1980年代後半までは，麻酔器用人工呼吸器の機能はきわめて低かったが，現在では多彩な換気モードにグラフィック機能まで搭載され，通常の人工呼吸器と同レベルの機能を有する機種も市販されている．また，高頻度ジェット換気の専用機器もある．本項では，麻酔器用人工呼吸器の動力源，駆動機構，ベローズの種類，送気量の是正，高頻度換気，さらに問題点などについて解説する．

駆動と回路

　麻酔器用人工呼吸器の駆動は，従来圧縮ガス駆動しかなかったが，現在は，①圧縮ガス式，②電動式，③圧縮ガスと電動の併用式などがある．一方，送気方式には，ベローズとピストンの2つがあり，以前はもっぱらベローズを用いていたが，ドレーゲル社がピストン駆動方式を開発し，麻酔器用人工呼吸器にもピストンの電動式駆動方式が導入された．このピストン駆動による人工呼吸器では，単回路方式となるが，カニスタ内にベローズを収納した方式では，ベローズを作動させるための駆動ガスが必要であり，その結果，双回路方式となる．

1 ベローズ駆動方式

a. 作動原理

　前述のように，換気駆動方式として広く用いられてきたのは圧縮ガス駆動によるベローズ方式である．in-boxタイプのベローズはカニスタに囲まれている．カニスタとベローズの間域に駆動ガスが流入すると，カニスタの内圧が上昇し，人工呼吸器の安全弁が閉じて麻酔ガスの排除装置への流入が防止され，次いでベローズが圧迫される．その結果，ベローズ内に存在するガスが患者の呼吸回路へ送気される（**図1**）．したがって，ベローズ方式で送気するには，1回換気量に相当する新鮮ガスのカニスタ内への流入を必要とす

4. 麻酔器用人工呼吸器

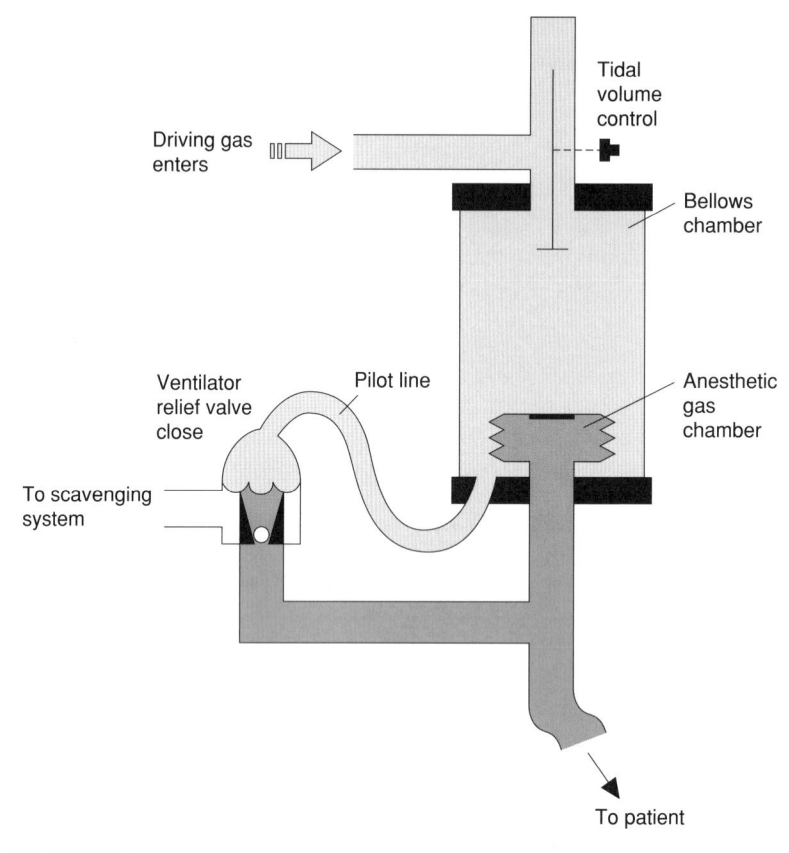

図1 ベローズ駆動方式：吸気相

る．呼気時にはカニスタとベローズ間に貯留した駆動ガスが排出されてカニスタ内部は陰圧となり，ベローズの内部に1回換気量に相当する混合ガスが貯留される．

　呼気相では，駆動ガスはカニスタから排出されるためベローズ内部と安全弁開閉路の圧は平圧になり，弁が開く．呼気終末陽圧（positive end-expiratory pressure：PEEP）弁と同様のボールが安全弁基部に組み込まれており，患者の呼気ガスはまずベローズを満たす（図2）．このボールは2～3 cmH$_2$Oの逆圧をもたらすため，ベローズが完全に満たされてベローズ内圧がこの圧閾値に到達して初めてガスが排出される．このためベローズ上昇式人工呼吸器では，呼吸回路には2～3 cmH$_2$OのPEEPが付加される．

　以上のように，ベローズ方式はガス駆動を基本としているが，一部の機種では電気駆動によって作動する．

b. 分類

　ベローズ方式は，呼気相におけるベローズの移動方向により，①上昇型ベローズ，②下降型ベローズ，③浮遊型ベローズ，④電動型ベローズ，の4つに分類される．電動型以外のベローズは呼気時に補助力を必要とせず，患者から排出された呼気ガスと新鮮ガスとのわずかな圧力でベローズは膨らむが，上昇型と下降型ではその膨らみはストッパーにより制限されている．ベローズが設定量のガスで満たされると，余ったガスは余剰ガ

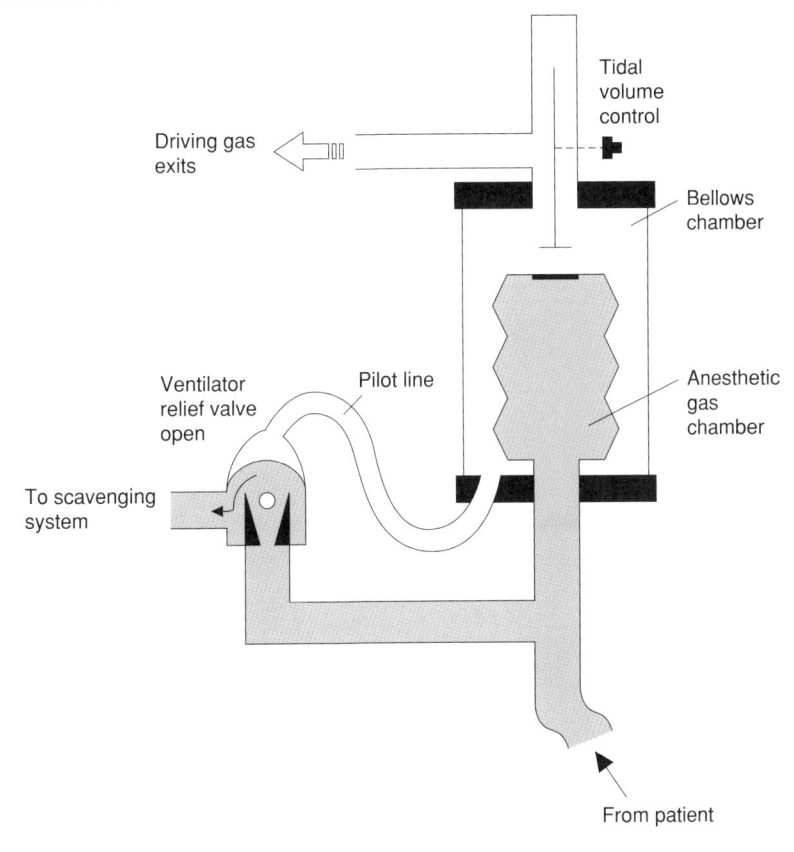

図2 ベローズ駆動方式：呼気相

ス排泄弁を通して，次の吸気が開始される以前に回路から排出される。

　上昇型ベローズは，呼気時に圧力チャンバー上部の1回換気量に相当する位置のストッパーまでベローズを上昇させ，吸気時にはそのベローズが下降して1回換気量が送気される。しかし，最近市販されている機種の上昇型にはベローズの上昇度を規定するストッパーはなく，呼気時にベローズは最上位まで上昇する。

　吸気相では，ベローズは下限まで下降せずに途中で停止することにより，ガス流量の不足や回路リークなどへ対処している。したがって，ベローズは呼気終末時にはカニスタ内で完全に膨らんだ状態にあるが，回路リークや新鮮ガス流量が足りない場合にはカニスタ内で浮遊状態となる。このように，なんらかの原因により流量が不足した場合には，カニスタ内で浮遊状態を呈する方式を浮遊型ベローズ，あるいは，リーク補償型ベローズと呼んでいる。

　一方，下降型ベローズはカニスタ内に上から吊り下げられており，ガス駆動により吸気相ではベローズが上昇して送気流が発生し，呼気相には自然落下により呼気をベローズ内に吸引する。この下降型ベローズ方式では，ベローズの底に重りをつける，あるいは呼気時にカニスタとベローズの間域に陰圧を付加するなどにより，ベローズがスムーズに拡張するような工夫がなされている。

　最近の電動式機種では，ほとんどが上昇式ベローズを採用している。ベローズの移動

方向が異なる2つの形式を比較すると，上昇式のほうが安全性が高い．その理由は，回路が完全に外れた場合に，上昇式ではベローズは上昇しないのに対し，下降式では上下運動を継続する．また下降式では，駆動ガスにより吸気時にベローズが押し上げられ，重り付きベローズは重力により呼気時に下降するため，回路が外れた部位から駆動源のガスを吸い込む．そのうえ，完全に回路が外れた場合でも，圧モニターや換気量モニターで検知できないことがある．

c. ベローズ方式の問題点

本方式では，カニスタおよびベローズに漏れが発生すると，以下のような問題が生じる．ベローズを内蔵するプラスチック製箱の気密性が不良な場合には，駆動ガスが大気中に漏れて駆動圧が低下し，換気量が減少する．一方，ベローズに穴が開いていると，高圧の駆動ガスが患者回路内に流入する可能性があり，肺胞の過膨張や圧外傷の発生が危惧される．また，その際に駆動に用いるガスが酸素の場合は吸入酸素濃度が上昇し，酸素と空気の混合ガスでは反対に低下する．

人工呼吸器の安全弁も問題を生じる可能性がある．弁が完全に閉じないと，麻酔ガスが患者回路に入らず麻酔ガス排除装置へ流出し，換気量は減少する．麻酔ガス排除装置内の経路は抵抗がもっとも低いため陰圧になる可能性があり，麻酔ガスは麻酔ガス排除装置に流出しやすい．人工呼吸器の安全弁の閉鎖が不完全になるのは，接続ラインの外れ，弁の破裂や損傷などによる．

反対に，弁が閉鎖したままになると圧外傷を発生する可能性がある．麻酔ガス排除装置の陰圧が強すぎると，全呼吸相において弁が閉鎖されたままになることがある．この場合は余剰な麻酔ガスが排出されず，呼吸回路内圧が上昇する．

2 ピストン駆動方式

従来，麻酔器用人工呼吸器ではベローズ方式を用いてきたが，以下の理由により最近はピストン方式が導入されている．ベローズ方式では，駆動ガスを必要とするだけでなく，呼吸器系のコンプライアンスが低下した場合にはベローズ内の圧力上昇が遅れるとともに，回路内圧が高まるため換気量が減少する．この現象は1回換気量が少ない小児において特に問題となる．

一方，ピストン式人工呼吸器では，図3のように1回換気量はピストン面積と移動距離の積で規定されるため，患者の呼吸器系コンプライアンスの変化に起因する換気量減少への補正が行いやすい．

3 ベローズ方式とピストン方式との比較

ベローズを用いた人工呼吸器には，①1回換気量に相当する駆動用ガスを要するため非経済的，②通常の状態でもベローズにより約3cmH$_2$OのPEEPが付加，③呼吸器系コンプライアンスが低い場合には正確な1回換気量の送気困難，などの問題が存在する．一方，

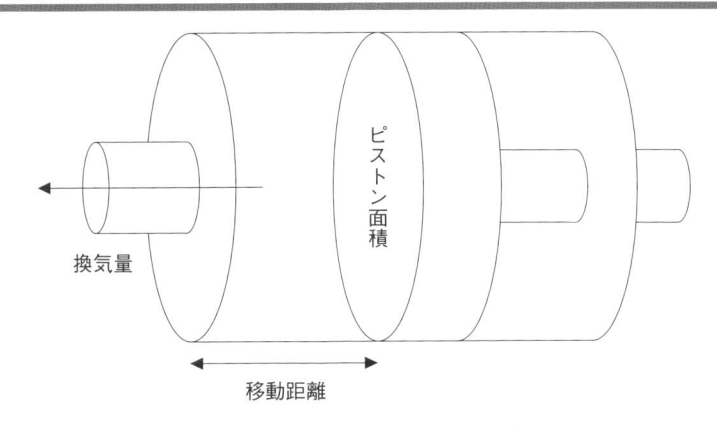

図3 ピストン式人工呼吸器
1回換気量はピストンの面積と移動距離との積により設定できる。

表 ベローズ方式とピストン方式との比較

	ベローズ	ピストン
長所	回路リークの把握容易	駆動ガス不要 1回換気量の安定供給可能
短所	駆動ガス必要 PEEP発生 1回換気量の安定供給困難	回路リークの把握困難

ベローズ方式では，ベローズの動きによって換気状態を直接観察でき，たとえ，回路にリークが生じても容易に発見できる．ピストン方式ではピストンは麻酔器に内蔵されており，その動きを観察することは難しい．以上のように，両方式にはいくつかの得失がある（表）．

麻酔器用人工呼吸器における各種弁機能

1 吸気時の呼気弁閉鎖

吸気時には麻酔器の呼気弁を閉鎖して吸気ガスの呼気回路内への流入を阻止し，送気量の減少を防止している．このように送気時での呼気弁の閉鎖は重要であり，以下の方式，①バルーン方式（広く用いられており，吸気圧でバルーンを膨らませて呼気弁を閉鎖させる），②ダイアフラム方式（呼気時にひだの付いたゴム板で呼気出口を閉鎖する），③挟み方式（呼気が通過するゴム管内部を金属板や丸棒で挟み，呼気路を遮断する），④ピストン方式（呼気時に呼気出口を電気駆動ピストンで閉鎖する）がある．

2 新鮮ガス流入の問題

麻酔器内では,人工呼吸器の作動とは無関係に規定した流量のガスが持続的に呼吸回路へ流入する。その結果,患者へはベローズからの送気量と回路内へ持続的に流入するガス量の両者が流入する。したがって,患者回路へ流入する1回換気量は,流量計の設定値,吸気時間,呼吸回路のコンプライアンス,肺コンプライアンスなどにより規定される。

a. 新鮮流量の換気量に及ぼす影響

前述のように,持続的に新鮮流量が麻酔回路内に流入するため,人工呼吸器からの送気量に新鮮流量が加算される。したがって,患者が得る換気量は新鮮流量の多寡によって変動する。図4は,1回換気量を200,400,600,800mlに設定し,新鮮流量を1から6l/minに変えた際に患者が実際に得た1回換気量を示しているが,各設定1回換気量において新鮮流量の増加に伴って実測1回換気量は増加する。以上のように,量規定方式により人工呼吸を行っても実際に得る換気量を規定することはできない。その他に吸気時間も影響する。

b. 新鮮流量流入防止弁

この新鮮流量の作用に配慮し,最近市販されている麻酔器用人工呼吸器では,新鮮ガスが換気量に及ぼす影響を排除する工夫がなされている。すなわち,新鮮ガス緩衝弁(フレッシュガスディカップリングバルブ)を用いて,吸気時に新鮮ガスが呼吸回路内に流入しないように配慮している(図5)。

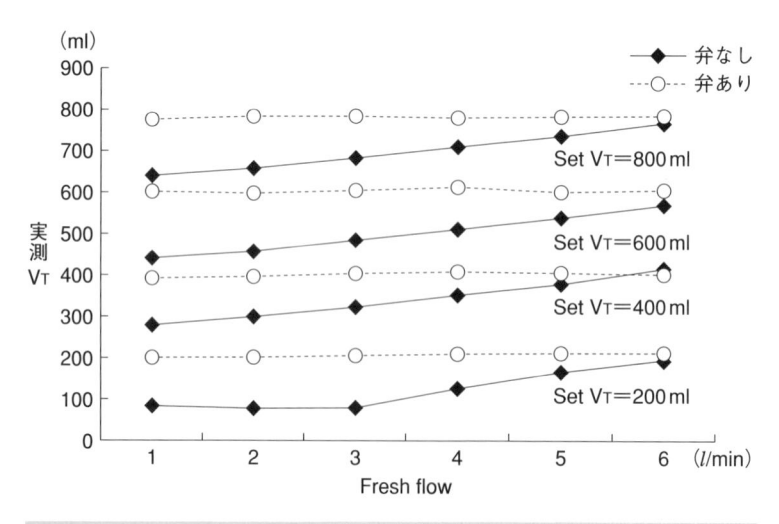

図4 新鮮流量が1回換気量へ及ぼす影響
―流入防止弁の有無による差―

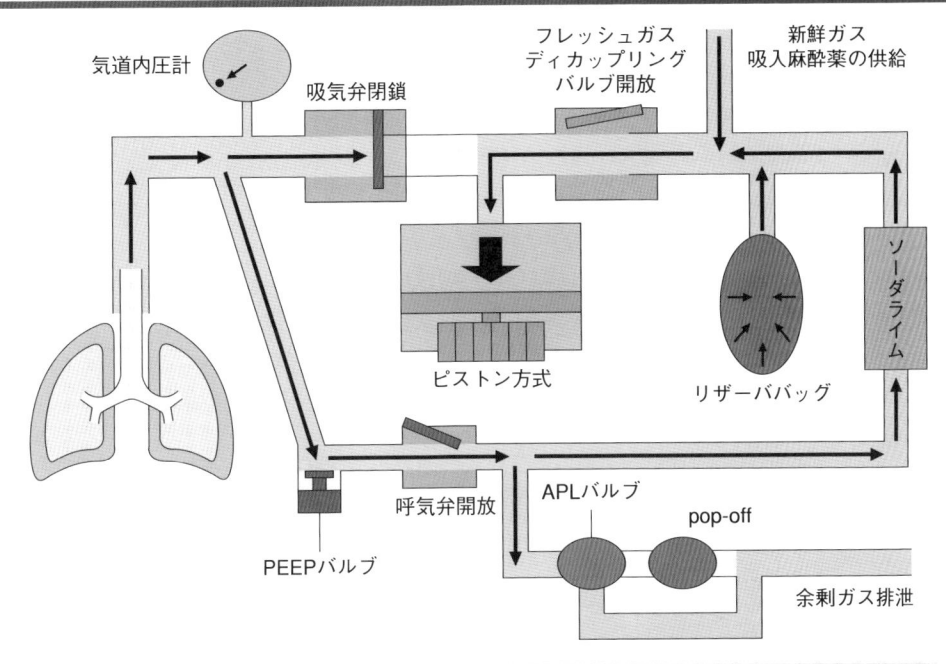

図5　新鮮流量流入防止弁

(松田直之．7. 麻酔器用人工呼吸器の駆動方式．岩崎寛編．麻酔科診療プラクティス19麻酔器・麻酔回路．東京：文光堂；2006. p.60より引用)

換気量の是正

麻酔器用人工呼吸器では，量規定換気によって正確な換気量を送気するには新鮮ガスの影響を排除するほかに，コンプレッションボリュームへの配慮が必要である．

1 弁機能以外による是正

より機能の高い機種では，人工呼吸器に電子制御機構を設けて患者への送気量を吸気側で実際に測定し，設定した換気量が送気されるように調節している．ドレーゲルメディカル社のジュリアン®では，新鮮ガスが呼気ガスに混入するのを電子制御し，設定した新鮮ガス量が呼吸回路に供給されるようにしている．さらにシーメンス社のサーボ麻酔システム985®では，設定した吸気量に合わせて吸気時に新鮮ガス流量が自動制御される．以上のように多彩方式によるガス流量補正システムが最近の麻酔器には搭載されており，新鮮ガス流量の設定値が12l/min以下であれば，分時換気量に影響を与えないという．

2 コンプレッションボリュームの補正

量を規定した人工呼吸では，たとえ患者の病態が変化しても，患者は常に設定した1回換気量によって換気されていると考えがちである．しかし正確には，設定した1回換気量

は人工呼吸器の本体から送気されるが，実際に患者の気道へ流入する換気量は設定値より少ない。なぜならば，人工呼吸器が送り出すのは液体ではなく気体であるため，送気量の一部は呼吸回路内で圧縮され（加温・加湿器内も含む），患者の気道に到達しない。

以上のように，人工呼吸器から送気されても，回路内で圧縮されて患者の気道内に流入しない気量（回路内損失）をコンプレッションボリュームという。通常，人工呼吸器は2～3ml/cmH$_2$Oのコンプレッションボリュームを有している。したがって，気道内圧に比例してコンプレッションボリュームは増加する。このコンプレッションボリュームに影響する気道内圧は，最高気道内圧ではなく吸気終末休止時の回路内圧である。例えば，1回換気量を500mlに設定した場合に吸気終末休止時の気道内圧が20cmH$_2$Oであると，約60ml（3ml/cmH$_2$O×20cmH$_2$O）がコンプレッションボリュームとなる。したがって，実際に患者が得る換気量は，500mlから60mlを引いた440mlである。

圧縮効果によって失われる気量は，前述のように気道内圧が高ければ高いほど大きくなる。すなわち，患者の肺胸郭系のコンプライアンスが低いほど，または人工呼吸器内部のコンプライアンスが大きいほどコンプレッションボリュームは増大し，設定1回換気量と患者が得る換気量との差が拡大する。したがって，気道内圧が高値を呈する重症呼吸不全症例では，コンプレッションボリュームにより実際の換気量が減少するため注意を要する。また，小児では1回換気量が少ないため，コンプレッションボリュームの影響を成人よりも強く受け，量規定換気を行っても実際に患者が得る換気量は大幅に減少する。そのため，小児では量規定換気でなく圧規定換気を多用している。

人工呼吸器によっては，コンプレッションボリュームによる患者換気量の減少を防止するため，人工呼吸器内部のコンプライアンスを自動的に算出し，設定換気量にコンプレッションボリュームによる減少分を上乗せして送気している。

最近市販されている機種にはコンプレッションボリューム補正機能が備わっており，装備されていないものと比較すると，1回換気量を600mlに規定した場合，テスト肺のコンプライアンスの減少に伴って1回換気量が減少するのに対し，補正機能を有する場合にはほぼ設定した換気量を得ている。ドレーゲルメディカル社のピストン式人工呼吸器は，セルフテストの過程で呼吸回路などの呼吸器系コンプライアンスを自動補正し，さらに気道内圧センサーにより患者の呼吸器系コンプライアンスの変化を補正し，安定した1回換気量の提供を可能にしている。泉工医科工業社製の麻酔器では，エンコーダによりカニスタ内のベローズの位置を常時観察することにより，送気量を是正し，コンプレッションボリュームに対処している。

図6は泉工医科工業社製の麻酔器用人工呼吸器でコンプレッションボリュームの補正を行った場合の1回換気量を示している。補正しない状況ではテスト肺のコンプライアンスの低下に伴って実測1回換気量は減少するが，補正機能作動時は1回換気量の変動はきわめて少ない。

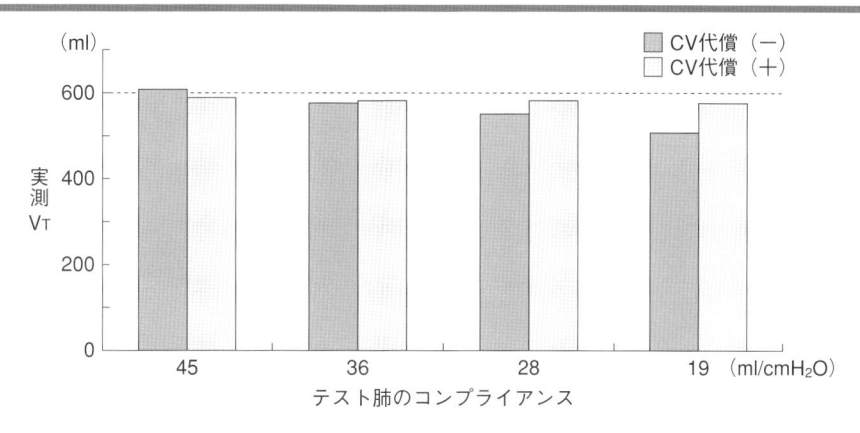

図6 コンプレッションボリューム補正機器の有無によるVTの差

高頻度換気

　ガス交換が有効に行われるには，肺胞において換気と血流の両者が十分に存在することが不可欠である．したがって，たとえ分時換気量が足りていても，換気回数が多くて1回換気量が解剖学的死腔量よりも少ない場合は肺胞に新鮮ガスが到達せず，ガス交換は維持されないと考えられていた．ところが，約30年前に，死腔量以下の1回換気量で換気回数を著しく増加させると，ガス交換が維持されるという報告が続き，今までの呼吸生理学的常識が覆された．その後，この高頻度換気法について多くの研究がなされ，臨床的には未熟児や新生児には有効であり，この領域において確固たる位置を築いている．急性呼吸不全症候群（acute respiratory distress syndrome：ARDS）には1回換気量を少なくし，気道内圧を30cmH$_2$O以下に抑える人工呼吸療法が肺保護の観点から推奨され，この方針に合致する高頻度換気法は再評価され，そのうえ成人用の機種も市販され，今後，重症呼吸不全症例に高頻度換気法が施行される機会が増加すると考えられている．

　全身麻酔時に高頻度換気を実施する機会はそれほど多くないが，ジェット流を用いる換気は，気道に閉鎖回路を構築できない状況においても人工呼吸が可能という利点がある．したがって，このような病態には本換気法は有効であるが，その実施には，専用の人工呼吸器とチューブやアダプタなどが必要であり，特別な準備を要する．

1 高頻度ジェット換気

　一概に高頻度換気といってもいくつかの方式があり，通常の換気法で1回換気量を少なく設定し，換気回数を60回/min以上に増やす高頻度陽圧換気，ジェット換気を用いる方法，さらにジェット流を通常の換気に重畳する振動重畳法などがある．振動重畳法はガス交換促進作用を期待し，両換気法の利点を生かした方式であるが，この振動重畳法を行う場合にも専用のアダプタを用いる．

　現在，麻酔施行時に行われている高頻度換気法の大多数は高頻度ジェット換気（high-frequency jet ventilation：HFJV）であるが，その使用方法は多様である。HFJVでは高圧ガス（0.5〜7kg/cm^2）を細い管から噴出させ，生じたジェット流はベンチュリ効果により周囲のガスを引き込むため，気道に流入する換気量は不明である。ただしHFJVを施行する場合は，呼吸回路が一部開放されていなければならない。これは，流入したジェット流が停止時に肺胞と気道から排出されるためである。通常の機械的陽圧換気時には気道にリークがないことが前提となるが，HFJVでは気道に漏れのある状況で換気を行う。この利点が麻酔管理において重宝されている[2]。

2 適 応

周知のように，周波数が1.5〜3HzのHFJVが喉頭微細手術によく用いられている。喉頭や気管狭窄により気管挿管ができないときにもHFJVは有用であり，狭窄により内腔6.0mmと細い気管チューブの挿管も不可能な症例に，10FrのOT型ジェットベンチレーション用チューブを挿入し3HzのHFJVを施行したところ，良好な血液ガスを得たという報告がある。ただし，HFJVを行う際は，狭窄が強すぎて呼気流出路が不十分だと，肺は過膨張になり圧外傷や循環虚脱を来す可能性があり，この点については十分な注意が必要である。気管および気管支形成術で気道を切開する際や，挿管困難症に対する緊急気管切開など，一時的に気道の気密性が得られないときにHFJVは有用である。

胸部手術施行時には，換気による術野の動きを少なくするため片肺換気を行うが，その際に一番問題となるのはPa$_{O_2}$の低下であり，その対策に持続気道陽圧（continuous positive airway pressure：CPAP）やHFJVが用いられている。胸部大動脈瘤を対象にして左肺（非加重側）に駆動圧0.5kg/cm^{2}で，吸気呼気比（inspiration/expiration：I/E）0.3，周波数3HzのHFJVを行い，酸素可能に及ぼす影響を10cmH$_2$OのCPAP付加と比較したところ，HFJVのほうがシャント率は低く，Pa$_{O_2}$も有意に高く維持したと報告されている。

3 問題点

HFJVを行う際に一番問題となるのは，換気条件の設定法が確立されていないことである。すなわち，適切な周波数や駆動圧は不明で，I/E比も習慣という理由によって1：2に規定しているようである。血液ガスの推移から見ると，同一の駆動圧では周波数を増加すると肺胞換気量は減少する。このように，HFJV施行時の換気条件の設定は麻酔科医の経験と勘に頼るという，きわめて非科学的な使用状況である。この点を甲状腺癌の気管形成術で検討した報告では，HFJVの換気回数を100回/minに固定し，I/E比を0.3〜0.5に規定した場合，1回換気量と駆動圧との間には下記の有意な一次式を得たという。

1回換気量＝48.1×駆動圧＋44.7　（r＝0.73，P＜0/001）

高頻度換気を行うには，専用の人工呼吸器などを用いてもジェット換気用チューブ，さらにアダプタなどが必要であり，専用器機を用いてもジェット流を加温・加湿することはできないし，換気量やET$_{CO_2}$などのモニターも十分でなく，本換気法は短期間の施

行に限られる。また，亜酸化窒素ガスを混入することも難しい。

4 不適切な症例

　HFJVではI/E比が増えると呼気終末陽圧呼吸（PEEP）様効果が出現する。この現象は正常肺機能例では問題にならないが，慢性閉塞性肺疾患（chronic obstructive pulmonary disease：COPD）や気管支喘息患者には危険であり，これらの症例に対しては本換気法は使用すべきでないという。ちなみに，このPEEP様効果はI/E比，換気回数，さらに駆動圧の増加により増加する。

　一方，HFJVを行っても二酸化炭素を十分に呼出できない場合は，駆動圧の増加で対処しているが，駆動圧を上げても解消できない例もある。この現象は手術前から肺活量や1秒率が減少した症例，あるいは肥満症例に起こりやすいという。

■参考文献
1）松田直之. 7. 麻酔器用人工呼吸器の駆動方式. 岩崎寛編. 麻酔科診療プラクティス19麻酔器・麻酔回路. 東京：文光堂；2006. p.60.
2）安本和正. 全身麻酔時の高頻度換気. 岩崎寛編. 麻酔科診療プラクティス19麻酔器・麻酔回路. 東京：文光堂；2006. p.172.

（安本　和正）

II. 麻酔器の基本構成

5 余剰麻酔ガス排出装置

はじめに

　余剰麻酔ガス排出装置は麻酔器より排出された余剰ガスを100％捕集し，手術室外へ運び出すための装置である。1970年代後半に漏出した麻酔ガスにより医療従事者が長期にわたって曝露されることによる健康上の危険性が報告されたことに伴い，この余剰麻酔ガス排出装置は広く手術室に装備されるようになった。

　そもそも余剰ガスが手術室勤務者に悪影響を与えることは1960年代より問題視されており，70年代に入り多くの疫学調査が行われた。なかでも1974年にアメリカ麻酔科学会（American Society of Anesthesiologists：ASA）により行われた大規模調査は，73,000名余りの手術室勤務者を対象に調査が行われ，"手術室勤務者には流産，肝臓障害，腎障害，子供の先天性異常のリスクが高い"ことが報告された[1]。その後，この大規模調査の結果に基づき，1977年に米国の職業安全衛生研究所（National Institute for Occupational Safety and Health：NIOSH）は"Criteria for a recommended standard：Occupational exposure to Waste Anesthetic Gases and Vapors"を定め，"麻酔器・麻酔呼吸回路には余剰麻酔ガスを収集し，排出する装置を備えることや余剰麻酔ガスを再循環させないように適切な方法で処理しなければならない"と勧告している（表1）。

　さらに1991年にはAmerican Society for Testing and Materials（ASTM）が"Standard specification for anesthetic equipment scavenging systems for anesthetic gases"の中で，麻酔施行区域での麻酔ガス汚染を安全かつ効果的に排除する装置についての指針を示し，

表1　NIOSHによる勧告

1．麻酔開始前に余剰麻酔ガス排出装置を接続し，稼働させる。
2．フェイスマスクは　麻酔薬投与時に漏れのないように密着させる。
3．気化器の充填は換気の良い場所で，なるべく液が漏れないように行い，使用していないときはoffにする。
4．低圧リークテストを毎日行い，麻酔ガス漏れのないようにする。
5．麻酔ガスは麻酔導入前に流さない。
6．麻酔ガス投与中に呼吸回路を患者から外すときには，麻酔器のフローメータをoffとするか，Yピースの先を閉じる。
7．麻酔バックを麻酔器から外す前には，その内容を余剰ガス排出装置に排気する。

II. 麻酔器の基本構成

表2 アメリカ麻酔科学会による勧告

- 麻酔を施行するすべての場所に余剰麻酔ガス排出システムを備え，余剰麻酔ガスは室外へ排出する。
- 麻酔ガスの漏出を最小にするよう，適切な業務を心がける。
- 麻酔ガスを使用する場所で働く職員は，漏出麻酔ガスへの曝露によって生じる影響や，曝露を最小にする適切な業務の仕方，装置の保守管理に関する教育を受けなければならない。
- 手術室，回復室の残留麻酔ガス濃度を測定するべきという根拠は不十分である。
- 余剰麻酔ガスに曝される職員の健康診断を行うべき，という根拠は不十分であるが，関連する健康障害を生じた際に申告できるシステムを構築しておかなければならない。

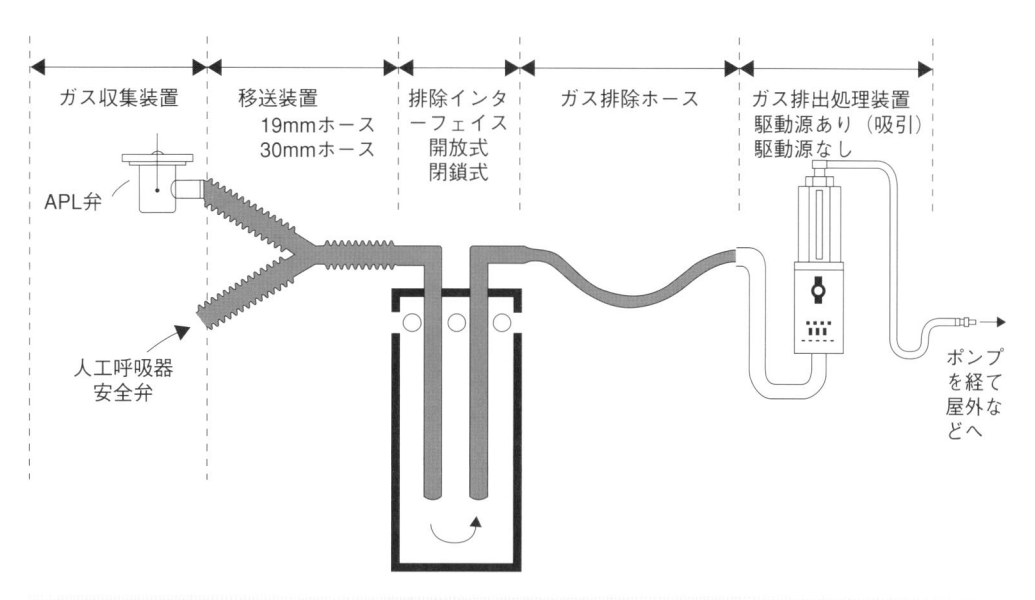

図1 余剰麻酔ガス排除装置の基本的な構成

また1999年にはASAの微量麻酔ガス特別委員会が，"Waste anesthetic gased information for management in anesthetizing area and the post-anesthesia care unit" という小冊子を作り，文献の文責，監督官庁の役割，排除装置および監視装置などを詳しく記載した（表2)[2]。このように多くの勧告や報告により，広く余剰ガス排出装置の必要性が認知され，普及するに至った。

装　置

余剰麻酔ガス排出装置では通常5つの構成部分に分けられ（図1)，解説されている。

1 ガス収集装置

麻酔呼吸回路内の圧と，それから排出されるガス量の調節を行う装置である（図2）。麻酔器のAPL弁（adjustable pressure limiting valve）/ポップオフ弁や人工呼吸器安全弁

5．余剰麻酔ガス排出装置

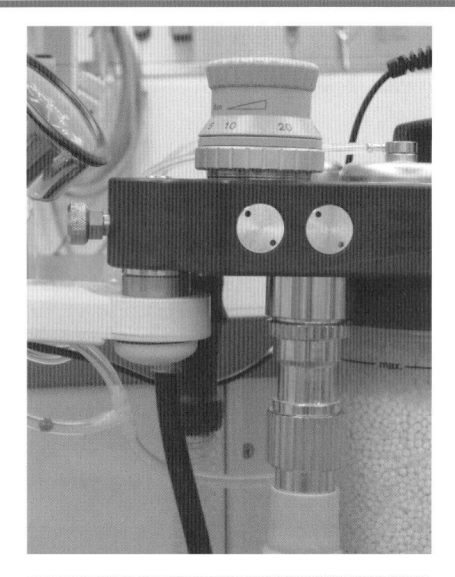

図2 収集装置

から排出され，導出部に導く．患者から呼出された余剰ガスは，これら弁から呼吸回路の外に出され，ガス収集装置に集められて移送装置に運ばれることになる．

2 移送装置

ガス収集装置から排除インターフェイスまで余剰ガスを運ぶ部分となる．ここで用いられるチューブ直径はASTM F1343-91規格では19mmか30mmとされている．また，閉塞の可能性がないように，ある程度の硬度が要求される．閉塞が起こると呼吸回路内圧が上昇してしまい，圧外傷が起こる可能性が高くなる．

多くの麻酔器では，APL弁からのホースと人工呼吸器の安全弁からのホースは別々になっているため，排除インターフェイスの手前で合流することが多い．

3 排除インターフェイス

麻酔呼吸回路と排気系列の中間部分に当たり，陰圧と陽圧の調節機能と，余剰ガスの一時的貯蔵機能を有する部分である（図3）．ガス収集措置の下流における圧を－0.5～10cmH$_2$Oに保つ必要がある．また，麻酔器より排出される麻酔ガスの量より吸引量が多くなった場合，陰圧が生じないように周りの環境から空気を吸引できるように設計されているとともに，バッグを押して排出量が増えた場合にも周りの環境に麻酔ガスが漏れ出ないようにある程度の容量が必要とされている．過剰陽圧や過剰陰圧を排除するための方法により，インターフェイスは開放式，または閉鎖式となる．

● 開放式インターフェイス：開放式インターフェイスは弁がなく，大気中に開放されており，過剰陽圧と陰圧を排除することが可能となる．この解放式インターフェイスではいくつかの因子により，その効率が影響される．インターフェイスからの漏れを防ぐ

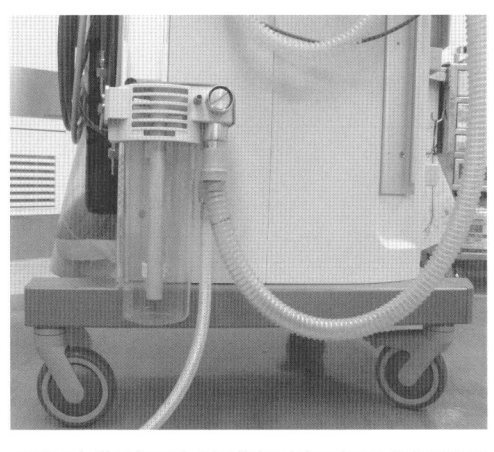

図3 排除インターフェイス

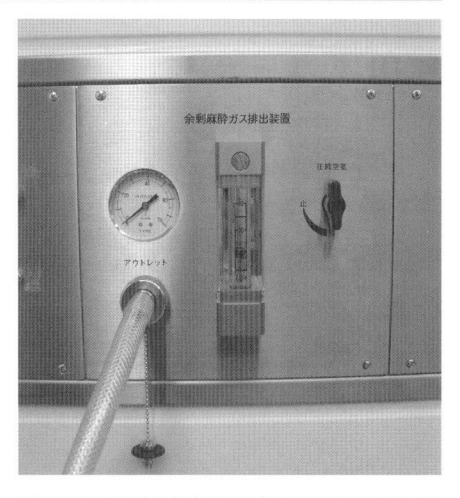

図4 ガス排出処理装置

ためには，分時吸引量は分時余剰ガス以上でなければならない。1回換気量より貯留量が少ないと漏れが起こってしまう。また，インターフェイス内で乱流が発生すると，余剰ガス量が貯留部容量に達する前でも漏れが生じてしまうので，注意が必要となる。

● 閉鎖式インターフェイス：閉鎖式では弁を介して空気と交通する。また，インターフェイスより下流が閉塞したときに備えて，陽圧安全弁を装備する必要がある。

4 ガス排出ホース

インターフェイス，流量モニターを経て排出設備部分にガスを導くものである。このホースは閉塞しにくい構造でなければならない。

5 ガス排出処理装置

余剰ガスを最終的に排除する装置である（図4）。通常，流量モニターが備わり，余剰麻酔ガスとそれを運ぶ気流の合計量が示される。医療ガス配管の末端部分と同じパネルに組み込まれている。このガス排出処理装置は，その動力機構によってポンプ式，インジェクション式などに分けられる。

余剰ガス処理における有害事象，問題点

1 新たな障害発生への対処

麻酔ガス排除装置は手術室内での汚染を最小限にするが，そのために麻酔システムは

複雑化してしまう。麻酔ガス排除装置のために麻酔器をはじめ，さまざまな装置が使われるが，それぞれの装置の不具合が起こる可能性が高まり，新たな障害が生じることにもなる。例えば排除装置の閉塞により，呼吸回路内に過剰な陽圧が発生し，圧外傷が発生する可能性などである。また逆に，過度な陰圧が生じると呼吸回路内にも陰圧が発生してしまうことがある。余剰ガス排除装置の装着により，新たな障害が起きることを理解するうえでも，それぞれの器械のもつ構造，特徴を理解することは必須と思われる。

2 吸入麻酔薬における温室効果 (表3)

現在，対流圏の亜酸化窒素濃度は年間0.25％ずつ上昇し，またきわめて安定な分子であるため，その分解には150年間かかるといわれている。医原性に発生する亜酸化窒素は総排出量の5％以下とされているが，臨床の現場で使用されている麻酔ガスは使用後，処理されることなく大気中に排出されている。このため吸入麻酔薬，特に亜酸化窒素はオ

表3 温室効果ガスの総排出量

	京都議定書の基準年〔シェア〕	2006年度（基準年比）	前年度からの増加率	2007年度（基準年比）
合計	1,261 〔100％〕	1,340 (+6.3％)	→<+2.3％>→	1,371 (+8.7％)
二酸化炭素（CO_2）	1,144 〔90.7％〕	1,272 (+11.2％)	→<+2.6％>→	1,305 (+14.1％)
エネルギー起源二酸化炭素	1,059 〔84.0％〕	1,186 (+12.0％)	→<+2.7％>→	1,218 (+15.0％)
非エネルギー起源二酸化炭素	85.1 〔6.7％〕	86.4 (+1.6％)	→<+1.5％>→	87.7 (+3.1％)
メタン（CH_4）	33.4 〔2.6％〕	23.5 (−29.6％)	→<−1.6％>→	23.1 (−30.7％)
亜酸化窒素（N_2O）	32.6 〔2.6％〕	25.4 (−22.2％)	→<+0.1％>→	25.4 (−22.1％)
代替フロン等3ガス	51.2 〔4.1％〕	19 (−62.8％)	→<−8.7％>→	17.4 (−66.1％)
ヒドロフルオロカーボン類（HFCs）	20.2 〔1.6％〕	6.5 (−67.9％)	→<+0.1％>→	6.5 (−67.8％)
パーフルオロカーボン類（PFCs）	14 〔1.1％〕	7.4 (−47.4％)	→<−12.2％>→	6.5 (−53.8％)
六ふっ化硫黄（SF_6）	16.9 〔1.3％〕	5.1 (−69.6％)	→<−14.8％>→	4.4 (−74.1％)

(単位：百万 t-CO_2)

地球温暖化防止京都会議での京都議定書では温室効果ガスとして6つのガスが定められている。二酸化炭素，メタン，亜酸化窒素，ヒドロフルオロカーボン，パーフルオロカーボン，六ふっ化硫黄。
〔2006年度（平成18年度）の温室効果ガス排出量（確定値），2004年度（平成16年度）の温室効果ガス排出量速報値について，2003年度（平成15年度）の温室効果ガス排出量について（概要）．www.env.go.jp/earth/ondanka/ghg/index.html より引用〕

表4 余剰麻酔ガス処理システム (The system for treating waste anesthetic gases) の原理

1. N_2O を触媒により窒素（N_2）と酸素（O_2）に分解する。その際NOxは副生しない。
2. 揮発性麻酔ガスを特殊な吸着剤に連続的に吸着・回収する。吸着した揮発性麻酔薬は脱着され，さらに液化することにより回収する。

（昭和エンジニアリング. http://www.secl.co.jp/jigyobu/kankyo/gijyutsu12.htm より引用）

ゾン層破壊作用など，地球温暖化の温室効果ガスのひとつとして挙げられている（二酸化炭素に比べて310倍。GWP：温室効果ガスの温暖化の影響度を二酸化炭素＝1として表したもの）。このため，たとえ排出量が少なくとも温暖化に与える影響は強いといわざるをえない。

多くの施設で余剰麻酔ガスとして排除された亜酸化窒素および吸入麻酔薬は処理されることなく，大気に流されているのが現状である。手術室に働く医療従事者のためとはいえ，大気に排出し，地球の環境悪化に加担することは避けたいものである。この意味でも無毒化して大気に排出することが理想といえる。今日，この余剰麻酔ガスを処理し，無毒化できるシステムも開発されている。その普及に期待したい。

3 余剰麻酔ガスの無毒化

前述してきた余剰麻酔ガス排除装置は，手術室で使用されなかった，いわゆる余剰の麻酔ガスをそのまま（処理せず）室外へ排出させる装置である。しかしながら今日，特に医療用亜酸化窒素（笑気ガス）は地球温暖化に影響を与えるガスのひとつとしてクローズアップされている。このため地球温暖化防止に貢献するという意味合いからも医療用亜酸化窒素（笑気ガス）をはじめ，吸入麻酔薬などを無毒化して大気中に排出したいものである。

この余剰麻酔ガスを無毒化する技術であるが，すでに日本で開発され，臨床応用されている。ここでは触媒を用いて亜酸化窒素を分解処理し，無毒化を得ている（表4）。

処理能力として，揮発性麻酔薬および亜酸化窒素は99.7～99.9％と報告されている。本装置は日本のみならず，北欧スウェーデン，ストックホルム県のフディング病院でも設置され，その効果が報告されているが，それによると装置設置により年間約5トン（CO_2換算：1,500トン）の N_2O 排出量を削減できるとされ，その効果の大きさが示されている[3]。病院の環境保全に対する取り組みという意味合いからも積極的に検討すべきと思われる。

■参考文献

1) Ad hoc committee on the effect of trace anesthetics on the health of operating room personnel. American Society of Anesthesiologists：Occupational disease among operating room personnel—A national study. Anesthesiology 1974；41：321-40.
2) Task force on trace anesthetic gases of the American Society of Anesthesiologists committee on occupational health of operating room personnel：Waste anesthetic gased—Information for management in anesthetizing areas and the postanesthesia care unit（PACU）. American

5. 余剰麻酔ガス排出装置

Society of Anesthesiologists；1999.
3) http：//www.sdk.co.jp/aa/news/2008/aanw_08_0933.html　昭和電工ニュースリリースより.

（西村　欣也，釘宮　豊城）

III

医療ガス配管設備と医療ガスホースアセンブリ

はじめに

　麻酔において酸素，亜酸化窒素などのガスを使用する場合，麻酔器での圧力や流量については常に注意が払われているが，麻酔器より上流側がどのようになっているかについては，あまり知られていない。

　いつも使用しているホースの片方の端を機器に接続し，もう片方の端に付いているアダプタプラグを配管端末器（アウトレット）に差し込めば，目的とする正しいガスが供給されることは当たり前のこととなっている。しかし，当たり前であるためには，それなりの仕組みが必要である。今回，麻酔に使用されるガスにかぎらず，医療ガス全般について，配管端末器までのガス供給がどのように維持され，どのような仕組みで安全が確保されているかなど，供給源から配管端末器に至る医療ガス配管設備と，さらにそこから麻酔器までの医療ガスホースアセンブリについて述べる。

医療ガス配管設備

　医療ガス配管設備は，過去の配管設備事故などを踏まえて1993年に制定された日本工業規格（Japan Industrial Standard：JIS）医療ガス配管設備JIS T 7101（最新版は2006年に発刊）において，その要求される事項が規定されており，これに準ずる形で公共医療関係施設工事標準仕様書（機械設備工事編）などが書かれている。JIS規格や仕様書は，新技術の登場や医療ガスが使用される環境の変化などに伴い定期的に改訂されており，設置時期や環境によって構造や構成も変わってきている。しかし基本は，正しく配管し，いかに正しいガスを途切れることなく供給できるかということであり，この考え方は変わっていない。

　医療ガスの供給は，通常，地上階または地下階に供給装置が設置されており，そこから銅管で各診療室，病室，手術室などにある配管端末器まで接続され，その銅管を通って各ガスが供給されている。供給設備は，供給装置を根元とする木のように供給装置直後の太い主管から末端の細い配管まで枝分かれしながら，末端の配管端末器まで，施設内に配管を伸ばしている（図1）。

　供給装置の直後には主遮断弁（メインシャットオフバルブ）が取り付けてあり，緊急の場合や保守点検時などに供給自体を停止することができる。主遮断弁の後には緊急/保守点検用ガス導入口が取り付けられており，主遮断弁を閉じた際に別途供給装置を接続して末端への供給を行う，保守点検の際に圧力を抜く，などといった操作ができるようになっている。

　手術室，病棟など一定の区域に対し配管が分岐された後には，区域別遮断弁（エリア用シャットオフバルブ）が設けられており，区域別遮断弁を閉じることにより，それより下流の区間にある配管端末器へのガスの供給をとめることができる。遮断弁の表面に，その遮断弁を閉じたときに，どこの区域のガス供給が遮断されるかが明記されていれば

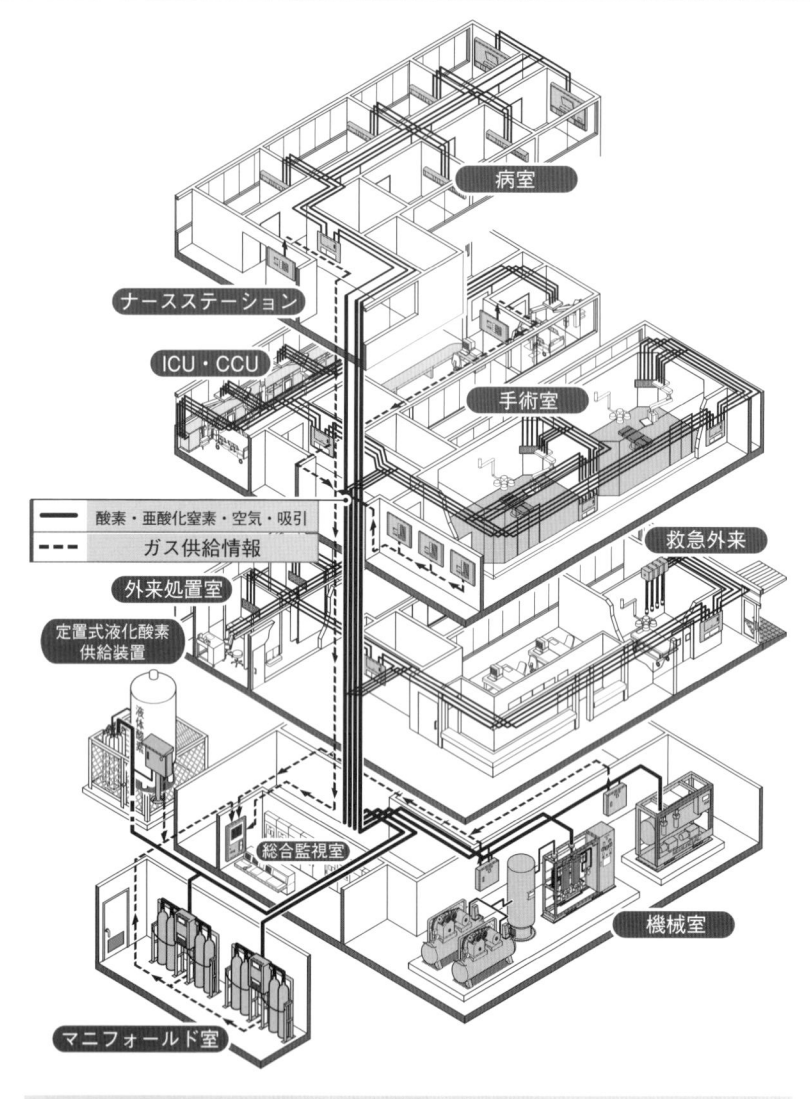

図1　院内配管イメージ図

より安全である。区域別遮断弁の二次側にも緊急/保守点検用ガス導入口が取り付けられている場合もあり，遮断弁を閉じた状態で，導入口に緊急供給装置を接続することにより，遮断弁で隔離された特定の区域にのみガスを供給することが可能である。

　ガス供給配管の末端には配管端末器が取り付けられており，アダプタプラグやホースニップルなどの接続具を接続したときのみガスが流れるようになっている。

　供給されるガスの送気圧力は，表1のように規定されている。供給装置や配管の要所には，警報装置が取り付けてあり，異常時には音と光で警報を発する。近年は異常時のみではなく，設備の要所の状態を常時監視し，正常であることの確認ができるようモニタリングを行う施設が増えてきている。

表1　医療ガス標準送気圧力

	標準送気圧力 （kPa，吸引は−kPa）
酸素	400±40
亜酸化窒素	400±40
治療用空気	400±40
吸引　水封式	40〜70
油回転式	50〜80
二酸化炭素	400±40
手術機器駆動用窒素	600〜900
手術機器駆動用空気	600〜900
非治療用空気	300±30

　麻酔器など異なるガスが同時に接続される機器において、故障時に他のガスが酸素配管に流入して酸素濃度を下げることがないように、静止状態において酸素は治療用空気、亜酸化窒素、二酸化炭素よりも30 kPa程度高く設定してある。

1 供給装置

　各ガスの供給装置には、供給源の違いによっていくつかの種類がある。ガス自体が容器に入れられて病院に納入され、そこから必要量を取り出す方式と、院内の供給装置を稼動させて、その場で医療ガスを作り出す方式があり、ガスの種類によってどの方法で供給されるかが決まっている。ガスごとに供給装置について述べていく。

a. 酸素供給装置

　酸素の供給装置には、定置式超低温液化ガス貯槽（cold evaporatorタンク：以下、CEタンク）による供給装置と、マニフォールドによる供給装置の2種類がある。
　CEタンクによる供給装置（図2）は、主にCEタンクと、蒸発器、圧力調整器からなっており、タンクローリで運ばれてきた液体酸素がCEタンク内に充填される。使用時には、タンク内の液体酸素が配管により蒸発器まで導かれ、ここで熱交換を行うことにより蒸発し気体の酸素ガスとなる。その後、圧力調整器で圧力を調整されて、院内の配管に供給される。CEタンク内の液化ガスの残量はタンク側面の液面計（差圧計）により表示されており、残量が一定値を切った時点で補充の手続きがとられ、完全に空になる前にタンクローリで運ばれてきた液体酸素を補充する。
　マニフォールドによる供給装置は、取り付けられる複数の圧力容器を左右のバンクに分け、片側ずつ使用する。使用する片側の圧力容器から流れ出たガスはマニフォールド内部で圧力調整器により送気圧力に調整され、院内の配管に供給される。使用している

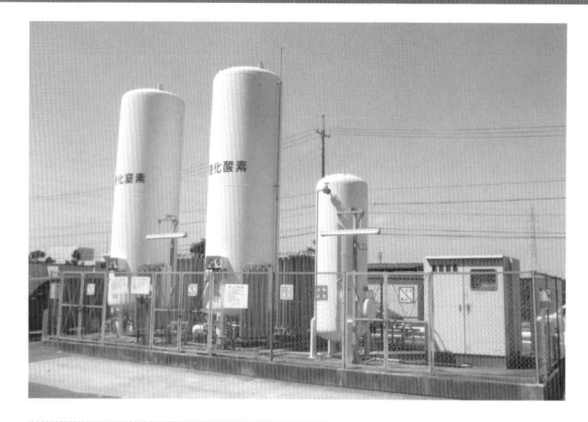

図2　CEタンクおよび蒸発器

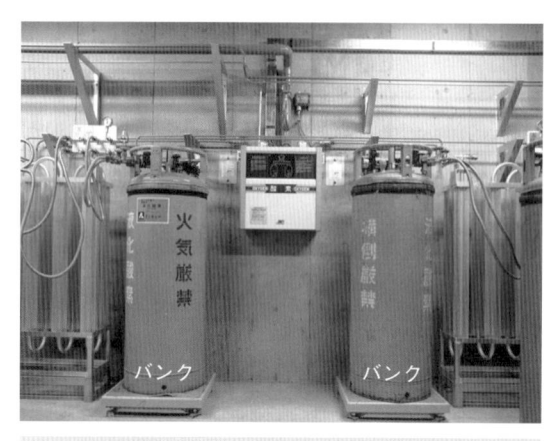

図3　LGCマニフォールド

バンクの残量が少なくなると空瓶の警報を出し，自動または手動でもう片側の待機中のバンクからの使用に切り替えることができる。手動による切り替えの場合でも，空瓶警報を出してからバンクの切り替えが行われるまでの間，待機側のバンクから自動的にガスが供給されるため供給が途切れることはない。左右のバンクを交互に使用し，使用していないバンクの空瓶を充瓶に交換することで，連続使用できるようになっている。しかし，医療ガス管理責任者が手動で待機中のバンクに切り替えたあと，すぐにガス供給業者に連絡し，空瓶の酸素を充瓶にしなければ，いわゆる"両切れ"といった左右バンクとも酸素がなくなる緊急事態となることを忘れてはならない。マニフォールドには，可搬式超低温液化ガス容器（liquefied gas container：以下，LGC）用（図3）と高圧ガス容器（以下，ボンベ）用（図4）の2種類がある。LGCの場合，内部にはCEタンク同様に液体の状態で酸素が充填されており，使用時には液体の酸素を蒸発器で気化しマニフォールドに送る。

　LGCの充瓶への交換時期は，容器中央の液面計とともに，液化ガスを含む容器全体の重量または容器内圧で判断される。

　ボンベの内部には酸素ガスが高圧（15MPa程度）で充填されており，一般的に使用さ

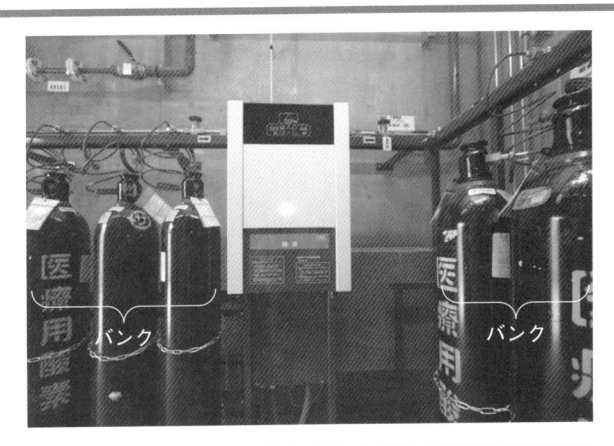

図4 ボンベマニフォールド

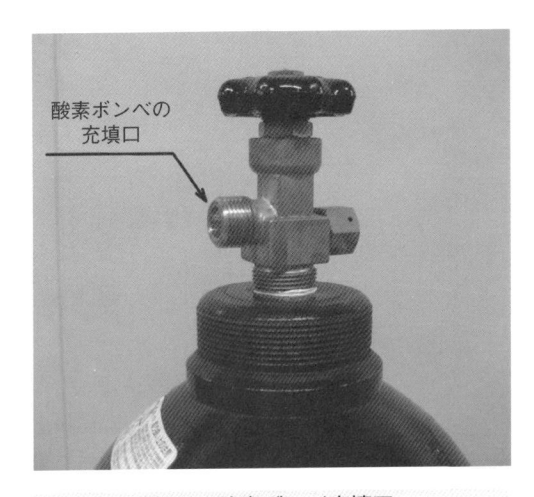

図5 酸素ボンベ充填口

れる47l容器1本あたりの量を大気圧に換算すると7m^3となる。ボンベのガス残量は，圧力計により確認される。

　現時点では流通している酸素ボンベの充填口（図5）の形状は，酸素専用となっていない。つまりは酸素のマニフォールドに窒素のボンベでも空気のボンベでも接続することができるということである。1996年に日本工業規格JIS B 8246高圧ガス容器弁が改正された際に，安全性の観点からそれまでの他のガスとともに不燃性圧縮ガスとしてひとまとめにされた同一形状の充填口から，酸素，窒素，空気，亜酸化窒素，二酸化炭素，酸素/亜酸化窒素混合ガスについては異なった充填口の形状が規定された。しかし，その改正にもかかわらず，それまでのボンベ数の流通量の多さから変更が困難であるためか，いまだ改正規格の形状に変更されていない。今日，これは危険な現実である。今後，改正規格に沿い，専用の形状（ガス別特定）となることが切に望まれる。

b. 亜酸化窒素（笑気ガス）供給装置

　亜酸化窒素は，マニフォールドにより供給されており，酸素をマニフォールドでボン

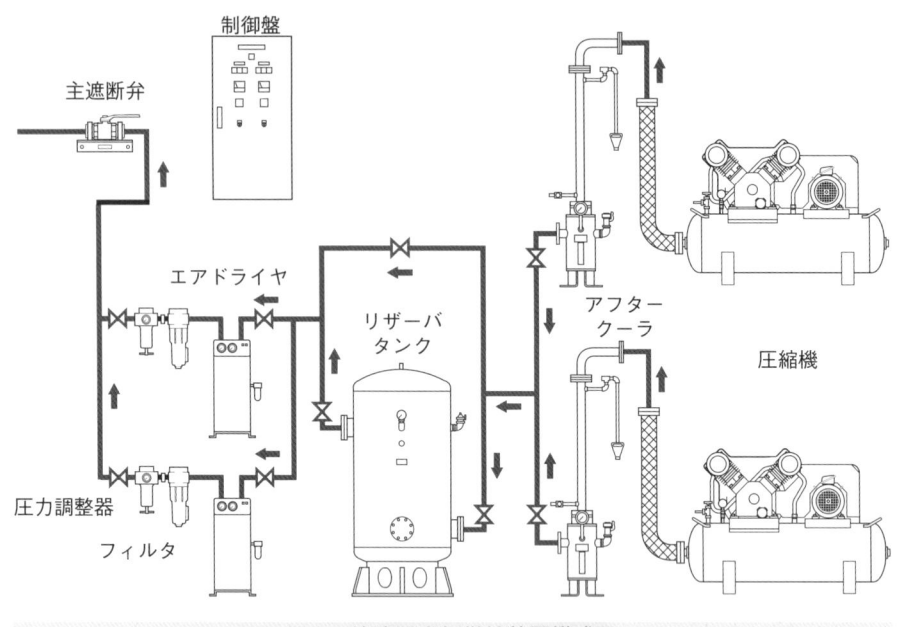

図6　治療用空気供給装置構成図

べから供給する場合とほぼ同じである。ただし，ボンベ内の亜酸化窒素は常温では液体であり，容器は立てて使用し上部の気体を取り出して供給する。ボンベ内の圧力は液がわずかでも残っていれば，そのときの温度に依存した圧力を示すため，使用途中のガスの残量は圧力では判断できない。このため充瓶への交換時期は重量で判断しなければならない。ただし，マニフォールドの空瓶警報を液がなくなってから出す場合には，ボンベの内圧で判断することもある。この場合，一定の圧から残量がなくなるまで急激に圧力計が下がって目視できる。

　亜酸化窒素のボンベの充填口の形状は，以前は酸素と同じで，他のガスのマニフォールドにも取り付けることが可能で，あってはならない患者の死亡事故も起こったが，1996年に日本工業規格 JIS B 8246の形状に変更になり，ガス別特定の充填口のものが流通するようになり，事故を防止するために役立っている。

c. 治療用空気供給装置

　治療用空気は一般には，圧縮機により大気を圧縮することにより供給される（図6）。圧縮機により圧縮された空気は，加圧により温度が90℃近くまで達しているため，アフタークーラと呼ばれる熱交換器で温度を下げる。その際，空気に含まれていた水分は水蒸気として存在できなくなり結露して，ドレンとして外部に排出される。その後，空気はリザーバタンクに蓄えられ，この部分の圧力の増減により圧縮機の運転が制御されている。圧力が規定値より下がった場合，1基の圧縮機が運転を始め昇圧をする。規定値まで上がった時点で運転をやめ，使用による圧力の低下が起こる。再度，規定値まで圧力が下がると，前回運転しなかった別の1基が運転して昇圧を行う。圧縮機が2基の場合は交互に運転し，さらに台数の多い場合は順番に運転していくこととなる。

圧縮機は，1基で設備の必要とする空気量を供給できる能力のものが2基以上設置されており，保守点検などで1基の運転を停止しても，供給が途切れることはない。また，もし配管の破損や圧縮機の能力の低下などで1基の運転で昇圧できなくなった場合には，追従でもう1基の圧縮機が運転を行うようになっている。

リザーバタンクから出た空気は，さらにエアドライヤで水分が取り除かれる。エアドライヤには冷凍式，吸着式，メンブレン式などがあり，それぞれ送気圧力での露点温度が，冷凍式の場合＋5℃以下，吸着式の場合－40℃以下，メンブレン式の場合＋2℃以下となる能力を有している。ドライヤで露点を下げた空気はその後フィルタで微粒子を除去し，圧力調整器で送気圧力に調整されたのち院内に供給される。機器の故障時および保守点検時にも供給が途絶えることがないように，フィルタや圧力調整器も2系列準備されている。

治療用空気の質についてはJIS規格により以下のように規定されている。

最大総油量　0.5mg/m^3（環境圧力下での測定）

最大一酸化炭素量　5ml/m^3

最大二酸化炭素量　500ml/m^3

治療用空気の使用量が少ない設備の場合や圧縮機による供給の予備用供給装置として，酸素の供給装置と同様のボンベのマニフォールドが使用される場合もある。空気のボンベの充填口の形状も，いまだ改正規格の形状となっておらず，酸素，窒素のマニフォールドに接続可能である。

治療用空気の供給装置としては，酸素と窒素を大気に近い割合で混合して人工的に空気を作り出す装置が使われる場合もある。この場合，作られた空気は常に連続的に酸素濃度などが分析されており，混合比率が規定値から外れた場合には自動的に供給が停止され，代わって予備の供給源装置（圧縮機やマニフォールド）から送気される。

d. 吸引供給装置

吸引はガスの流れが他のガスとは逆であり，供給装置で作り出した陰圧により配管端末器側からガスが流れてくる。配管端末器側から流れてきたガスは，まず除菌フィルタを通りリザーバタンクに流れ込む。リザーバタンク内の負圧は吸引ポンプにより作り出されており，タンク内の負圧の増減により吸引ポンプの運転が制御されている。制御方法は治療用空気の圧縮機の制御方法と同じで，正圧が負圧に変わるだけである。能力についても圧縮機同様，1基で設備の必要とする容量を供給できるものが2基以上設置されており，追従運転も行われる。除菌フィルタも2個以上並列に取り付けられており，保守点検時にも吸引圧力の供給をとめなくてすむようになっている（図7）。

吸引ポンプには，水封式と油回転式の2種類がある。水封式の場合は給排水が必要であり，油回転式の場合には給排水は必要ないが定期的なオイルの交換が必要である。

e. 手術機器駆動用窒素

窒素は酸素と同じように，CEタンクによる供給，LGCマニフォールドによる供給，ボンベによる供給の3種類があるが，一般的にボンベのマニフォールドを使用することが多

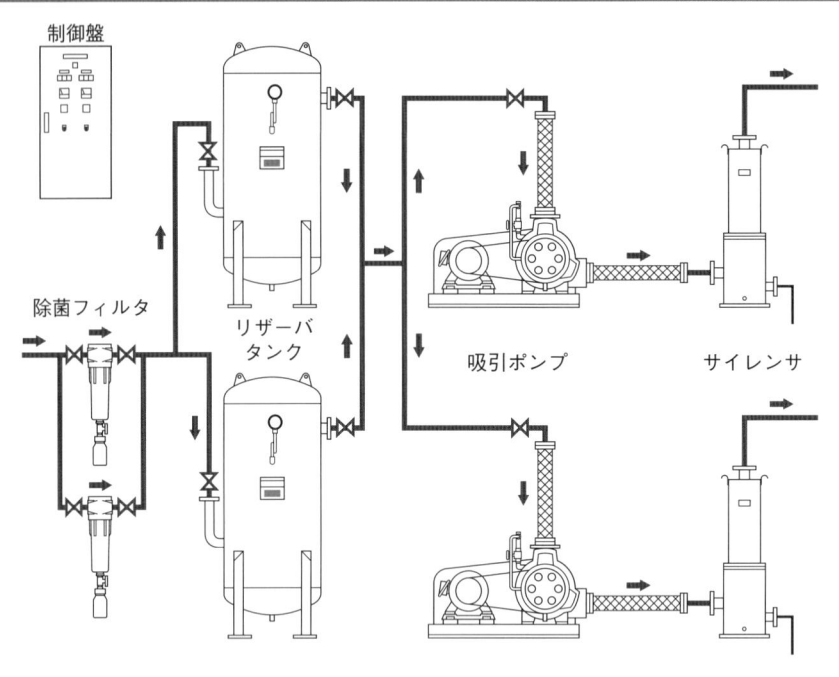

図7　吸引供給装置構成図

い。自動または手動で左右のバンクを切り替えて使用するところも酸素と同じであるが，窒素の送気圧力は他のガスよりも高く1MPaに近い。これは，配管端末器において使用者が適した圧力に調整するためである。圧力調整器は，減圧のためのものであり昇圧はできないので，使用者が調整できるよう，供給装置からは高い圧力で供給されている。

f. 手術機器駆動用空気

手術機器駆動用空気は，現時点ではあまり使用されていない。治療用の空気と同様に圧縮機により昇圧された空気から油分と水分を除去して供給される。治療用空気の昇圧が0.5〜0.75MPaの範囲であるのに対して，駆動用空気の場合は1.2〜1.4MPaと，より高い圧が使用するには便利なために，治療用の空気の圧縮機とは異なる専用の圧縮機が使用される。

駆動用空気の質についてはJIS規格により，
最大総油量0.5mg/m^3（環境圧力下での測定）
最大水分量60mg/m^3（環境圧力下での測定）
に規定されている。

g. 二酸化炭素

二酸化炭素は内視鏡手術の気腹ガスに使用されるようになって，医療現場で使用頻度が増加した。二酸化炭素はボンベのマニフォールドから供給される。二酸化炭素のボンベの充填口の形状は，以前は他のガス同様に専用ではなく，他ガスのマニフォールドにも取り付けることが可能であったが，亜酸化窒素に続き，医療ガス用のボンベについて

表2 ガスごとの表示および識別色

ガスの種類	識別色	ガス名	記号	参考 （マンセル値）
酸素	緑	酸素	O_2	10GY 4/7
亜酸化窒素	青	笑気	N_2O	2.5PB 3.5/10
治療用空気	黄色	空気	AIR	7.5Y 9/12
吸引	黒	吸引	VAC	N 1.5
二酸化炭素	だいだい色	炭酸ガス	CO_2	5YR 7/14
窒素	灰色	窒素	N_2	N 7.5
駆動用空気	褐色	駆動空気	STA	2YR 3.5/4
非治療用空気	うす黄色	非治療用空気	LA	5Y 9/3
麻酔ガス排除	マゼンタ	排ガス	AGS	5RP 5/14

は2002年に二酸化炭素専用の形状になり，ガス別特定化された。安全に手術を行うことに，きわめて役立った。

h. 非治療用空気

非治療用空気は，治療用空気の配管から分岐して供給されるが，その用途は制限されておりシーリングコラム，麻酔ガス排除設備（anesthetic gas scavenging system：AGSS）用のエジェクタ，医療スタッフの呼吸，医療機器の試験以外に使用することはできない。治療用空気の供給量を確実に確保し質の低下を防ぐために，非治療用空気の送気圧力は圧力調整器でより低く設定され，治療空気配管へのガスの逆流を防止するとともに，流量も限定されている。

i. AGSS

AGSSには3方式あり，非治療用空気を使用してエジェクタで負圧を作り余剰麻酔ガスを排出する方式のもの，機械室に設置されたブロアポンプにより排出する方式のもの，吸引ポンプの負圧により排出する方式のものがある。

AGSSは環境空気とともに回収されるが，回収されたガスはそのまま屋外に排出されることがほとんどである。しかし亜酸化窒素は温室効果ガスであり，その温暖化係数が二酸化炭素の1に対し310と大きいことから，近年，回収されたガスに含まれる亜酸化窒素を分解する装置も開発されており，一部ではすでに使用されている。

2 配 管

医療ガス供給システムには，ガス名，記号，流れの方向が明示され，ガスの識別色（表2）に着色された被覆銅管が使用される（図8）。

a. 配管の識別色とボンベの塗色について

医療ガスのボンベも一般の工業用ガスのボンベと同様，高圧ガス保安法（容器保安規則）によって，充填されるガスの種類により外装の塗装色が決められている。塗色は，

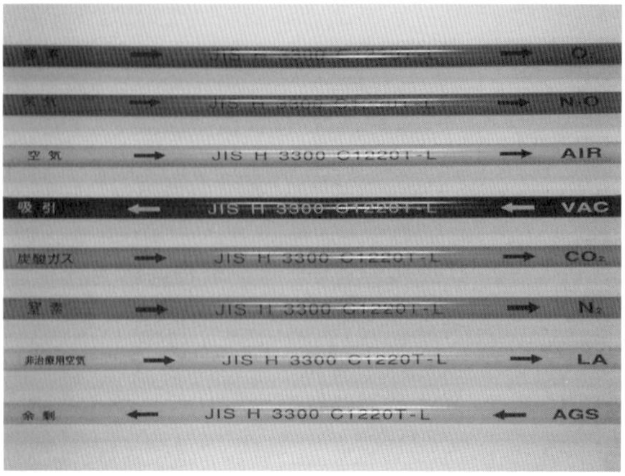

図8 医療ガス用被覆銅管

表3 高圧ガス保安法によるボンベの塗色

高圧ガスの種類	塗色の区分
酸素ガス	黒色
液化炭酸ガス	緑色
液化塩素	黄色
その他の種類の高圧ガス	ねずみ色

二酸化炭素は、ボンベ内では液体の状態であるため、液化炭酸ガスという表記になっている。

定められた色（表3）を容器の外面の見やすい所に，容器の1/2以上の面積に行い，充填されているガス名を明記しなければならない。

現在流通しているボンベの色は表2のJISで定めるガスの識別色と異なるので，十分注意が必要である。

亜酸化窒素のボンベについては，表3中の"その他の種類の高圧ガス"に当たるので，ねずみ色で塗色されているが，上部肩口部分1/3以下を青く塗られたものが使用されている（図9）。

将来，ボンベから配管端末器に至るまでの識別色の統一が望まれる。

3 配管端末器（アウトレット）

配管端末器には，基本的に壁取り付け式のものと，ホース取り付け式のものとがあり，それぞれについてガスの誤接続が起こらないような構造となっている。

a. 壁取り付け式配管端末器

壁取り付け式のものの主構成は保守点検用バルブの付いたベースブロックと，チェックバルブとフィルタ（吸引とAGSSを除く）を内蔵したソケットアセンブリからなる（図10）。

ベースブロックとソケットアセンブリの接続は，ガス別特定となっており，保守点検時にソケットアセンブリを一度外しても，異なったガスのベースブロックには接続できないようになっている。ただし，この部分のガス別特定の方式には特に規定はなく，各メーカー・各機種で異なる。

ソケットアセンブリに内蔵されたチェックバルブは，通常時ガスの流路を塞いでいるがアダプタプラグを差し込むことにより奥に押され流路が開きガスが流れ，アダプタプラグを抜くと自動的に流路を塞ぐ。ソケットアセンブリとアダプタプラグもガス別特定になっており，異なったガスのソケットアセンブリにアダプタプラグが入らないように

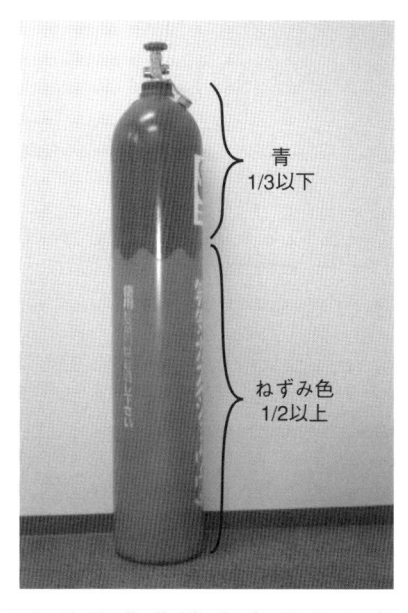

図9 亜酸化窒素ボンベ

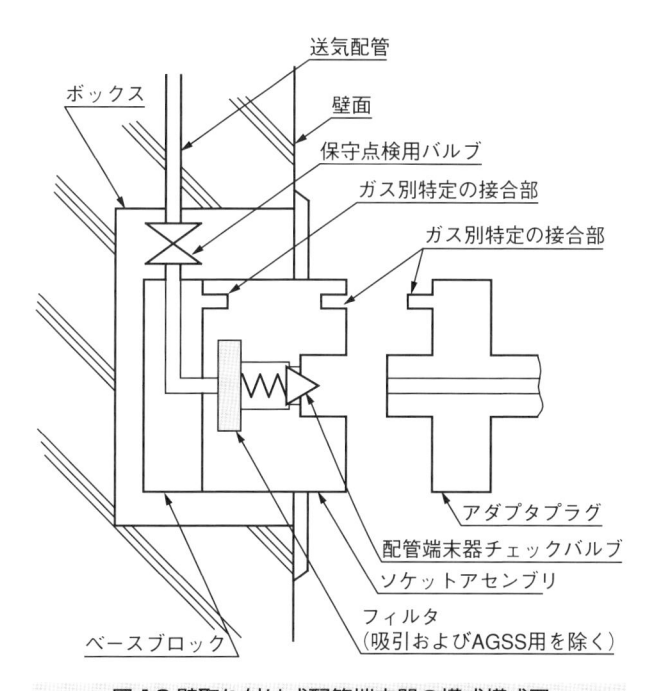

図10 壁取り付け式配管端末器の構成模式図

なっている。この部分のガス別特定方式には、JISにおいてガスごとに規定されている（表4）。

　窒素の配管端末器は先にも述べたように、内部に圧力調整器があり、供給装置から送られてきたガスの圧力をさらに調整できるようになっている。

　AGSSの配管端末器には流量調整バルブと流量計が付いており、回収するガスの流量を

表4 ガス別特定コネクタの方式

ガス名＼型式	ピン式方	シュレーダー方式	DISS方式	NIST方式	AGSSカプラK方式	AGSSカプラC方式
酸素	○	○	−	−	−	−
亜酸化窒素	○	○	−	−	−	−
空気	○	○	−	−	−	−
吸引	○	○	−	−	−	−
二酸化炭素	−	−	○	−	−	−
駆動用空気	−	−	−	○	−	−
窒素	−	−	○	−	−	−
AGSS	−	−	−	−	○	○

■配管端末器のソケットアセンブリを正面から見たピン穴位置（単位：mm）

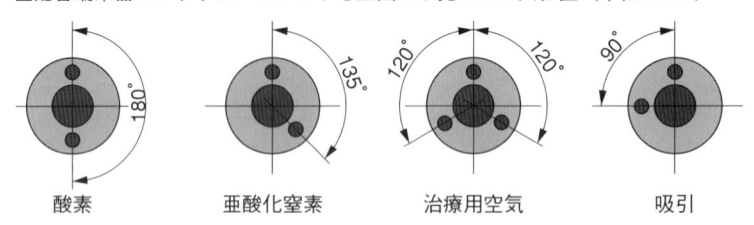

酸素　　　亜酸化窒素　　　治療用空気　　　吸引

■ピン方式プアダプタプラグ（単位：mm）

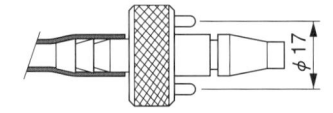

図11 ピン方式ソケットピン穴およびアダプタプラグピン位置

調整できるようになっている

1）ガス別特定方式：その1（ピン方式）

　ピン方式は，アダプタプラグに取り付けられた2または3本のピンと，ソケットアセンブリに開けられたピン穴の位置によって接続できるガスを特定している（図11）。

　以前，亜酸化窒素と吸引については，メーカーによってピン位置が，角度は同じだが左右反対になったものも使用されていたが，1993年日本工業規格JIS T 7101医療ガス配管設備が制定された際に現状態に統一された。

2）ガス別特定方式：その2（シュレーダー方式）

　シュレーダー方式は，アダプタプラグに取り付けられた円状の突起と，ソケットアセンブリに彫られた溝の径により接続できるガスを特定している（図12）。

■配管端末器のソケットアセンブリを正面から見た溝の径（単位：mm）

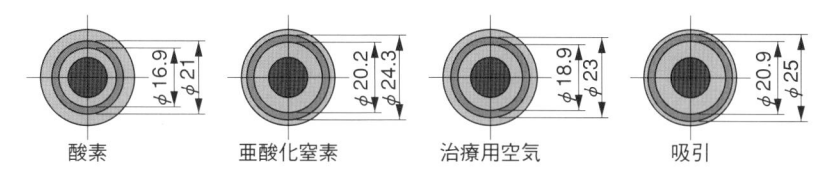

| 酸素 | 亜酸化窒素 | 治療用空気 | 吸引 |

φ16.9 / φ21　φ20.2 / φ24.3　φ18.9 / φ23　φ20.9 / φ25

■シュレーダー方式アダプタプラグ

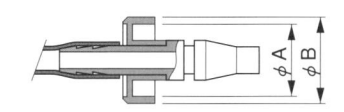

単位：mm

ガス	A	B
酸素	17.4	20.6
亜酸化窒素	20.7	23.9
治療用空気	19.4	22.6
吸引	21.4	24.6

図12　シュレーダー方式ソケット同心円溝およびアダプタプラグ

■酸素用DISSコネクタ（No. 1240）

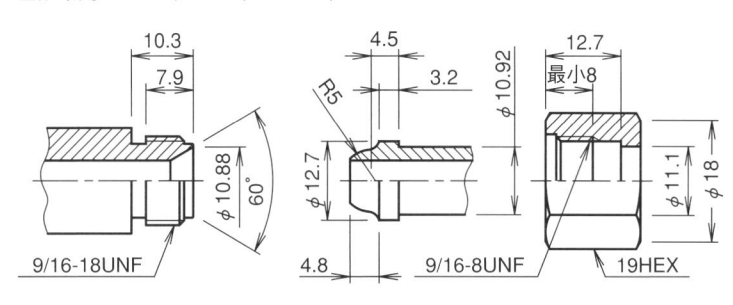

図13　DISSコネクタ（酸素用）

3）ガス別特定方式：その3（DISS方式）

DISSは，diameter-index safety systemの略で，ニップルおよびねじの径の違いにより接続できるガスを特定しているねじ式の接続具である。メタルタッチで接続部の気密を保っている（図13）。

4）ガス別特定方式：その4（NIST方式）

NISTは，non-interchangeable screw-threadedの略で，ニップルとねじの径および右ねじ・左ねじの違いでガスを特定しているねじ式の接続具である。Oリングにより接続部の気密を保っている（図14）。

5）AGSSカプラ

AGSSのカプラについてはメーカーによりK・Cの2つの方式があり，まだ統一は図られていない（図15）。

6）壁取り付け式配管端末器の配列

壁取り付け式配管端末器に複数種類のガスが並ぶ場合には，その順番も規定されてお

■酸素用NISTコネクタ（No. A8）

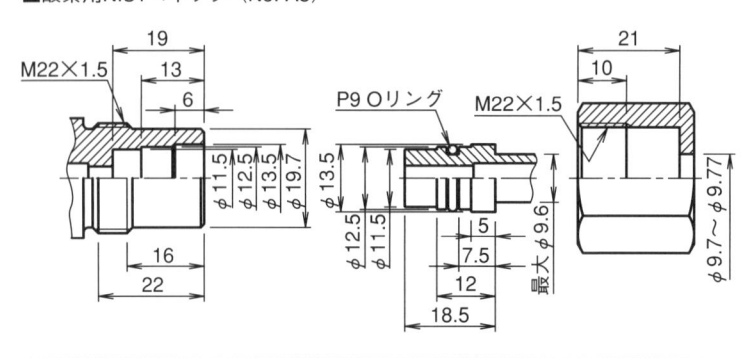

図14　NISTコネクタ（酸素用）

■AGSSカプラC方式のアダプタプラグ　　■AGSSカプラC方式のアダプタプラグ

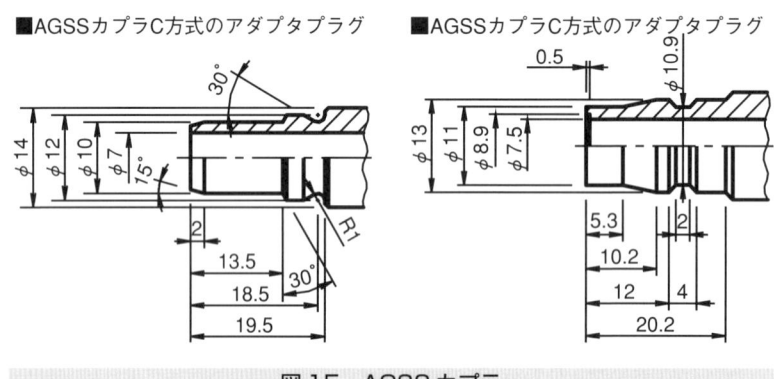

図15　AGSSカプラ

り，向かって左から，または上から酸素，亜酸化窒素，治療用空気，吸引の順となっている。通常，壁取り付け式の配管端末器の横には，吸引器を取り付けられるように，フックベースまたはスライドベースが配置されているが，この形状には規格がない。このためメーカーの組み合わせによっては，吸引器が取り付けられないといったトラブルが過去まれに起こった。このため，フックベースとスライドベースの形状については，各メーカーの協力の下で，現在統一化が進められている。

二酸化炭素，窒素，駆動用空気の配管端末器は，他のものから区別して取り付けられている。

b. ホース取り付け式配管端末器

ホース取り付け式のものの主構成は，保守点検バルブの付いたベースブロック，ホース，チェックバルブとフィルタ（吸引とAGSSを除く）を内蔵したソケットアセンブリからなる（図16）。

ベースブロックとホース，ホースとソケットアセンブリの接続はDISSコネクタによりガス別特定がなされており，保守点検時などにホースを外しても取り付けの際に異なったガスのホースが取り付かないようになっている。ホース取り付け式のソケットアセンブリとアダプタプラグの接続のガス別特定は，壁取り付け式のものと同じである。

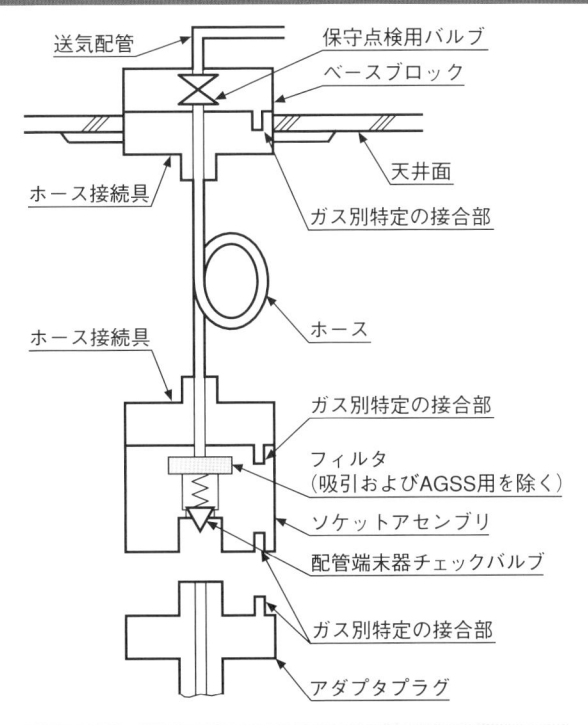

図16 ホース取り付け式配管端末器の構成模式図

　ホース取り付け式の配管端末器の場合，天井に取り付けられることがほとんどである。したがって，複数の種類のガスの配管端末器が1か所に取り付けられる場合，部屋の中央から見て酸素，亜酸化窒素，治療用空気，吸引の順となっている。
　配管端末器の表示および識別色も配管と同じに規定されている（表2）。

医療ガスホースアセンブリ

　配管端末器と医療機器，緊急/保守点検導入口と緊急供給装置，医療ガス用圧力調整器と医療機器との間は，通常ホースにより接続される。このように使用者が取り外すことを前提としたホースの両端のコネクタについても，誤ったガスに接続できないようにガス別特定となっている。
　ホースの両端にガス別特定の入口コネクタと出口コネクタとを恒久的に取り付けた医療ガス用の接続用具を医療ガスホースアセンブリといい，1993年に制定された日本工業規格医療ガスホースアセンブリ　JIS T 7111（最新版は2006年）において，その要求される事項が規定されている（表5）。
　医療ガスホースアセンブリのコネクタには，ピン方式およびシュレーダー方式のソケットアセンブリ・アダプタプラグ，DISS方式の雄ねじ・雌ねじ，NIST方式の雄ねじ・雌ねじが使用される。また，表示およびガス名もほぼ医療ガス配管のものと同じである。ただし，窒素，二酸化炭素それぞれに対して，DISS，NIST両方のねじ方式が使用されて

表5 医療ガスホースアセンブリの表示およびコネクタの種類

ガスの種類	識別色	ガス名	記号	ねじ式コネクタ DISS方式	ねじ式コネクタ NIST方式	アダプタプラグまたは配管端末器のソケットアセンブリ ピン方式	アダプタプラグまたは配管端末器のソケットアセンブリ シュレーダー方式
酸素	緑	酸素	O_2	1240	A8	○	○
亜酸化窒素	青	笑気	N_2O	1040-A	A4	○	○
治療用空気	黄色	空気	AIR	1160-A	A3	○	○
手術機器駆動用空気	褐色	駆動空気	STA	—	A6	—	—
吸引	黒	吸引	VAC	1220	A10	○	○
二酸化炭素	だいだい色	—	CO_2	1080-A	B11	—	—
窒素	灰色	窒素	N_2	1120-A	B18	—	—

表中、ねじ式コネクタのアルファベットおよび数字は、DISS、NISTそれぞれの規格のコネクタナンバーである。

いる。

　ホースアセンブリのホースには十分な強度を持つものが使用されているが，ホースの上に重量物が載るようなことは避けなければならない。特に保管時などに，ホースがつぶれた状態で長時間置いておくと，使用時に形状が戻らず正規の流量を流すことができなかったり，破損したりすることがある。

　ホースは複数本接続して使用すれば，それだけ圧力損失が大きくなり流量が低下する。また，ホースは巻いた状態よりもまっすぐに伸ばして使用したほうが，圧力損失が小さく，より多くのガスを流すことができる。

　一般に，ホースは温度が高くなると柔らかくなり，変形が起こりやすくなる。最悪の場合，ホースの破裂，コネクタ部分のホースからの脱落なども起こりうるので，注意する必要がある。

　ホースアセンブリは定期的に漏れの検査を行うべきである。特に，ホースとコネクタの接続部は漏れの起こりやすい部位であり，圧力を加えた状態で，少し引っ張り気味にしたり，動かしたりすると，漏れの確認が容易になる。また，目視による，ひび・亀裂の有無の確認も有効である。

おわりに

　以上，医療ガス供給設備および医療ガスホースアセンブリについて述べてきたが，全般にわたっていかに間違いを起こさせないか，いかに安全確実な供給を行うかに注意が払われていることがお分かりいただけたと思う。一方，日常の中で，1本のホースが特定のガスにしか接続できず，他のガスに接続できないことを不便に感じることもある。しかし，ガス別特定の部分を改造して他のガスにも接続できるようにすることは絶対に行ってはならない。行った本人が間違わなくても，その改造が行われた器具が四六時中改造を行った者の監視下にあるわけではない。また本人も緊急時においては間違える可能

性が十分にある。医療ガスの誤接続は，患者の生命の危機に直接つながるということを十分に認識し，常に安全確実な方法を取り，点検を行うことが重要である。

　今後は，さらなる安全のために，せっかく制定されているボンベの充填口のガス別特定の規格が実際の流通の場で採用され，さらに安全性が増すことを望む。さらには，CEタンク，LGCについても充填口のガス別特定の規格化が検討されるべきではないであろうか。

　加えて，大変紛らわしい高圧ガス保安法のボンベ塗色と医療ガス表示色の整合性がとれ，これらが統一されることを切に望む。

　医師が供給設備など医療ガス供給の維持管理にまで直接かかわることはできないが，供給全般に興味を持ち基本となる知識を持っていれば，不測の事態が起こった場合にも，状況を正しくとらえ論理的に判断し行動することができる。

　また，最終的にガスを使用し，監視する者として，医療ガス安全管理委員会などにも積極的に参加し，常に安全・確実の意識を持って行動しなければならない。

参考規格
　JIS T 7101：2006　医療ガス配管設備
　JIS T 7111：2006　医療ガスホースアセンブリ
　JIS B 8246　高圧ガス容器用弁
　高圧ガス保安法

協力
　エア・ウォーター防災株式会社
　株式会社　セントラルユニ

文献
　㈶医療機器センター編.改訂版　医療ガス保安管理ハンドブック.東京：㈱ぎょうせい；1997.
　小川　龍編.医療ガスハンドリングマニュアル.東京：診断と治療社；2003.
　㈱エバ.医療ガス"いのち"をつなぐ酸素.京都：PHPエディターズ・グループ；2006.
　㈱社会保険研究所編.医療ガス情報担当者　MGR研修テキスト　2007年版.東京：有限責任中間法人日本産業・医療ガス協会；2007.

〈伊藤　弘通〉

IV

麻酔器および周辺の規格，法律

日本工業規格（JIS）

　日本工業規格（Japanese Industrial Standard：JIS）は，昭和24（1949）年に制定された工業標準化法に基づき，各工業分野における規格を定めたものである。分野ごとにアルファベットが割り振られており，医療に関するものは，"T ××××" という番号が付けられている。

　旧薬事法においては，JISに適合していれば，製造販売するための承認を得る必要がない品目の中に麻酔器も含まれていたが，電気を使用するものは適用されなかったので，ほとんど利用されていなかった。平成17（2005）年4月1日に施行された改正薬事法においては，クラスIIに分類される品目のうち，JIS規格が存在し，それに基づいて認証基準が作成されているものについては，その基準に適合していることを第三者認証機関に認証してもらえば製造販売できるようになった。このため，薬事許認可におけるJISの重要性が非常に高くなった。なお，麻酔器はクラスIIIであるので，これには適用されない。

　規格に関しては，国際的整合性を確保することが必須となっており，国際規格であるISOまたはIECに合致していることが要求される。したがって，すでに国際規格が存在しているものは，それを日本語に翻訳してJISとするケースが一般である。

　麻酔器に関連して，現在次のように数多くのJISが存在しており，そのうちの主なものについては，次節において概要を説明する。

- JIS T 7101：2006　医療ガス配管設備
- JIS T 7111：2006　医療ガスホースアセンブリ
- JIS T 7201-1：1999　吸入麻酔システム—第1部：麻酔器（本体）
- JIS T 7201-2-1：1999　吸入麻酔システム—第2-1部：麻酔用および呼吸用機器-円錐コネクタ-円錐およびソケット
- JIS T 7201-2-2：1999　吸入麻酔システム—第2-2部：麻酔用および呼吸用機器-円錐コネクタ-ねじ式耐重量コネクタ
- JIS T 7201-3：1999　吸入麻酔システム—第3部：麻酔用呼吸バッグ
- JIS T 7201-4：1999　吸入麻酔システム—第4部：麻酔器用および人工呼吸器用の呼吸管
- JIS T 7201-5：1999　吸入麻酔システム—第5部：麻酔用循環式呼吸回路
- JIS T 7203：1989　医療用酸素濃度計
- JIS T 7204：1989　医療用人工呼吸器
- JIS T 7205：1989　用手蘇生器
- JIS T 7206：1989　ガス動力蘇生器
- JIS T 7207：2005　医用加湿器-加湿システムの一般的要求事項
- JIS T 7211：2005　麻酔および呼吸に使用する呼吸回路フィルタ—第1部：ろ過性能を試験するための食塩試験方法
- JIS T 7212：2005　麻酔および呼吸に使用する呼吸回路フィルタ—第2部：ろ過性能以外の要求事項

- JIS T 7221：2005　気管チューブおよびコネクタ
- JIS T 7224：1993　気管チューブ—第4部：コール型
- JIS T 7227：2005　気管切開チューブおよびコネクタ
- JIS T 7231-1：1998　喉頭鏡接続部—第1部：従来型のフックオン式ハンドル・ブレード間接合部
- JIS T 7231-2：1998　喉頭鏡接続部—第2部：従来型のブレード用電球のねじおよびソケット

1 JIS T 7201-1：1999 吸入麻酔システム—第1部：麻酔器（本体）

吸入麻酔システムに関するJIS T 7201は，第1～5部に分かれて構成されており[1]，本規格が，その根幹をなすものである。基本的には，国際規格であるISO 5358 anaesthetic machines for use with humansを翻訳したものであり，国際的に整合している。

a. 適用範囲

"人体に使用する吸入麻酔器の本体およびその関連部品"と限定されているので，動物用は含まれない。また，"電気的手段に頼る麻酔器"は適用範囲外となっているが，現実に使用されている高度な麻酔器で，電気に頼っていないものはないといっても過言ではないので，医用電気機器の安全性に関する一般的要求事項に関するJIS T 0601-1を合わせて使用する必要がある。さらに，"患者の吸気努力に応じて呼吸回路にガスが流れる間欠流麻酔器"および"歯科用亜酸化窒素-酸素混合麻酔器"も適用範囲外になっている。

b. 一般的要求事項

安全性を確保するため，次のことが規定されている。

①麻酔器の露出面は，清拭しやすく，洗浄剤や消毒薬に耐えられることが望ましい。

②すべての調節器および計器（ゲージまたはメータ）は，明瞭に見えなければならない。およびその他の表示器との区別が容易にできることが望ましい。

③流量計，調節器およびその他の表示でもっとも頻繁に読む必要があるものは，麻酔器を操作，または患者を観察する麻酔科医の視野に，できるだけ近くにまとめて配置することが望ましい。

④正常使用中に麻酔ガスまたは麻酔薬蒸気を放出する部品は，麻酔ガス排除システムを通じて放出する機構を備えなければならない。

⑤麻酔器にモニターが組み込まれている場合には，麻酔器の機能中，モニターも常に機能していなければならない。

c. 容器連結部

医療用高圧ガス容器（以下"ボンベ"という）の連結に関することが，次のように規定されている。

①ボンベの連結部は，異なったガス間で非互換性でなければならない（例えば，JIS B

8246：1996で規定されているピンインデックス方式のヨーク弁接続部が用いられている）。

②すべての麻酔器は，予備酸素に連結できなければならない。

③各ボンベの連結部には，100μmを超えない細孔の除塵フィルタを備えなければならない。

d. ホース連結部

医療ガス配管設備からのガス供給を使用するように意図されている場合は，非互換性でガス別特定になっているJIS T 7101：1997およびJIS T 7111：1993に適合した連結部を備えていなければならないことが規定されている。

e. 圧力計と圧・容量表示器

圧力計と圧・容量表示器については，次のように規定されている。

①ボンベ内圧で麻酔器へ供給される各ガスは，ボンベ圧力計または容量表示器でモニターされなければならない。亜酸化窒素のようにボンベ内で液体状になっているガスでは，圧力計はボンベの容量を示さないので注意を要する。

②圧力計は，kPa×100の単位で目盛りが表示されていなければならない。

③すべての計器および表示器の最大誤差は，フルスケールの±4％を超えてはならない。

④計器は，ガス特定色をつけるなど，モニターしているガスの種類がすぐ分かるものでなければならない。

f. 圧力調整器

圧力調整器については，次のように規定されている。

①ガスボンベから麻酔器に供給される個々のガスに対して，自動圧力調整システム（通常は自動圧力調整器）がなければならない。また医療ガス配管とボンベの両方に連結されている場合は，医療ガス配管のほうを優先して使用できることが望ましい。

②酸素の流量が2l/分に設定されているとき，10秒間の酸素フラッシュを5秒間隔で10回作動させたとき，流量が2秒以内に2l/分に戻らなければならない。

g. 麻酔器内ガス配管

麻酔器内ガス配管については，次のように規定されている。

①麻酔器内ガス配管は，設定作動圧の2倍の圧力に耐え，破裂してはならない。

②流量調節弁よりも上流での配管からのガス漏れは，設定作動圧において25ml/分を超えてはならない。また流量調節装置とガス共通流出口との間の配管からの漏れは，3kPa（30cmH₂O）の配管内圧力において，50ml/分を超えてはならない。

③麻酔器内ガス配管の接続が非互換性である箇所を除いて，配管の合流接続部および配管が部品に接続される箇所には，それぞれのガスの名称，化学記号またはガスを特定する識別コードの表示がなされていなければならない。

④配管を構成する部材は，麻酔ガスと適合性がなければならない。

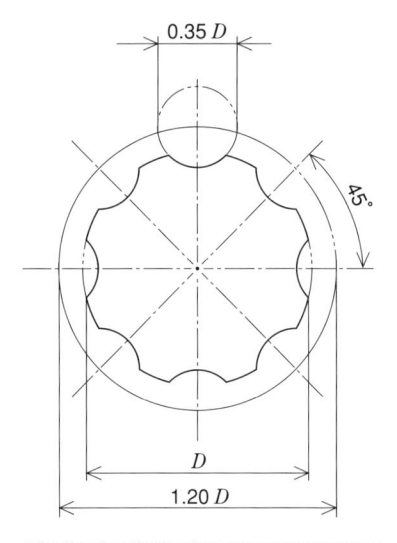

図1　酸素流量調節ノブの形状
（JIS T 7201-1：1999，日本規格協会より）

h. 流量調節装置

流量調節装置については，特に酸素ガスの重要性を鑑みて，次のように規定されている。

①流量調節装置は，各ガスごとに備えられていなければならない。

②回転式流量調節弁は，そのノブを左（反時計方向）に回すことにより連続的に流量を増し，右（時計方向）に回すことにより連続的に流量を減らすことができなければならない。

③流量調節弁またはその周囲には，ガスの名称または化学記号が容易に消えず，かつ読みやすいように表示されていなければならない。

④回転式酸素流量調節弁のノブは，図1のような形状でなければならない。また，他の流量調節弁のノブは，すべて円形でなければならない。

⑤各種流量調節ノブが並んでいる場合は，酸素の流量調節ノブは，他のガスの流量調節ノブよりも突き出るように調整されていなければならない。

⑥酸素の流量調節ノブの直径は，他のガスの流量調節ノブよりも小さくてはならない。

i. 流量計（フローメータ）

流量計については，誤操作を防止するため，次のように規定されている。

①流量計は，静電気帯電を最小限に抑える手段がとられていることが望ましい。

②各流量計は，20℃，標準大気圧（101.3 kPa）の状態で流量を校正されなければならない。

③流量計の目盛りは，チューブ上に表示するか，または正面から見てチューブの右側に表示するものとする。

④すべての流量計には，ガスまたは混合ガスの名称もしくは化学記号を表示しなければならない。

⑤流量計の目盛りの表示は，目盛りに垂直な中心線から左右45°の範囲で見えなければならない。

⑥麻酔器の流量計の目盛りの精度は，フルスケールの10％または300ml/分のどちらか大きいほうと，フルスケールの100％との間の範囲で，目盛り指示値の±10％以内になければならない。

⑦酸素と他のガスが，それぞれの流量計を経てマニフォールドの共通出口へ供給されている場合，酸素は，すべての他のガスの下流側に供給されなければならない。

⑧酸素の流量計は，一連の流量計の中で向かって最右側に備えなければならない。

j. ガス混合器

ガス混合器については，次のように規定されている。

①空気と酸素との混合器を除いて，混合ガスの酸素濃度が25％以下とならないような工夫がなされていなければならない。

②供給される混合ガス中の酸素濃度は，ガス混合器の上または近くに表示されなければならない。

③供給されるガスの酸素濃度は，指示値の±5％以内でなければならない。

k. 気化器

気化器については，次のように規定されている。

①気化器の出入口に円錐接合が用いられている場合は，入口側はオス（雄），出口側はメス（雌）とする。

②気化器を通して流れるガスの方向は，矢印で表示する。

③校正された範囲を超えて調節ダイヤルをセットできるものであってはならない。

④他の麻酔薬による気化器内汚染を防止するため，気化器に，気化室内に他の気化器からのガスが流入しないような防止方策が施されていなければならない。

⑤気化器には，その麻酔薬容器内の麻酔薬の最大レベルと最小レベルを可視的に示す指示器がついていなければならない。

⑥気化器の回転式ダイヤルまたはノブを反時計方向に回すことにより，出てくるガス中の蒸気濃度を上げることができるものとする。OFF位置またはOFFの意味を持つゼロ位置には，回転止めが施されていなければならない。

⑦麻酔薬の蒸気濃度は，設定濃度の±20％または最高濃度目盛りの±5％のうちのいずれか大きいほうを超えてはならない。

⑧気化器または麻酔器には，"使用する前に取扱説明書を熟読すること"という文章が印刷されたラベル，または注意マークが印刷されたラベルを貼らなければならない。

⑨気化器には，校正された麻酔薬の一般的名称を表示しなければならない。色別コードを用いる場合は，表1に従わなければならない。

表1 気化器に用いる識別色

適切と考えられる色見本*

麻酔薬	識別色	米国標準 595a	BS 5252	Pantone	SS 01 91 00 SS 01 91 03	JIS Z 8721 (Munsell)	DIN 6164
ハロタン	赤	11105	04 E 56	200	1374/R	5R 4/14	8:7:2
エンフルラン	橙	22510	06 E 55	144	0958-Y56R	2.5YR 6/16	5:5:1
メトキシフルラン	緑	14187	14 E 53	334	2356-B92G	10G 5/10	21:6:3
トリクロロエチレン	青	15102	20 E 56	294	4052-R92B	2.5PB 3/8	17:7:4
セボフルラン	黄	13655	10 E 53	115	1070-Y10R	5Y 8/14	2:6:1
イソフルラン	紫	None	24 E 53	252/253	3248-R42B	7.5P 4/12	11:4:4

*：2列目は識別色に用いられる色，3〜8列目はよく用いられている各国の規格などから引用した色見本を示す（付属書E参照）。JIS Z 8721はMunsellに近い。
（JIS T 7201-1：1999，日本規格協会より）

l. ガス共通流出口

ガス共通流出口については，次のように規定されている。
①外形22mmオス（雄）と内径15mmメス（雌）の同軸円錐コネクタでなければならない。このガス共通流出口は，水平面から10°以内でなければならない。

m. 動力用ガス出口

動力用ガス出口については，次のように規定されている。
①動力用ガス出口が取り付けられている場合は，空気および/または酸素用だけであり，ガス別特定コネクタのオス（雄）でなければならない。

n. 酸素フラッシュ

酸素フラッシュについては，次のように規定されている。
①麻酔器は，手動式の酸素フラッシュを備えていなければならない。酸素以外のガスのフラッシュを付けてはならない。
②酸素フラッシュのコントロールは，片手で操作でき，かつ自動的に閉鎖するものでなければならない。
③フラッシュ時の酸素流量は，35〜75l/分の範囲で安定していなければならない。
④酸素フラッシュからの流れは，気化器を通ることなく，ガス共通流出口に供給されなければならない。ガス共通流出口が大気に開放された状態での酸素フラッシュの作動時には，気化器からの出口部の圧力は，その正常作動圧よりも10kPaを超えて上昇してはならない。

o. 酸素供給不良

酸素供給不良については，次のように規定されている。
①麻酔器は，酸素供給不良を知らせる可聴警報装置を備えていなければならない。

②酸素供給圧が警報開始点まで復帰する以前に，警報を止めたり，または警報をリセットできる構造であってはならない。

③警報装置の動力源として商用電源を使用するときは，停電時でも作動するものでなければならない。ただし，停電警報が備えられているときは，このかぎりではない。

④麻酔器は，酸素供給不良の場合に，他のガスの供給を遮断する装置を備えていなければならない。

⑤ガス遮断装置をリセットできるのは，酸素供給圧がガス遮断装置を作動させるレベル以上に回復したときにかぎる。

⑥酸素濃度計が備わっているときには，酸素濃度計はJIS T 7203：1989に適合したものでなければならない。なお，1990年版のJIS T 7201では，"酸素濃度計は必ず使用しなければならない"と規定されていたが，1999年版では，JIS T 7201-5：1999吸入麻酔システム第5部：麻酔用循環式呼吸回路のほうに記載されている。

p. 製造業者が提供すべき情報

製造業者は，麻酔器使用前に行うべき作動点検の具体的情報を提供することとする。この情報を記載したものが麻酔器に備えられていなければならない。

q. 取扱説明書

取扱説明書は，次の情報（抜粋）を含むものと規定されている。
①麻酔器および関連部品の滅菌消毒に勧める方法。
②麻酔器に取り付けられている安全弁に関する詳細。
③警報装置の機能に関する試験方法。
④製造業者が勧める定期点検の間隔。
⑤もし適当なものがあれば，その麻酔器に推奨される人工呼吸器。
⑥当該麻酔器に推奨される呼吸回路。
⑦気化器の性能の詳細。

r. 付属書

付属書には，次の試験方法などが記載されている。
A　ガス交叉汚染試験方法
B　逆圧無負荷時の気化器の精度の試験方法
C　逆圧負荷時の気化器の精度の試験方法
D　麻酔薬気化試験前の気化器への注入法
E　文献

2 JIS T 7201-2-1：1999吸入麻酔システム—第2-1部：麻酔用および呼吸用機器-円錐コネクタ-円錐およびソケット

臨床において，適切な呼吸回路を作るためには，複数の呼吸用付属品や部品を寄せ集

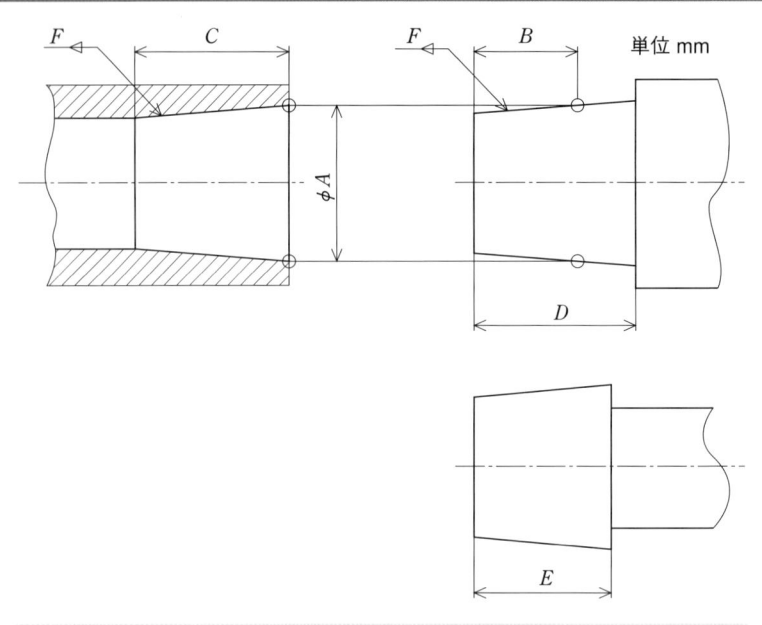

図2 金属製円錐コネクタの形状
（JIS T 7201-2-1：1999，日本規格協会より）

表2 金属製円錐コネクタの寸法

コネクタサイズ	A mm	B テーパの最小長 mm	C （肩があるときには）肩までの長さ mm	D テーパまでの長さ mm	E mm	F テーパ率
15 mm	15.47±0.04	10	16	最小16	最小14.5	1：40
22 mm	22.37±0.04	15	21	図2を参照	図2を参照	1：40
23 mm	23.175±0.02	13	18	最小18	最小15	1：36
30 mm	30.9±0.05	14	18	最小18	最小14	1：20

（JIS T 7201-2-1：1999，日本規格協会より）

め，組み立てなければならないことが多い．このような接続のためには，通常円錐とソケットの接合が用いられるので，互換性を確保するため，本規格が存在している．本規格は，ISO 5356-1 Anaesthetic and respiratory equipment‐Conical connectors‐Part 1：Cones and sockets を翻訳したものであり，国際的に整合している．

a. 適用範囲

　本規格は，麻酔器のみに限定されず，人工呼吸器，加温・加湿器，気管チューブ，人工鼻，各種センサー用アダプタなど，呼吸に関するものもすべて含めた統一規格になっている．特に15 mmと22 mmの接続は頻用されている．

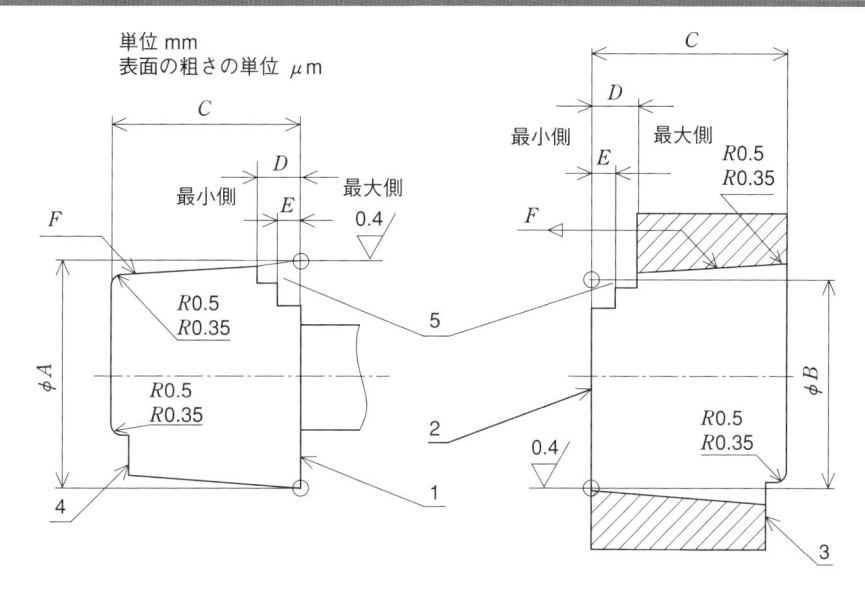

図3 金属以外の材料で作られたプラグ状およびリング状の試験ゲージ

1：A面，2：B面，3：合致すべきゲージが，A面で正確に合うことを点検するための段差，4：合致すべきゲージが，B面で正確に合うことを点検するための段差，5：基準段差。

備考：基準段差およびゲージを合わす段差の長さは，任意である。

(JIS T 7201-2-1：1999，日本規格協会より)

表3 金属以外の材料で作られたプラグ状およびリング状の試験ゲージ寸法

コネクタサイズ	A mm	B mm	C mm	D mm	E mm	F テーパ率	単位長に対する直径上のテーパの許容差 mm
15 mm	15.525 ± 0.005	15.165 ± 0.005	14.5 ± 0.005	4.3 ± 0.005	2.2 ± 0.005	1：40	0.025 ± 0.0002
22 mm	22.425 ± 0.005	21.94 ± 0.005	19.5 ± 0.005	5.2 ± 0.005	2.2 ± 0.005	1：40	0.025 ± 0.0002
30 mm	30.98 ± 0.005	30.12 ± 0.005	15.0 ± 0.005	3.1 ± 0.005	1.6 ± 0.005	1：20	0.050 ± 0.0002

(JIS T 7201-2-1：1999，日本規格協会より)

b. 金属製の円錐コネクタ

金属製の円錐コネクタは，接合状態でほとんど変形がないので，図2および表2のように，許容寸法が規定されている。

c. 金属以外の材料で作られた円錐コネクタ

プラスチックなど金属以外の材料で作られた円錐コネクタは，接合状態で変形が生じるので，部品自体に細かい寸法を規定するのは実用的でなく，正確な規定寸法で製作された試験ゲージを用いて，一定の力と手順で試験品を押し込んだとき，どこまで入り込むかという位置関係が規定されている。試験ゲージの形状および寸法は，図3および表3に示されている。

3 JIS T 7201-2-2：1999 吸入麻酔システム―第2-2部：麻酔用および呼吸用機器-円錐コネクタ-ねじ式耐重量コネクタ

　JIS T 7201-2-1：1999により規定されている通常のテーパ接続では，部品が重いか，あるいは壊れやすいため保持できない場合のために，ねじ式耐重量コネクタについて規定したものである．本規格は，ISO 5356-2 Anaesthetic and respiratory equipment-Conical connectors-Part 2：Screw-threaded weight-bearing connectorsを翻訳したものであり，国際的に整合している．

4 JIS T 7201-3：1999 吸入麻酔システム―第3部：麻酔用呼吸バッグ

　本規格は，麻酔器および呼吸療法機器などに用いられる呼吸バッグに対する要求事項を規定したものである．本規格は，ISO 5362 Anaesthetic reservoir bagsを翻訳したものであり，国際的に整合している．

5 JIS T 7201-4：1999 吸入麻酔システム―第4部：麻酔器用および人工呼吸器用の呼吸管

　本規格は，麻酔器，加湿器およびネブライザ用の呼吸管に関する基本的な必要事項を規定したものである．本規格は，ISO 5367 Breathing tubes intended for use with anaesthetic apparatus and ventilatorsを翻訳したものであり，国際的に整合している．

a. 形状

　呼吸管は，その両端が円筒状またはテーパ状の単純な両端を持つか，もしくはJIS T 7201-2-1に適合した22mm円錐コネクタを組み込んだ両端を持たなければならないとなっており，付属書Bには，外れを試験する張力試験の方法が記載されている．

b. 流れに対する抵抗

　60l/分の流量に対して，管の長さ1mにつき100Pa（1.0cmH$_2$O）を超えてはならない．なお，試験方法については，付属書Aに詳細に記載されている．

c. コンプライアンス

　コンプライアンスについては，10kPa（100cmH$_2$O）の圧力で管の長さ1mあたり8ml/kPa（0.8ml/cmH$_2$O）を超えないことが望ましいとなっている．

6 JIS T 7201-5：1999 吸入麻酔システム―第5部：麻酔用循環式呼吸回路

　本規格は，吸入麻酔装置の循環式二酸化炭素吸収呼吸回路の要求事項を規定したものである。本規格は，ISO 8835-2 Inhalational anaesthesia systems-Part 2：Anaesthetic circle breathing systems を翻訳したものであり，国際的に整合している。

a. APL弁（ポップオフ弁）

　APL弁については，時計回りの方向に動かしたときに制限圧をしだいに増加させる構造であること，気流抵抗は，完全開放の位置で，空気流量が3l/分のときに0.05 kPa（0.5 cmH$_2$O）〜0.3 kPa（3 cmH$_2$O）の間であり，空気流量が30l/分のときに0.1 kPa（1 cmH$_2$O）〜0.6 kPa（6 cmH$_2$O）の間でなければならないとなっている。

b. 循環式二酸化炭素（炭酸ガス）吸収装置

　二酸化炭素（炭酸ガス）吸収装置は，二酸化炭素吸収剤の色変化が明瞭に視認できなければならない。また，呼気接続口で生じる圧力は，0.6 kPa（6 cmH$_2$O）を超えてはならない。

c. 圧モニターおよび酸素濃度計

　呼吸回路の圧力を，一方向弁の患者側で測定できる手段が備えられていなければならない。また圧単位は，kPaおよび/またはcmH$_2$Oで表示されていなければならず，少なくとも−1 kPa（−10 cmH$_2$O）〜＋6 kPa（60 cmH$_2$O）にわたって，それぞれ適切になされていなければならない。
　吸気側の呼吸回路内のガスの酸素濃度が麻酔用呼吸回路の使用中に常時モニターできるように，JIS T 7203に規定する酸素濃度計を備えなければならない。

d. 呼吸回路構成要素の位置

　APL弁は，吸気弁とYピースとの間に置かれてはならない。
　新鮮ガス入口は，呼吸バッグと吸気弁との間に位置することが望ましい。

e. 付属書A　形式試験方法

　ガス漏れ，呼吸抵抗などの試験方法が詳細に説明されている。

f. 付属書B　呼吸回路の分類

　呼吸回路を表示するための記号や表記法が参考として図4に示されている。また，これらの記号を用いて表示した呼吸回路全体の例は，図5に示されている。

a）患者側端　　h）呼吸管　　o）熱湿度交換器（人工鼻）（HME）

b）新鮮ガス取入口　　i）人工呼吸器　　p）PEEP弁

c）APL弁（ガス排除装置なし）　　j）温度計　　q）気化器

d）ガス補捉装置を備えたAPL弁　　k）加湿器　　r）圧力ゲージ

e）一方向弁（ガスの流れが左から右へと制御されていることを示す）　　l）細菌フィルタ　　s）ガス循環装置（サーキュレータ）

f）呼吸バッグ　　m）スパイロメータ　　t）呼吸バッグ/人工呼吸器切り替えスイッチ

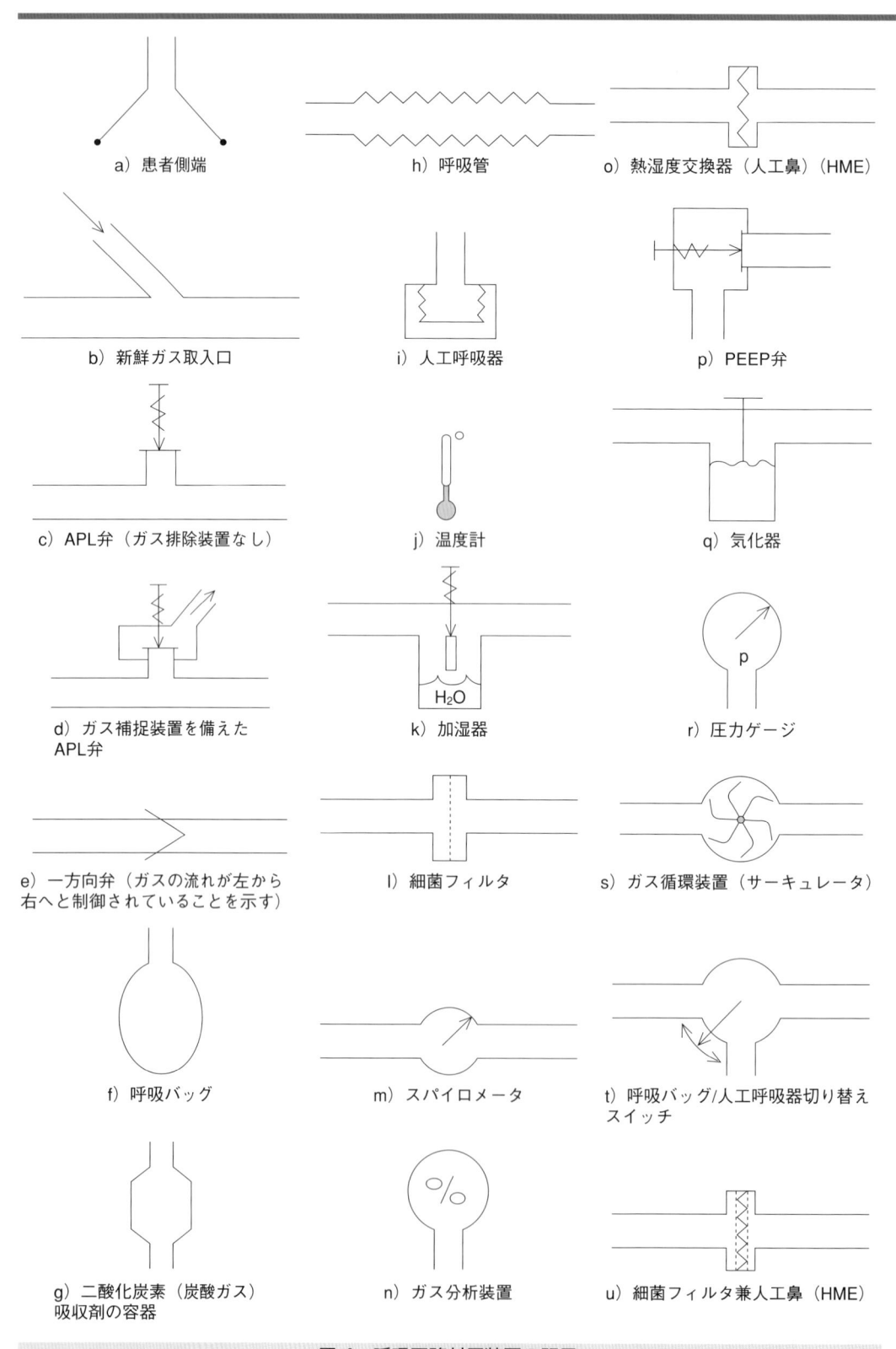

g）二酸化炭素（炭酸ガス）吸収剤の容器　　n）ガス分析装置　　u）細菌フィルタ兼人工鼻（HME）

図4　呼吸回路付属装置の記号

（JIS T 7201-5：1999，日本規格協会より）

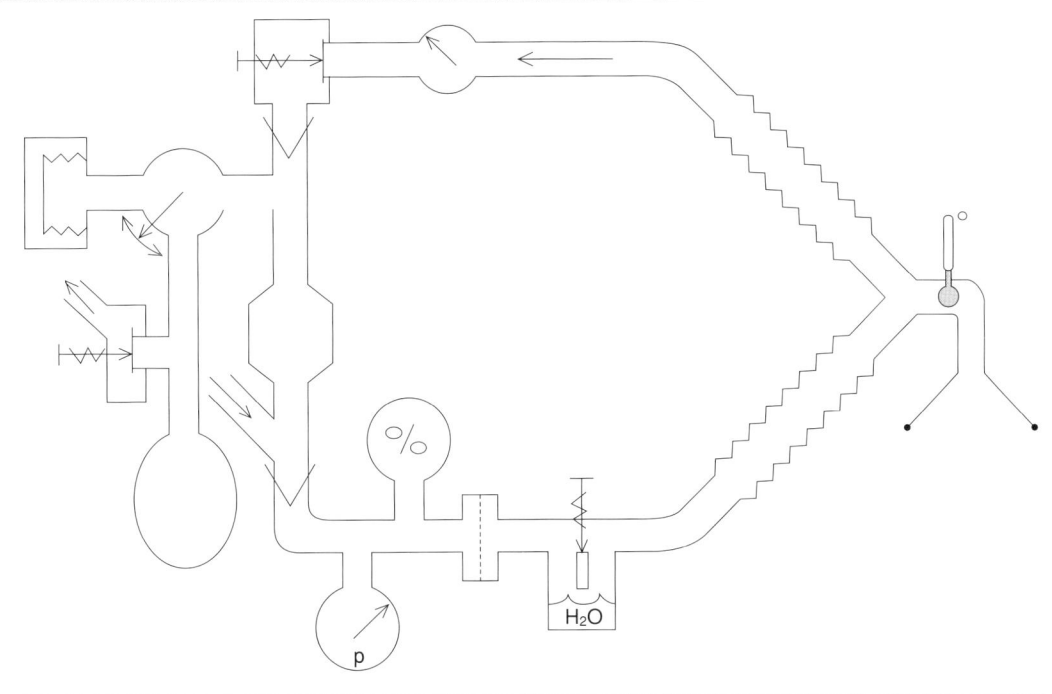

図5 循環式呼吸回路の説明図
(JIS T 7201-5：1999，日本規格協会より)

7 JIS T 7203：1989 医療用酸素濃度計

本規格は，患者に投与するガス中の酸素濃度または患者が呼出するガス中の酸素濃度を計測する医療用酸素濃度計について規定したものである。

a. 測定精度

測定精度は±3％以内でなければならない。ただし15～25％の範囲では±1％以内でなければならない。

b. 安定性

8時間連続使用しても，上記の精度を維持しなければならない。

8 JIS T 7204：1989 医療用人工呼吸器

本規格は，医療用に使われる人工呼吸器について規定されたものであり，麻酔専用のものも含まれている。

本規格が作成されてからかなり年月が経過しており，その間にISO規格は大幅に改定されているので，現状では国際的に整合していない。

9 JIS T 7207：2005 医用加湿器-加湿システムの一般的要求事項

本規格は，吸気ガスに水蒸気を加える装置に関するものであり，すべての加湿システムに対して10mgH$_2$O/l，上気道バイパスしている患者に使用する加湿システムに対しては33mgH$_2$O/lの加湿器出力が可能でなければならないと規定している。能動的人工鼻は，本規格に含まれるが，一般の人工鼻は適用されない。本規格は，ISO 8185：1997 Humidifiers for medical use-General requirements for humidification systems を翻訳したものであり，国際的に整合している。

10 JIS T 7231-1：1998 喉頭鏡接合部—第1部：従来型のフックオン式ハンドル・ブレード間接合部

本規格は，フックオン式喉頭鏡の重要な接合部分の寸法と要件とを規定することによって，どのハンドルとどのブレードとの間でも着脱，点灯を保証するものである。本規格は，ISO 7376-1 Laryngoscopic fittings-Part 1：Conventional hook-on type handle-blade fittings を翻訳したものであり，国際的に整合している。

11 JIS T 7231-2：1998 喉頭鏡接合部—第2部：従来型のブレード用電球のねじおよびソケット

本規格は，JIS T 7231-1：1998に規定された喉頭鏡のブレードに用いられる電球とソケットに用いるねじに関する要求事項などについて規定したものである。本規格は，ISO 7376-2 Laryngoscopic fittings-Part 2：Miniature electric lamps-Screw-threads and sockets for conventional blades を翻訳したものであり，国際的に整合している。

12 JIS T 7101：2006 医療ガス配管設備

医療ガス配管のガス別特定，非互換性の確保や適正な材料，部材の選定，設置施行，試験検査などについて詳細に規定されている。内容については，本書の第3章医療ガス配管設備と医療ガスホースアセンブリに記載されている。

13 JIS T 7111：1993 医療ガスアセンブリ

医療ガス供給設備に用いられるホースアセンブリの構造，機能，ガス別特定，試験などについて規定されている。

表4 高圧ガス容器（ボンベ）の塗色

ガスの種類	識別色※
酸素	黒
水素	赤
液化炭酸ガス	緑
液化アンモニア	白
液化塩素	黄
アセチレン	褐
その他の高圧ガス	灰

※：ガス容器の塗色は表面積の1/2以上とする。アルミニウム，ステンレスは灰色とみなす。

（高圧ガス保安法第10条より）

高圧ガス保安法

　高圧ガスによる災害発生の防止のため，その製造，貯蔵，販売，移動，消費，および容器などについての規制と，取り扱い者の高圧ガスの保安に関する自主的な保安活動を促進することにより，公共の安全を確保することを目的として，昭和26（1951）年に制定され，平成17（2005）年に改正された。

　医療に用いられる高圧ガスとしては，酸素，窒素，二酸化炭素（炭酸ガス），亜酸化窒素（笑気），酸化エチレン，ヘリウム，その他各種混合ガスがある。また，コンプレッサーで作られる圧縮空気は，高圧ガス保安法でいう高圧ガスではないが，ボンベに充填されたものは高圧ガス扱いとなる。

　高圧ガスボンベの色は，表4のように決められているが，医療ガス配管設備に関するJIS T 7101：2006において決められている色と一致していないという問題がある。例えば，酸素は，高圧ガス保安法では黒であるが，JISでは緑色であり，高圧ガス保安法における緑は，炭酸ガスを意味する。近年，内視鏡下手術の普及により，気腹装置用として炭酸ガスが使用されるため，手術室内に緑色の炭酸ガスボンベが常備されていることもあり，緊急時に酸素ガスと取り違えないよう注意が必要である。

国際標準化機構（ISO）

　ISO（International Organization for Standardization）は，製品やサービスの国際交流を容易にし，知的，科学的，技術的および経済的活動分野における国際間の強力を助長するために世界的な標準化およびその関連活動の発展促進を目的としている。歴史的には，電気技術の標準化を目的として，国際電気標準会議（IEC）が1906年に設立されていた

が，電気以外の分野を網羅した工業規格の国際的統一化を促進するため，1947年にISOが発足した。

　ISOは，各分野によって技術委員会（TC）が構成されており，麻酔および人工呼吸関連は，TC121に属している．近年は，その取り扱い範囲が拡大しており，すべての医療機器に関する警報，血圧計，体温計などの規格もTC121で審議されている．

■参考文献
1) 井上政昭, 塚越昌一, 岡田利夫ほか. 麻酔器の安全を支える規格―吸入麻酔システムのJIS. Clinical Engineering 2002；13：1001-18.

（大村　昭人，井上　政昭）

V

麻酔器の始業点検

はじめに

　1999～2003年度の5年間にわたる第2次偶発症例調査（日本麻酔科学会）[1]では，対象麻酔科管理症例数5,223,174症例における危機的偶発症として12,954症例（心停止3,249症例，高度低血圧5,779症例，高度低酸素症2,028症例，その他1,898症例）が報告され，このうち麻酔器にかかわるものは，接続の外れ・接続ミス（麻酔回路・呼吸回路およびガス供給源）66症例，機器の欠陥（麻酔器，ベンチレータ，呼吸回路）33症例であった。このように，麻酔器が関与する偶発症例は，麻酔管理を原因とする計2,263症例の約4.4％にすぎないが，その内訳は，心停止6症例，高度低血圧6症例，高度低酸素症57症例，その他30症例と高度低酸素症が多い特徴を示す。ところで，麻酔器の適切な管理を行うことで，これら偶発症例の一部を回避することができるならば，事前の保守点検が担う役割はきわめて大きく，その手順をプロトコールとして明示しておくことも重要な意味を持つ。本章では，安全な麻酔のための重要な責務である始業点検について，日本麻酔科学会のガイドライン[2]に沿う形式で解説を加えることにする。

麻酔器の構造と点検ガイドライン

　麻酔器の基本構造については他章に詳細に述べられているが，始業点検を適切に行うには，その十分な理解が前もって必要である（図1）。すなわち，麻酔器は主にガス供給部と患者呼吸回路から構成され，前者については適切なガス供給，後者についてはガスリークの有無やリーク量評価，さらには付属器としての気化器や酸素濃度計，二酸化炭素吸収装置，酸素フラッシュ機構，人工呼吸器，余剰麻酔ガス排出装置などに対するチェックが必要である。これらの具体的な手順を示すガイドラインとしては，1993年に改訂を受けた米国食品医薬品局（Food and Drug Administration：FDA）[3]によるものや，2004年に第3改訂を受けた英国麻酔科学会[4]によるものが存在する。しかし，これらのガイドラインは技術進歩に伴って複雑化・多様化した現在の麻酔器には必ずしも適合せず，米国麻酔科学会[5]では，汎用性に富むテンプレートとして，施設ごとの手順作成のためのガイドラインを公表し，始業点検に関する新たな方向性を示している。

麻酔器の始業点検

1 補助ボンベ内容量および流量計

　1）補助ボンベ（酸素，亜酸化窒素）を開き，圧を確認し，残量をチェックする。
　2）ノブおよび浮子の動きを点検する。

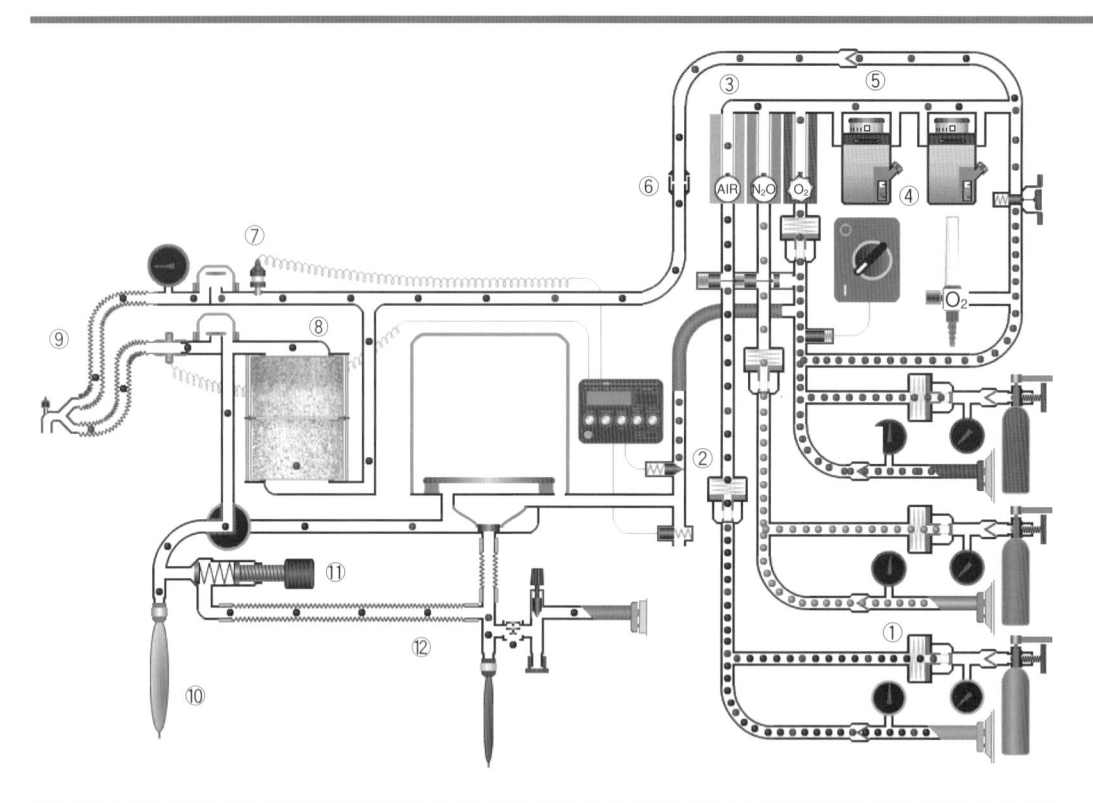

図1　麻酔器の構造

①1次減圧弁，②2次減圧弁，③流量計，④気化器，⑤逆流防止弁，⑥ガス共通流出口，⑦酸素濃度計センサー，⑧二酸化炭素吸収装置，⑨呼吸回路，⑩呼吸バッグ，⑪APL弁，⑫余剰麻酔ガス排出装置

〔Simulation of the anesthesia machine pre-use check. Center for simulation, advanced learning and technology. Gainesville, Florida：University of Florida.（http：//vam.anest.ufl.edu/members/preusecheck/index.html）より改変引用〕

　3）酸素の流量が5l/min流れることを確認する。

　4）低酸素防止装置付き流量計（純亜酸化窒素供給防止装置付き流量計）が装備されている場合は，この機構が正しく作動することを確認する。

　麻酔に際し，陽圧換気が常に行える状態を維持することは重要であり，この点で自己膨張式バッグの常備と点検（一方向弁の作動確認）を事前に行っておくべきである。麻酔器の点検としては，まず，中央配管あるいは主ボンベからのガス供給が途絶えた場合に備えて，補助酸素ボンベのチェックを行う。酸素ボンベの充填圧は使用量に比例するため，10kgf/cm^2（1kgf/cm^2＝98.1kPa＝0.0981MPa≒1気圧）以下であれば，ただちに最新のものとの交換が必要である（容積3.5lのボンベにおける残量は，例えば，最高充填圧150kgf/cm^2（14.7MPa）では3.5×150＝525lと計算され，ガイドラインに記載された交換限度の内圧10kgf/cm^{2}では3.5×10＝35l，すなわち3l/minの流量で約10分間維持できるだけである）。一方，亜酸化窒素のボンベ残量はその重量から推定されるが，約80％以上が消費されて内容がすべて気体となれば酸素ボンベと同様の計算から残量が求められる〔最高充填圧52kgf/cm^2（5.09MPa）〕。参考までに，欧米のガイドラインは，安全とのかかわりが大きい酸素供給系を重視するため，亜酸化窒素ボンベの点検には触れ

ていない．流量計の点検項目としては，流量調節ノブの回転の遊びや円滑さに加えて，その開度に見合った浮子の動きを確認する．麻酔器の低酸素予防機構としては，①低酸素防止装置付き流量計，②酸素供給圧低下時の亜酸化窒素遮断機構が備えられ，前者の点検については酸素の流量が5l/min流れることを確認したのちに亜酸化窒素のボンベを開いて圧を確認し，同様に5l/minの流量を安定して得たのちに酸素の流量を低下させることで，亜酸化窒素の流量も暫時低下することを確認する（すなわち，酸素流量がゼロとなれば亜酸化窒素流量もゼロとなる）．

2 補助ボンベによる酸素供給圧低下時の亜酸化窒素遮断機構およびアラームの点検

1) 酸素および亜酸化窒素の流量を5l/minにセットする．
2) 酸素ボンベを閉じて，アラームが鳴り，亜酸化窒素が遮断されることを確認する（一部の機種ではアラームが装備されていない）．
3) 酸素の流量を再び5l/minにセットすると，亜酸化窒素の流量が5l/minに自動的に回復することを確認する．
4) 亜酸化窒素の流量計のノブを閉じる．
5) 酸素の流量計のノブを閉じる．
6) 酸素および亜酸化窒素のボンベを閉じ，メータがゼロに戻っていることを確認する．

酸素供給圧低下に伴う亜酸化窒素遮断機構は，酸素供給圧警報装置が作動する圧〔約2.0～2.5kgf/cm^2（0.19～0.24MPa）〕よりも低い圧で作動し，一般にはすべてのガス供給が遮断されるが，現在の麻酔器では，亜酸化窒素供給圧を酸素供給圧に相応して変化させることで低酸素混合ガスの供給を防止したり，医療用空気ガスについては遮断を行わずにその供給状態を維持するなどの方式がある．酸素供給は中央配管あるいは補助ボンベに依存するため，日常点検では，これら両者についての動作確認が必要である．したがって，補助ボンベについては，酸素ボンベの閉鎖により酸素供給圧が低下すると可聴警報とともに亜酸化窒素流量が遮断され，酸素ボンベの開放とともに回復することを確認する．ちなみに，これらの遮断機構は，酸素供給圧の回復がないかぎりリセット不能な設計となっている．点検終了後には，ガスの無駄な使用を避け，緊急時に備える意味でボンベを閉じておくべきである（すなわち，両者が同時に開放状態である場合，一般には中央配管のガス供給が優先されるが，なんらかの原因により配管圧の相対的な低下が生じると，補助ボンベからのガス供給が優先され，意図しないボンベ残量低下をもたらす）．

3 医療ガス配管設備（中央配管）によるガス供給

1) ホースアセンブリ（酸素，亜酸化窒素，圧縮空気など）を接続する際，目視点検を行い，また漏れのないことも確認する．
2) 各ホースアセンブリを医療ガス設備の配管末端器（アウトレット）あるいは医療ガ

ス配管設備に正しく接続し,ガス供給圧を確認する。酸素供給圧:$4\pm0.5\mathrm{kgf/cm^2}$。亜酸化窒素および圧縮空気:酸素供給圧よりも約$0.3\mathrm{kgf/cm^2}$低い。

 3) ノブおよび浮子の動きを点検する。

 4) 低酸素防止装置付き流量計(純亜酸化窒素供給防止装置付き流量計)が装備されている場合は,この機構が正しく作動することを確認する。

 5) 酸素および亜酸化窒素を流したあと,酸素のホースアセンブリを外した際に,アラームが鳴り,亜酸化窒素の供給が遮断されることを確認する(一部の機種ではアラームが装備されていない)。

 6) 医療ガス配管設備のない施設では,主ボンベについて補助ボンベと同じ要領で圧,内容量の点検を行ったのちに使用する。

 補助ボンベによるガス供給の点検が終了したのち,中央配管のガス供給について同様な確認を行う。ホース接続部分では,誤接続を防ぐためのカラーコーディングや連結機構(ピンインデックス方式,シュレーダー方式)が備えられ,それぞれの供給源との確実な接続をチェックするとともに,破損の有無や漏れに留意し,ガス供給圧を確認する。ガス供給源の違いによって供給圧がわずかに異なる(すなわち,酸素供給圧が高く設定されている)のは,なんらかのリークが生じても酸素供給の優先性が配慮されているためである。また,前項で述べた低酸素防止機構については,補助ボンベからガス供給が行われる場合と同様の手順で,それぞれの機能が正常に作動するかを確認する。

4 気化器

 1) 内容量を確認する。
 2) 注入栓をしっかりと閉める。
 3) OFFの状態で酸素を流し,匂いのないことを確認する。
 4) ダイヤルが円滑に作動するか確認する。
 5) 接続が確実かどうか目視確認する。気化器が2つ以上ある場合は,同時に複数のダイヤルが回らないこと(気化器が2つ同時に作動しないこと)を確認する。

 気化器は一般にバイパス流量と気化室流量のバランスを調節することで出力濃度の制御を行い,異なる飽和蒸気圧を有する揮発性麻酔薬に対しては,それぞれ専用の気化器を必要とする。したがって,麻酔薬の充填に際しては,クイック・フィル・システムなどの誤注入を防ぐさまざまなアダプタを利用するとともに,過剰注入や気化器の傾斜・転倒など高濃度投与の原因となる事象が生じないよう確実に行うべきである。また,充填後,その注入栓にリークが存在すると,周囲へのガス汚染や偶発的な回路内濃度低下による術中覚醒などの可能性が生じるため,栓を確実に閉めておく必要がある。一方,気化器の出力濃度はダイヤルがOFFまたはゼロの状態で0.05%未満であることが必要とされるため,その簡便なチェックには,ダイヤルを閉じた状態で酸素を流し,気化麻酔薬の流出がないことをそれぞれの特有な芳香の有無から確認する。さらに,ダイヤル動作や麻酔器との接続状態をチェックするとともに,複数の気化器が接続されている場合には,インターロック機構などの同時投与防止機構についても確認が必要である。

5 酸素濃度計

1) 電池容量が十分であることを確認する。
2) センサーを空気で21％になるように較正する。
3) センサーを回路に組み込み，酸素をフラッシュして酸素濃度が上昇することを確認する。

　酸素濃度計には日本工業規格が定められ，測定原理に従って，磁気酸素濃度計や電気化学的酸素濃度計（ガルバニ電池式，ポーラログラフィー式，セラミックセンサー式など）に分類される。医療用酸素濃度計の測定精度としては一般に±3％，15～25％の濃度範囲では±1％が要求されている[6]が，国際標準規格では±2.5％の精度が少なくとも連続6時間以上の使用中に維持されなければならない。偶発的な低酸素症の予防には，低酸素混合ガスの吸入を避けることが必要条件となり，この場合，酸素濃度計はパルスオキシメータより早期の警告となりうる。この適切な機能を維持するには，①電池容量が十分であることの確認，②始業前および使用中8時間ごとの空気（21％）による較正，③適切なアラーム設定，が必要である。

6 二酸化炭素吸収装置

1) 吸収薬の色，量，一様に詰まっているかなどを目視点検する。
2) 水抜き装置がある場合には，水抜きを行ったあとは必ず閉鎖する。

　現在の主流である半閉鎖式麻酔回路では，呼気の一部がAPL弁（adjustable pressure-limiting valve）から余剰麻酔ガス排出装置を経て大気に開放され，残りの呼気は二酸化炭素吸収装置を経て新鮮ガスと混じり合い，再び吸入気の一部を構成する。これら両者の比率は新鮮ガス流量に依存し，低流量であれば再呼吸が増して二酸化炭素吸収剤の消費が高まるが，高流量であれば大部分が余剰ガスとして処理されることになる。二酸化炭素吸収剤と揮発性麻酔薬の相互作用については，特に前者が乾燥した状態での異常発熱や発火，一酸化炭素発生の問題が知られており，①麻酔器を使用しない場合は吸収剤の乾燥を避けるためにすべてのガスをOFFとする，②毎週月曜日などに定期的に二酸化炭素吸収剤を交換する，③指示薬の色が変化したらただちに交換する，などの手段が推奨されている[7]。一方，セボフルランとの相互作用では腎障害の原因となりうるcompound Aの産生が認められ，臨床的な問題となることはまれであるが，低流量での使用には注意が必要である。始業点検としては，吸収剤の指示薬が変化していればただちに交換を行い，分割方式のカニスタではその一部でなく，全体を交換すべきである。また，カニスタ内にきつく充填することは，二酸化炭素吸収効率を低下させるために好ましくなく，緩い充填もチャネリングによる効率低下を招くことに注意すべきである。なお，二酸化炭素との反応から産生される水分は，水抜きがあれば排除するが，この部位はカニスタを含めてガスリークが生じやすいことに注意が必要である。

7 患者呼吸回路の組み立て

1) 正しく，しっかりと組み立てられているかどうかを確認する。
2) 水抜き装置がある場合には，水抜きを行ったあとは必ず閉鎖する。

ガス共通流出口の下流でガスリークが生じやすい部位は，患者呼吸回路や人工鼻の接合部，ガスサンプリングチューブやフローセンサーチューブの接合部，二酸化炭素吸収装置，吸気・呼気弁，酸素濃度計センサー部，ウォータートラップなどであり，次項のリークテストを行う前に確実な接続をチェックしておく必要がある。

8 患者呼吸回路，麻酔器内配管のリークテストおよび酸素フラッシュ機能

1) 新鮮ガス流量をゼロまたは最小流量にする。
2) APL（ポップオフ）弁を閉め，患者呼吸回路先端（Yピース）を閉塞する。
3) 酸素を5〜10l/min流して呼吸回路内圧を30cmH$_2$Oに上昇させる。
4) 少なくとも10秒間回路内圧が30cmH$_2$Oに保たれることを確認する。
5) APL弁を開き，回路内圧が低下することを確認する。
6) 酸素フラッシュを行い，十分な流量があることを確認する。

麻酔器のリークについては，麻酔器内ガス配管の低圧系（2次減圧弁から流量計や気化器を経てガス共通流出口に至る回路）と患者呼吸回路に分けて理解するとよく，両者の間に逆流防止弁が介在する場合，上記の加圧テストでは麻酔器内ガス配管のリーク検出が不能となることに注意が必要である。一方，ガイドラインの解説に述べられている低流量リークテスト[注1]では，呼吸バッグを除く回路全体のリークを検出することが可能であり，呼吸バッグを含めた加圧テストと併用することで麻酔器の低圧系回路から患者呼吸回路までのすべてがカバーされる。また，FDAによるガイドライン[3]では，麻酔器の低圧系回路に対する陰圧リークテスト[注2]，および呼吸回路に対する酸素フラッシュテスト[注3]の両者を行うことが推奨されている。

[注1]：低流量リークテストの手順
1) APL弁を閉じ，酸素を100ml/min（または最小流量）流す。
2) 呼吸バッグを外し，呼吸回路のYピースと呼吸バッグ接続口を別の蛇管で接続する。
3) 回路内圧が30cmH$_2$O以上となることを確認する（100ml/min以上のリークが存在すれば回路内圧が30cmH$_2$O以上に達することはなく，また回路内圧を30cmH$_2$Oに維持するために必要な酸素流量がリーク量となる）。

[注2]：陰圧テストの手順
1) 麻酔器のマスタースイッチと流量計の調節ノブが閉じていることを確認する。
2) 吸引バルブをガス共通流出口に接続する。
3) バルブが十分に凹むまで圧迫を繰り返す。
4) バルブが少なくとも10秒間完全に凹んでいることを確認する。
5) 気化器のダイヤルを開け，上記を繰り返す。

注3：酸素フラッシュテストの手順
1) すべての流量計を閉じる．
2) APL弁を閉じ，Yピースを塞ぐ．
3) 酸素フラッシュを利用して回路内圧を30cmH$_2$Oに上昇させる．
4) 回路内圧が少なくとも10秒間維持されていることを確認する．
5) APL弁を開け，回路内圧の低下を確認する．

9 患者呼吸回路のガス流

1) テスト肺を付け換気状態を点検する．
2) 呼吸バッグを膨らましたあと，押して，吸気弁と呼気弁の動きを確認する．
3) 呼吸バッグを押したり，放すことにより，テスト肺が膨らんだり，しぼんだりすることを確認する．
4) APL（ポップオフ）弁の機能を確認する．

呼吸回路を接続した麻酔器全体の機能を確認するには，テスト肺を接続した状態で4〜6l/minの酸素ガスを流し，呼吸バッグを利用した用手換気を行う．テスト肺や吸気・呼気弁の円滑な作動が観察対象であり，APL弁の作動状況も同時にチェックする．

10 人工呼吸器とアラーム

1) 人工呼吸器を使用時と同様な状態にしてスイッチを入れ，アラームも作動状態にする．
2) テスト肺の動きを確認する．
3) テスト肺を外して，低圧ならびに高圧アラームが作動することを確認する．

テスト肺と用手換気による麻酔器全体の機能確認に加えて，人工呼吸器の作動状況をチェックする．これは，前項と同様にテスト肺を利用して行い，人工呼吸器の吸気・呼気に伴うテスト肺の円滑な膨張・収縮を確認するとともに，気道内圧アラームの的確な作動を確認する．

11 麻酔ガス排除装置

1) 回路の接続が正しいことを確認する．
2) 吸引量を目視確認する．
3) 呼吸回路内からガスが異常に吸引されないことを確認する．

余剰麻酔ガス排出装置を欠く場合，室内に排出された麻酔ガスは痕跡程度の濃度を示すが，これらに関連する問題として，手術室勤務者の自然流産や不妊，先天異常発生率，業務遂行能力，発癌，肝疾患，腎疾患，血液疾患，免疫異常などに対する影響が調査・研究の対象とされてきた．現在，職業的曝露とこれらの健康問題に明確な因果関係が示されているわけではないが，手術室汚染を最小限とすることが基本姿勢として強く推奨されている[8]．余剰麻酔ガス排出装置は，一般に，APL弁あるいは人工呼吸器からの導出

管，インターフェース，排出管，流量調節器を経て屋外に導かれ，不適切な接続や余剰ガス排出回路に問題がある場合，室内気への余剰ガス曝露や呼吸回路に対する陽圧・陰圧負荷が生じうることに注意が必要である。

12 完　了

1）点検完了を確認する。

次項で述べるように，始業点検については適切なチェックリストに基づいて各項目ごとに確認を行い，点検完了後，その記録を残すことが定められている。

改正医療法と始業点検

平成19（2007）年3月30日，厚生労働省医政局長より改正医療法"良質な医療を提供する体制の確立を図るための医療法等の一部を改正する法律の一部の施行について"（医政発第0330010号）が各都道府県知事に通達され，医療機器の保守点検・安全使用に関する体制については，病院などの管理者に対して，①医療機器の安全使用にかかわる責任者の配置，②従業者に対する医療機器の安全使用のための研修，③医療機器の保守点検に関する計画の策定および保守点検，④医療機器の安全使用のために必要となる情報の収集，その他の医療機器の安全使用を目的とした改善のための方策，を求めることとなった。麻酔器は，流量計や気化器，人工呼吸器を含めて薬事法によりクラスⅢの"高度管理医療機器"に分類され，さらに，その保守点検や修理，その他の管理に専門的な知識および技能を必要とし，適正な管理が行われなければ重大な影響を与えるおそれがあると定義される"特定保守管理医療機器"としての取り扱いを受けている。この特定保守管理医療機器に対しては，保守点検に関する事項の添付文書への記載，医療機関への添付文書記載事項の遵守などが求められており，麻酔器の添付文書には，始業点検にとどまらず，使用中点検や終業時点検の子細が述べられている。日本麻酔科学会では，ガイドラインに従った始業点検チェックリスト（図2）を公開するとともに，薬事法の遵守を強く訴えており，今後とも，麻酔の安全に貢献することが望まれる。

おわりに

麻酔器に関する始業点検の重要性については，すでに数多くの指摘が存在し，安全性の確保や性能維持，予防保全を目的とした保守点検は，麻酔以前の問題であると同時に麻酔の要とも考えられる。ガイドラインの遵守に関しては，おそらく本邦でも改善傾向にあると思われるが，他に指摘されているように，必ずしも十分とはいえない可能性がある[9]。今後，ガイドラインの周知を徹底することにとどまらず，技術進歩に伴うその定期的な改訂やコンピュータ・シミュレーションなどの教育手法開発[10]，老朽化問題への対処[11]など，検討の余地が多く残されているのが現状である。

麻酔器始業点検チェックリスト（サンプル）

　　年　　　月　　　日　　　　　点検実施者名　　　　　／

麻酔器管理番号　　　　　　　　　　　　　　　手術室

点検箇所	点検項目	評　価
電源コード パイプライン	電源コード，耐圧管（酸素・笑気・空気）は接続されているか ゆるみはないか	合・否
供給ガス圧力	パイプライン圧は350〜500kPaになっているか （麻酔器正面パイプライン圧力計確認）	合・否
ガス流量計	亜酸化窒素・空気のガス選択はできるか	合・否
	流量計調節ノブの操作に異常はないか（全開・全閉動作）	合・否
酸素センサー	酸素センサーは接続されているか	合・否
	校正はしているか	合・否
患者呼吸回路リークテスト 及び酸素フラッシュ	しっかりと接続されているか，リークテスト及びAPL弁の作動は確認したか	合・否
	酸素フラッシュの流量は十分か	合・否
二酸化炭素吸収装置	吸収剤の色・量の確認はしたか	合・否

気化装置	電源スイッチはONにしたか，エラー表示はでなかったか	合・否
	麻酔薬の内容量は確認したか	合・否

人工呼吸器 とフローセンサー	センサーチューブの接続にゆるみはないか，折れたり閉塞はしていないか	合・否
	フローセンサーは接続されているか	合・否
人工呼吸器 とアラーム	プレユーステストの実行は完了しているか	合・否
	アラームの作動は確認したか	合・否

備　　　　考

● 正常の場合には，＜合＞を○で囲ってください。
　もし異常がある場合には枠内の＜否＞を○で囲い，備考欄にその症状を記録してください。

図2　麻酔器始業点検チェックリスト
（日本麻酔科学会・安全委員会. JSA ニュース 2008；16：5 より引用）

■参考文献
1) 津崎晃一. 第2次麻酔関連偶発症例調査（1999〜2003）に関する研究. 厚生労働科学研究研究費補助金 医療技術評価総合研究事業　麻酔関連の医療事故を防止する方策を立案するための要因分析手法に関する研究. 平成16年度総括・分担研究報告書. 2005. p.6-17.
2) 日本麻酔科学会. 麻酔器の始業点検. 2003. （http：//www.anesth.or.jp/dbps_data/_material_/localhost/safety/pdf/guideline_checkout.pdf）

3) Morrison J. FDA anesthesia apparatus checkout recommendations, 1993. Am Soc Anesthesiol Newslett 1994 ; 58：25-8.
4) Checking anaesthetic equipment 3 2004. Association of Anaesthetists of Great Britain and Ireland, Bedford Square, London.（http：//www.aagbi.org/publications/guidelines/docs/checking04.pdf）
5) 2008 Recommendations for pre-anesthesia checkout procedures. Park Ridge, Illinois：American Society of Anesthesiologists.（http：//www.asahq.org/clinical/FINALCheckoutDesignguidelines02-08-2008.pdf）
6) JIS T 7203-1989医療用酸素濃度計. 東京：日本規格協会；1989.
7) Woehlck HJ, Dunning M III, Connolly LA. Reduction in the incidence of carbon monoxide exposures in humans undergoing general anesthesia. Anesthesiology 1997 ; 87：228-34.
8) Waste anesthetic gases：An update on information for management in anesthetizing areas and the postanesthesia care unit. Park Ridge, Illinois：American Society of Anesthesiologists.（http：//www.asahq.org/publicationsAndServices/wasteanes.pdf）
9) Langford R, Gale TC, Mayor AH. Anaesthetic machine checking guidelines：Have we improved our practice? Eur J Anaesthesiol 2007 ; 24：1050-6.
10) Simulation of the anesthesia machine pre-use check. Center for simulation, advanced learning and technology. Gainesville, Florida：University of Florida.（http：//vam.anest.ufl.edu/members/preusecheck/index.html）
11) Guidelines for determining anesthesia machine obsolescence. Park Ridge, Illinois：American Society of Anesthesiologists.（http：//www.asahq.org/publicationsAndServices/machineobsolescense.pdf）

（津崎　晃一）

VI

麻酔器各論

VI. 麻酔器各論——国産品

1 泉工医科工業（株）

はじめに

　当社では，代表的な麻酔システムとして，他社にない特徴を有する以下の2機種をラインナップに加えている。

構造-1：全体外観

　図1，図2に全体の外観を示す。

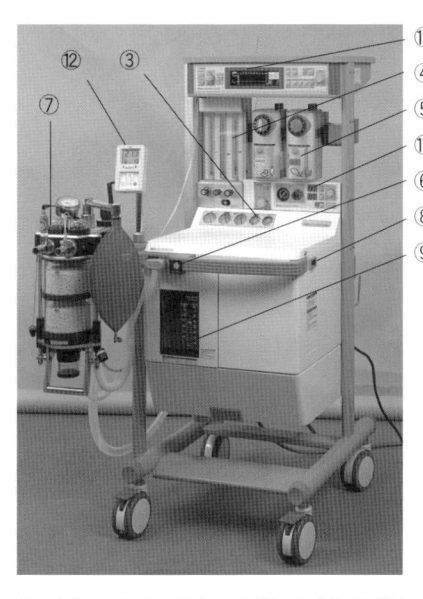

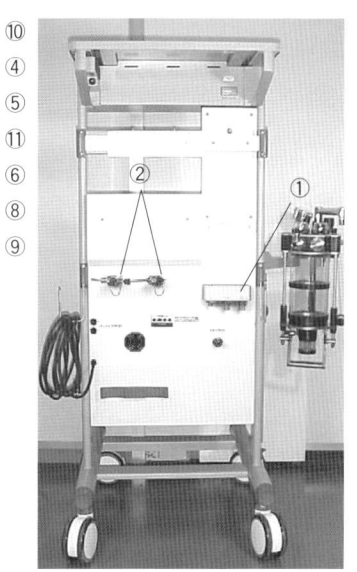

図1　メラ全身麻酔器MD-757XLV
　各部名称：①ホース連結部，②ボンベ連結部，③圧力計，④流量計，⑤気化器，⑥O_2フラッシュ，⑦アブゾーバ，⑧主電源スイッチ，⑨電動ベンチレータ，⑩ベンチレータ操作パネル，⑪HFJVユニット（工場オプション），⑫酸素濃度計

1．泉工医科工業（株）

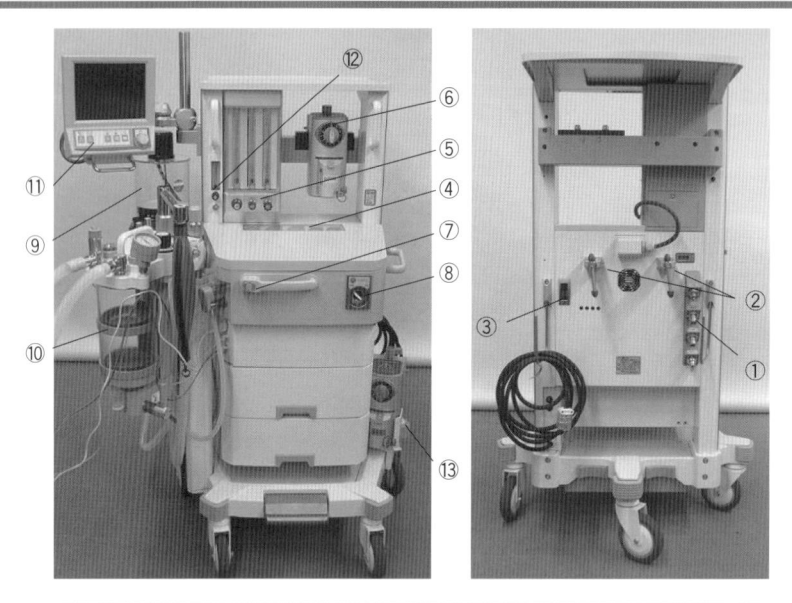

図2　吸入麻酔システムCanopus F3
各部名称：①ホース連結部，②ボンベ連結部，③メインスイッチ，④圧力計，⑤流量計，⑥気化器，⑦O_2フラッシュ，⑧システムスイッチ，⑨ベローズインチャンバー，⑩アブゾーバ，⑪コントロールユニット，⑫O_2補助流量計，⑬予備気化器ホルダー

構造-2：コントロール部

図3，図4にコントロール部を示す。

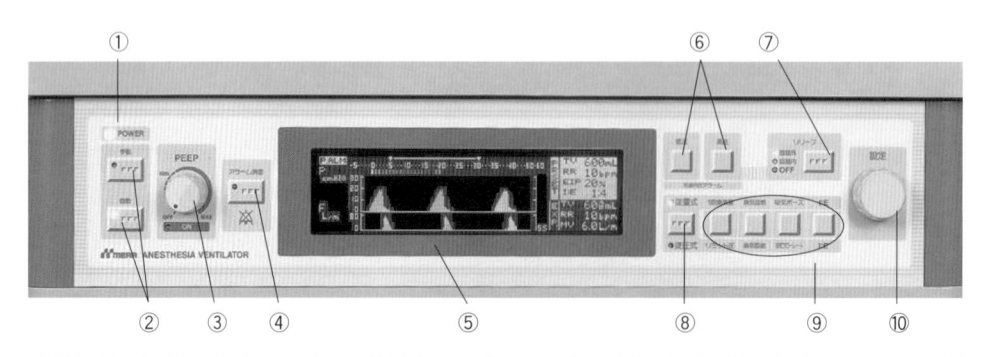

図3　メラ全身麻酔器MD-757XLV
各部名称：①電源表示LED，②ベンチレータ切換スイッチ，③PEEPボリューム，④アラーム消音スイッチ，⑤表示器，⑥低圧/高圧アラーム設定スイッチ，⑦リリーフ切換スイッチ，⑧換気モード切換スイッチ，⑨換気条件設定スイッチ，⑩入力ボリューム

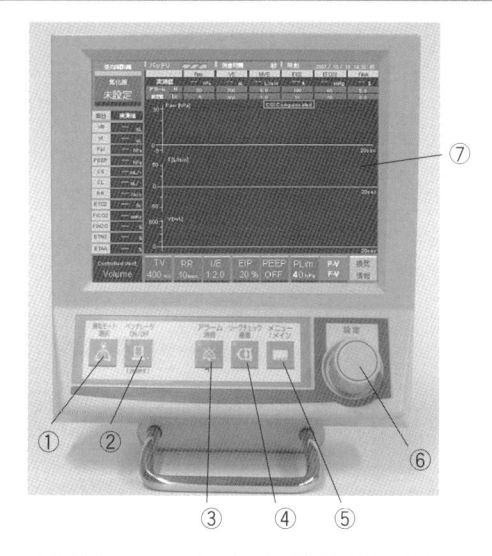

図4 吸入麻酔システム Canopus F3
各部名称：①換気モード選択ボタン，②ベンチレータ ON/OFF ボタン，③アラーム消音ボタン，④リークチェック画面ボタン，⑤メニュー/メインボタン，⑥設定ダイヤル，⑦タッチパネル液晶ディスプレイ

基本性能と特徴

表1に基本性能と特徴を示す。

表1 基本性能と特徴

各部	MD-757XLV	Canopus F3
特徴	経済性・実用性に優れた電動ベンチレータと，低流量麻酔への対応 ①新鮮ガスと独立の1回換気量設定 ②ベンチレータ動作中も呼吸バッグを麻酔ガスリザーバとして利用 ③低酸素の危険性を減らす酸素/亜酸化窒素ギア連動式流量調節弁 ④簡単確実なリークチェック ⑤工場オプションとして，麻酔用ベンチレータにシンクロする HFJV 付き	新世代の麻酔システムとして開発された当社最新の麻酔システム ①五角形ベースの小型低重心構造 ②ベンチレータの高精度制御を実現するベローズ位置センサー ③ベンチレータ・モニター・アラームを集約したタッチパネル液晶ディスプレイのコントロールユニット ④マルチガスモジュール（オプション）の追加で全麻酔ガスのリアルタイム測定と波形表示が可能
本体寸法	(W) 620 × (D) 780 × (H) 1400 mm	(W) 750 × (D) 742 × (H) 1200 mm
質量	120 kg	146 kg
ホース連結部	DISS（酸素・亜酸化窒素・空気 各1）	
ボンベ連結部	ピンインデックス式ヨーク弁接続部（酸素・亜酸化窒素 各1）	

1. 泉工医科工業（株）

表1　基本性能と特徴（続き）

各部		MD-757XLV		Canopus F3	
圧力計		ホース連結部：酸素・亜酸化窒素・空気 各1			
		ボンベ連結部：酸素・亜酸化窒素 各1			
流量計		流量管：酸素・亜酸化窒素・空気 目盛範囲：0.1～10 l/min（1.0 l/min以下は拡大2段テーパ管）			
		低酸素防止：酸素・亜酸化窒素の連動機構により酸素濃度25％以上確保			
気化器		2台（同時使用防止機構付） 〔メラテック2〕・〔ペンロン社製シグマデルタ気化器〕のいずれか専用		1台 〔ペンロン社製シグマデルタ気化器〕・予備気化器ホルダ（オプション）	
O_2フラッシュ		流量範囲35～75 l/min			
循環式呼吸回路		カニスタ容量1000 ml×2筒・呼吸気弁・気道内圧計・APLバルブ・ベンチレータ連動切換弁・新鮮ガス開閉弁・過圧安全弁（MD-757XLVではベンチレータベローズ側にあり）			
ベンチレータ駆動		電動・呼気下降型ベローズ（リザーバ付き）		ガス駆動・呼気上昇型ベローズ	
換気モード		ボリューム制御	プレッシャリミット	ボリューム制御	プレッシャ制御
設定範囲		1回換気量 50～1200 ml	吸気リミット圧 5～45 hPa	1回換気量 20～1600 ml	最大吸気圧 7～60 hPa
		換気回数5～40回/min		換気回数4～60回/min	
		吸気終末休止 0～50％	吸気流量 2～99 l/min	吸気終末休止 0～50％	
		吸気呼気時間比2：1～1：4		吸気呼気時間比1：0.3～8.0	
		呼気終末陽圧　2～10 hPa		呼気終末陽圧　3～15 hPa	
主なアラーム		高/低気道内圧 停電 酸素供給圧低下		高/低気道内圧・高/低換気量 停電・バッテリー電圧低下 酸素供給圧低下 ベンチレータ駆動ガス供給圧低下	
主な安全機構 （詳細別紙）		酸素供給圧低下警報：250 kPa以下で可視可聴警報，さらに210 kPa以下で亜酸化窒素を遮断			
		過圧安全弁：60 hPa以上で動作		過圧安全弁：70 hPa以上で動作	
その他	主なオプション	HFJVユニット（工場オプション） 周波数0.1～9.9 Hz・吸気時間20～50％・O_2/AIRブレンダ21～100％		マルチガスモジュール O_2/CO_2/N_2O/AA全麻酔ガス測定可能（必要に応じ種類あり）	
	外部出力	RS232C		RS232C・PHILIPS社VueLink™対応	

安全機構

表2，図5，図6に安全機構について示す。

表2　安全機構

各部	MD-757XLV	Canopus F3
ホース連結部	DISS方式によるガス別特定	
ボンベ連結部	ピンインデックス方式によるガス別特定	
圧力調整器	2段階圧力調整器によりボンベ圧の幅広い変動に対応	
	流量調節などが供給圧力変動に影響されない2次圧力調整器内蔵	

表2 安全機構（続き）

各部		MD-757XLV	Canopus F3
酸素供給圧低下警報		圧力トランスデューサによる酸素供給圧監視 酸素供給圧250 kPa以下で可視可聴アラーム発生	
亜酸化窒素遮断		酸素供給圧210 kPa以下になると亜酸化窒素を遮断	
流量計	酸素流量調節弁	ノブ形状は規格要求に適合・ノブ直径も他のガスより大型化	
	ガス配列	酸素配管は最下流に，酸素流量計は正面向かって右端に配置	
	低酸素防止（新鮮ガス）	酸素/亜酸化窒素のギア連動式流量調節弁（図5）により，新鮮ガス総流量0.5 l/min以下で下限酸素濃度約50％，1.0 l/minで約40％，3.0 l/minで約30％，それ以降も25％以上を確保（図6）	
気化器	同時使用防止	複数気化器の同時使用を防止するインタロックマウント機構	なし（気化器1台ごとの装着につき不要）
	薬液誤注入防止	薬液ごとに特定化された注入キーに対応する注入排出口を装備し，薬液の誤注入・排出を防止	
酸素濃度計		単体酸素濃度計を用意し，吸気酸素濃度モニターの重要性を記載	
過圧安全弁		ベンチレータベローズ送気口上部に設置し，回路内圧60 hPa以上でリリーフ動作	アブゾーバの気道内圧計下部にあり，回路内圧70 hPa以上でリリーフ動作
その他		各種モニター・アラームを装備	

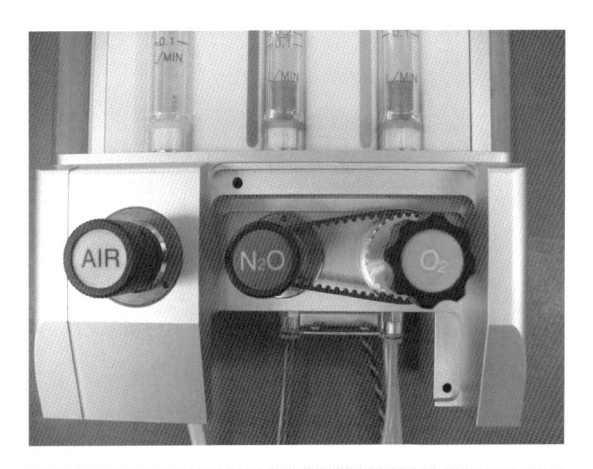

図5 流量計の低酸素防止の安全機構
酸素/亜酸化窒素のギア連動式流量調節弁

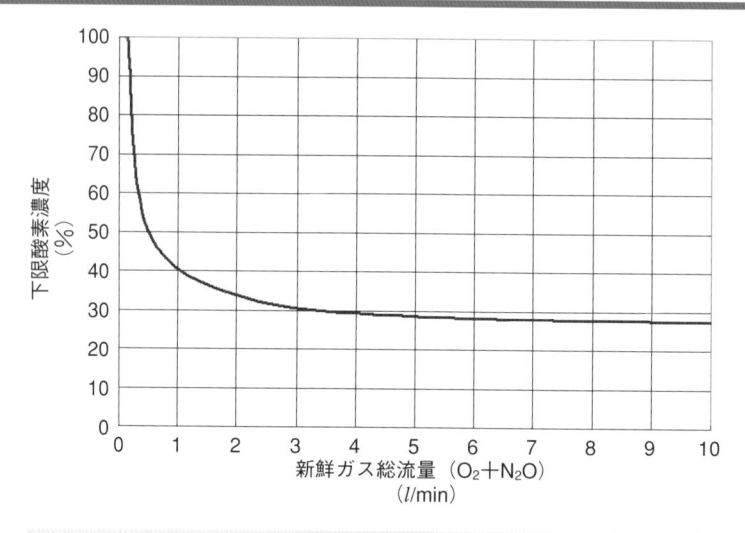

図6　新鮮ガス総流量と下限酸素濃度の関係

特殊な対応

1 メラ全身麻酔器MD-757XLV

a. 新鮮ガス開閉弁付き循環式呼吸回路（図7）

（1）新鮮ガス流量に依存しない1回換気量設定が可能である。
（2）ベンチレータ/バッグを切換ても，吸気ガスの組成に大きな変化がない。
（3）呼気終末の呼吸バッグの膨らみ具合が呼吸回路内麻酔ガス量の視覚的なモニターとなる。
（4）ベンチレータ動作時は，呼吸バッグが麻酔ガスリザーバとして機能するので，電動ベンチレータの弱点（小リークが発見しにくい，呼気相で一時的な陰圧傾向が発生など）を防止する。

b. 低流量麻酔対応

（1）新鮮ガス開閉弁が有するさまざまな利点は，低流量麻酔への対応としても大きく貢献する。
（2）設定以上の高気道内圧を呼吸バッグへ逃がす"回路内リリーフ"は，低流量麻酔中でも麻酔ガスの喪失がないので呼吸回路内のガス量を維持することができる。
（3）新鮮ガス総流量に応じて，設定できる酸素濃度の範囲が安全側に変化する酸素/亜酸化窒素のギア連動式流量調節弁付き流量計を採用している。
（4）ベンチレータベローズのリークチェックも含めて，呼吸回路の低流量リークチェックが簡単確実に実施可能である。

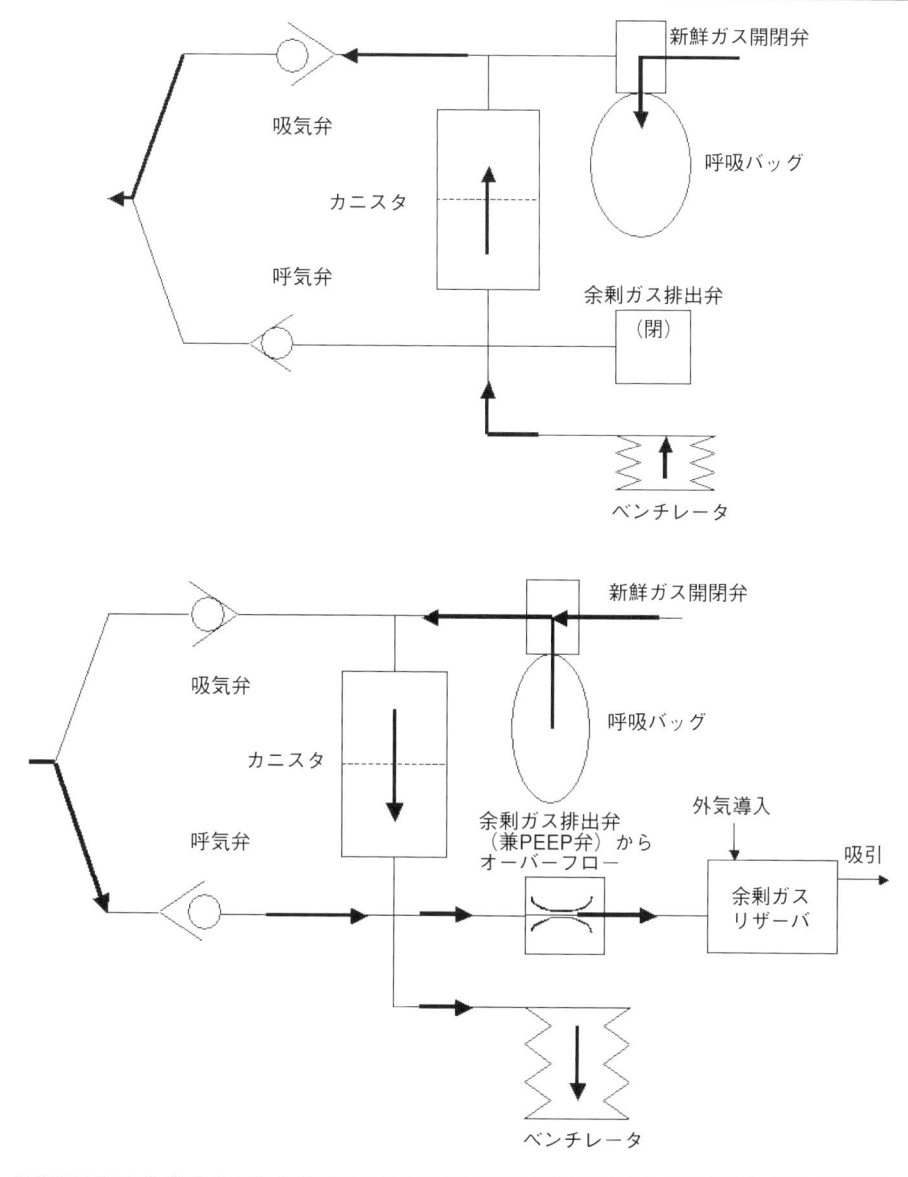

図7 ベンチレータと呼吸回路(上:吸気相,下:呼気相)

c. 内蔵換気モニター

(1) アブゾーバ呼気口に着脱可能な差圧検出型フローセンサーを内蔵する。
(2) 気道内圧と呼気フローのリアルタイム波形表示が可能である。
(3) 気道内圧のアラーム設定が可能である。

d. HFJVユニット内蔵(工場オプション)

(1) HFJV内蔵機ならではの機能として麻酔用ベンチレータとのシンクロ機能を有し,吸気相/呼気相/連続の切換が可能。重症肺や1回換気量が確保しにくい状況において,酸

素化や二酸化炭素排出の改善が期待できる。
(2) O_2/AIRブレンダを内蔵し，患者状態に合わせて最適な酸素濃度設定が可能である。

2 吸入麻酔システム Canopus F3

MD-757XLV同様，低流量～極低流量麻酔に対応し，さらに以下のような特徴を備える。

a. 5点キャスター式低重心ベース

(1) バッテリーを含む電源回路を五角形ベースに内蔵することで全体の低重心化を実現し，安定性に優れ，モニター類追加への対応力がある。
(2) スリムでコンパクトな麻酔器本体は，正面から左右が見やすく死角のハザードを低減する。
(3) 一般的な4点キャスターに比べ回転性に優れ，術中や移動中の方向転換が容易である。

b. 多機能なタッチパネル液晶ディスプレイ付きのコントロールユニット

(1) ベンチレータ操作，換気モニター，マルチガスモニター（マルチガスモジュール必要），各種アラームの設定・表示が1つの画面で可能である。
(2) システム立上げ案内，データ出力，アラーム発生記録の保存，簡易解説などの便利な機能も搭載されている。

c. 新開発ベンチレータ（図8）

(1) ベローズ位置センサーにはワイヤエンコーダを使用し，ベローズ位置を0.1mm単位でリアルタイムに検出する。
(2) VCVモードにおいて，初期システムコンプライアンスCSiによる高精度な換気量補償を実現し，最少1回換気量20mlを実現する。

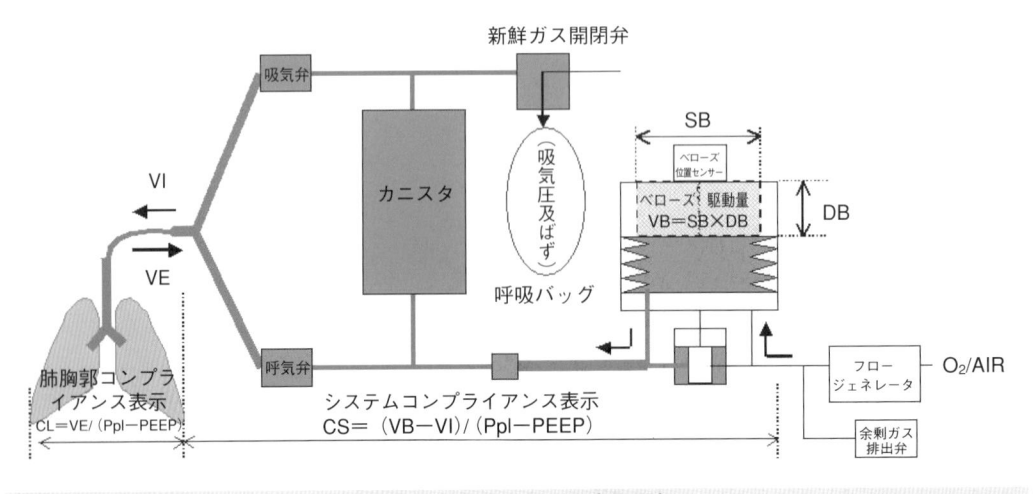

図8 ベンチレータと呼吸回路

(3) 肺胸郭コンプライアンスや気道抵抗に幅広く対応するPCVモードを有する。

d. マルチガスモジュール（オプション）

(1) マルチガスモジュール（PHASEIN社製IRMA™）の追加で，コントロールユニットがマルチガスモニターとして，すべてのガスの吸気・呼気終末濃度，ブレスバイブレス波形表示，アラーム機能などを実現する。

(2) メインストリームセンサーのヘッド部には，IR基板（多波長赤外線発光源，DCブラシレスマイクロモーター一体型チョッパー，受光部），大気圧センサー，信号処理部，電力レギュレータ，RS-232インターフェイスが内蔵され，37W×27D×25Hmm，重量30g未満という画期的な小型軽量化を実現しながら，二酸化炭素，亜酸化窒素，揮発性麻酔ガスのブレスバイブレス波形表示が可能である。

(3) 酸素センサーには高速応答のガルバニックセルを採用し，他のガスと同様のブレスバイブレスの波形表示が可能である。

メンテナンスおよび間隔

医療法が医療機関に対して要求する"医療機器安全管理責任者"の責務[※]に対応するために，当社では以下のような対応を整えている（表3）。

※：医政発第0330010号"4．医療機器の保守点検・安全使用に関する体制について"

表3　メンテナンスおよび間隔

研修サービス	導入時研修	添付文書・取扱説明書に基づき実施
	定期研修	講習会メニューあり，要相談
日常点検	使用前（始業）点検	添付文書・取扱説明書に記載
	使用中・使用後点検	
	トラブルシューティング	
	定期交換部品	
定期点検	ユーザーが可能な保守点検	詳細は講習会テキストとして配布されるユーザーサービスマニュアルに記載
	定期点検	1年から（詳細は「点検プラン」による）
	定期交換部品・基本料金	詳細は保守点検契約書に記載
	定期点検案内	案内あり
	製造完了案内	案内あり
	サービス終了案内	案内あり 製造完了後7年（＋保証1年）

提供文書	添付文書・取扱説明書	納品時添付
	ユーザーサービスマニュアル	ユーザーサービス講習会開催時配布
	保守点検契約書	契約時配布
情報提供	不具合情報・安全性情報等	当該機器関連情報は，ホームページまたは直接連絡
	連絡窓口	本社商品部 Tel.03-3812-3254

パニック時の対応

パニック時の対応を表4に示す。

表4　パニック時の対応

各部			MD-757XLV	Canopus F3
停電	バッテリーバックアップ	アラーム	停電アラームを発生	
		ベンチレータ	停止 用手換気へ強制切換	フル充電状態で全動作を60分以上継続
		モニター他	フル充電状態で30分以上継続	
		ガス供給		
		用手換気	可能	可能
	バッテリーバックアップの終了	アラーム	停止	バッテリー電圧低下アラームが発生し，さらに電圧低下が進めば全動作停止
		ベンチレータ	停止	
		モニター他	停止	
		ガス供給	亜酸化窒素遮断。酸素・空気・気化器は使用可能	
		用手換気	酸素・空気・気化器による用手換気可能	
酸素供給圧低下	250kPa以下	アラーム	酸素供給圧低下アラームを発生	
		ベンチレータ	影響なし	駆動ガスに酸素を使用していると駆動ガス供給圧低下アラームも発生・吸気フローレートや換気量が低下
		ガス供給	O_2フラッシュ流量低下	
		用手換気	予備酸素ボンベを使用した用手換気可能	

表4　パニック時の対応（続き）

各部			MD-757XLV	Canopus F3
酸素供給圧低下	210kPa以下	アラーム	酸素供給圧低下/亜酸化窒素遮断アラームを発生	
		ベンチレータ	余剰ガス排出弁の閉鎖不良が発生し換気量低下の可能性あり。ベンチレータを停止し，用手換気に切換ること	吸気フローレートや換気量が低下。ベンチレータを停止し，用手換気に切換ること
		ガス供給	亜酸化窒素遮断，O_2フラッシュ流量低下，酸素流量低下	
		用手換気	予備酸素ボンベを使用した用手換気可能	

（塚越　昌一）

ユーザーレポート

※メラ全身麻酔器MD-757XLV

全体的なデザインはやや古い感じがするが，オーソドックスな全身麻酔器である。

流量計・気化器ともに器械式で，視覚的にもハッキリしており電子的な製品よりは安心して使用することができる。また一部の製品では，主電源が入らないと酸素が流せなくなり，用手換気ができないものもある。この製品では，酸素・空気・揮発性麻酔薬での用手換気が可能であり，非常時にも慌てることなく対応が可能である。

人工呼吸器はボリュームコントロールの他にプレッシャリミット方式が備わっている。ユニークな機能としては，循環回路に設けられている新鮮ガス開閉弁により，ベンチレータ使用中も呼吸バッグがリザーバの役割となり，ボリュームコントロール時に新鮮ガスの影響を受けずに設定どおりの換気量を患者に送ることができる。

プレッシャリミット方式では，リークのある小児の患者での使用は難しいが，小人から大人での使用なら問題なく使用することができる。

PEEP機能も，独特な構造で設定つまみを回すことにより，本体側面にある排出弁に抵抗を掛け，そこを通るオーバーフローによってPEEPが掛かる仕組みになっている。しかし，調整は回路内圧計を確認しながらとなり，設定数値または実測値の表示があるとよかった。

特筆すべき機能として，高頻度ジェット換気（high-frequency jet ventilation：HFJV）の機能を有することである。現在，国内で販売されている全身麻酔器の中で，泉工医科工業㈱製の全身麻酔器にのみ搭載されており，単独でも，また人工呼吸器の吸気/呼気にシンクロさせて使用することもできる。HFJVは，解剖学的死腔以下の換気量を高頻度に送ることによって，肺の動きを抑えつつ，高頻度によって発生する振動により末梢肺胞へとガスが送られ酸素化の改善が見られる。肺外科，呼吸器外科での呼吸管理に有効な効果を得る。

1．泉工医科工業（株）

　総合的には，誰もが簡単な説明を聞くだけで容易に，かつ安全に使用できる全身麻酔器である。

【自治医科大学麻酔科学・集中治療医学講座　瀬尾　憲正】

VI. 麻酔器各論──国産品

2 アコマ医科工業（株）

アコマアネスピレータ®KMA-1300V

　1975年に人工呼吸器・カニスタ内蔵型の麻酔器で初代のKMA-1300が開発されてから，コンパクトかつ省スペースでさらなる使い勝手を追求してKMAシリーズはモデルチェンジを重ね，最新モデルのKMA-1300Vを2006年から製造販売を開始した。
　(KMA-1300Vs：標準型気化器，KMA-1300Vi：インジェクション気化器を装備，図1)

1 構　造

a. KMA-1300Vs，手動呼吸回路（図2，KMA-1300Viも呼吸回路部分は共通）

　麻酔器部分からの新鮮ガスは，カニスタの下流に接続され呼吸バッグにたまる。呼吸バッグを押されることにより，呼吸バッグのガスはカニスタの二酸化炭素吸収剤を通過して吸気弁を経て患者に吸気ガスとして送られる。呼吸バックを解放されることにより，

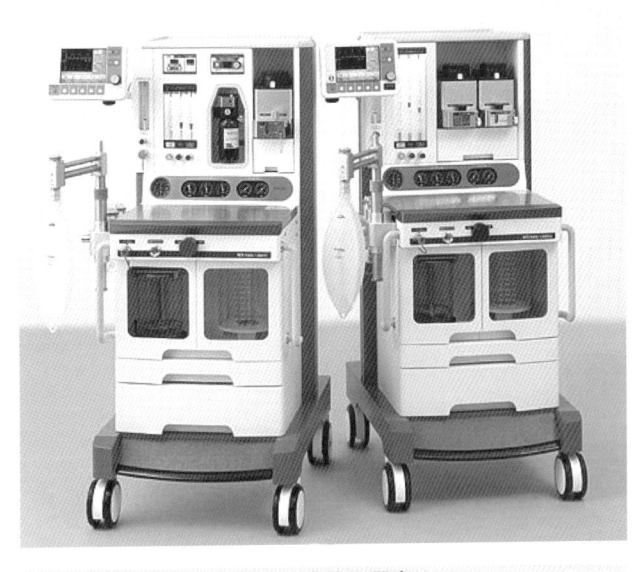

図1　全体の写真

2. アコマ医科工業（株）

図2 KMA-1300Vs 手動呼吸回路図

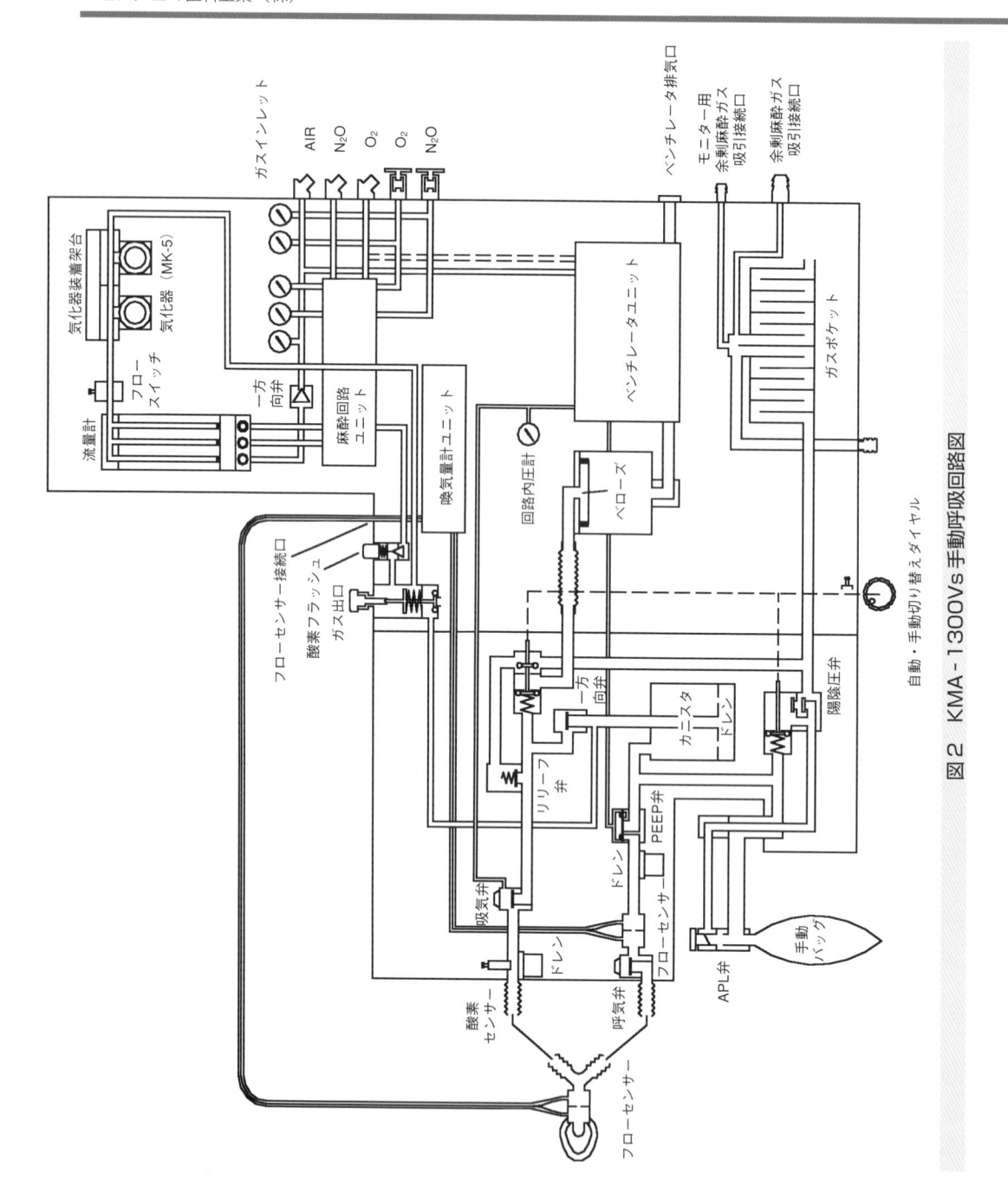

患者の呼気ガスは呼気弁を経て呼吸バッグにたまる。

b. KMA-1300Vs 自動呼吸回路（図3，KMA-1300Vi も呼吸回路部分は共通）

"自動/手動切り替えダイヤル"を"自動"に切り替えることにより，内蔵の人工呼吸器が作動する。

吸気相では，PEEP弁を閉塞しベンチレータユニットからのガスはベローズを押し上げ，

VI. 麻酔器各論

図3 KMA-1300Vs自動呼吸回路図

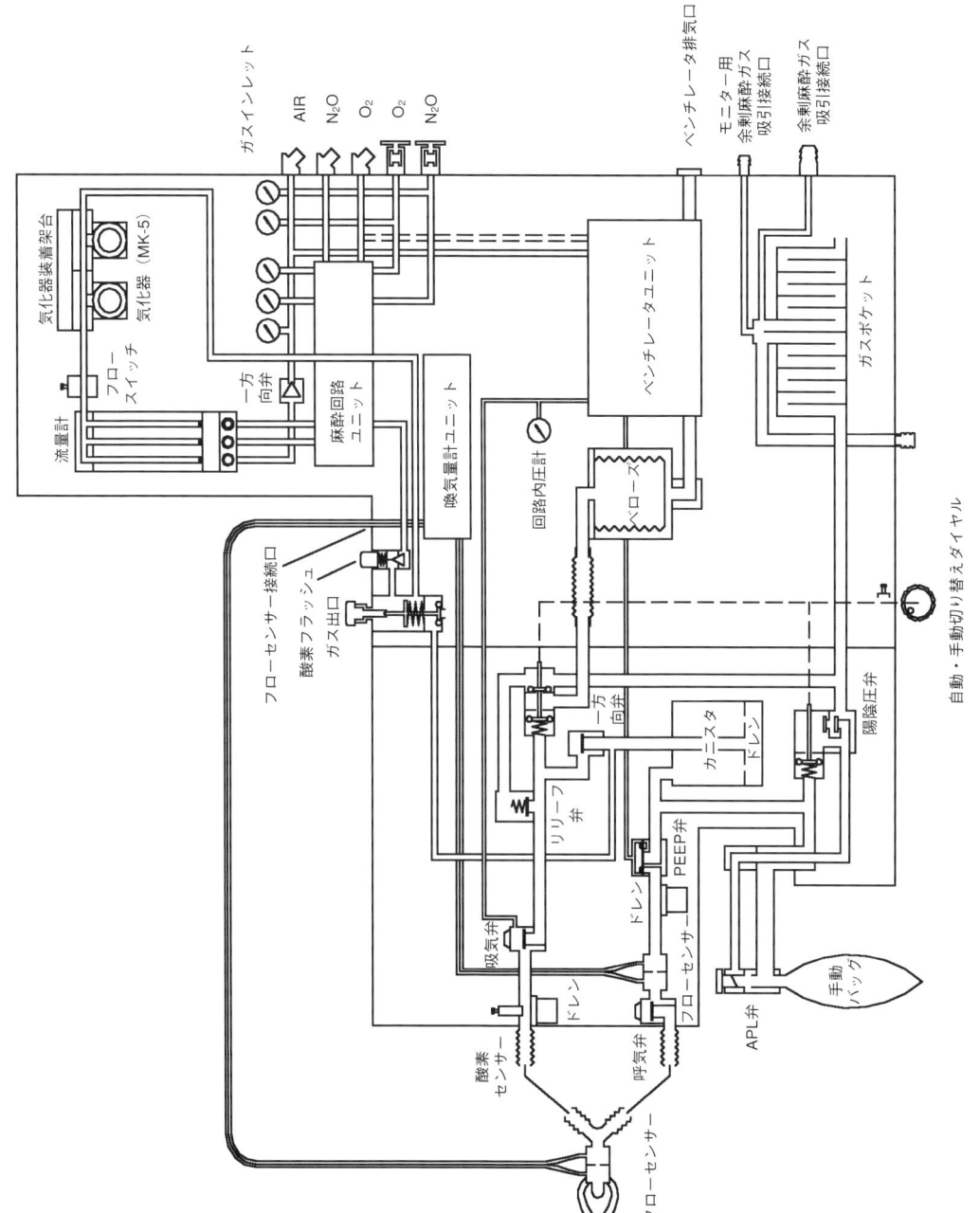

ベローズの中のガスは吸気弁を経て患者に吸気ガスとして送られる。このとき新鮮ガスは呼吸バッグに流れるので、1回換気量は新鮮ガスによる影響を受けない。

呼気相では、呼気終末陽圧（positive end-expiratory pressure：PEEP）弁をPEEP圧で開放することにより患者からの呼気ガスは呼気弁・PEEP弁を経て呼吸バッグとガスポケットへと流れる。これと並行して、呼吸バッグとガスポケットからのガスをカニスタの二酸化炭素吸収剤を通過してベローズに吸い込む。

143

2. アコマ医科工業(株)

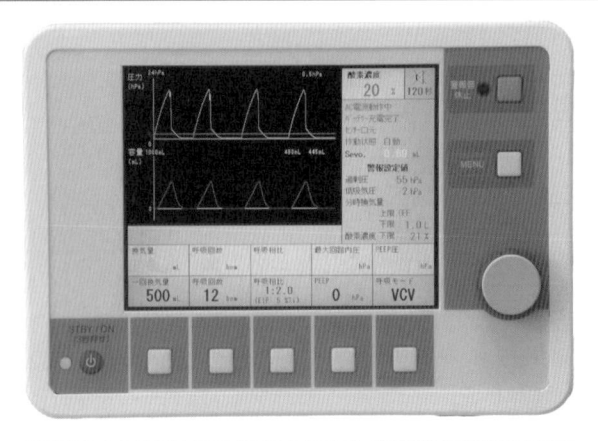

図4　コントロールボックス

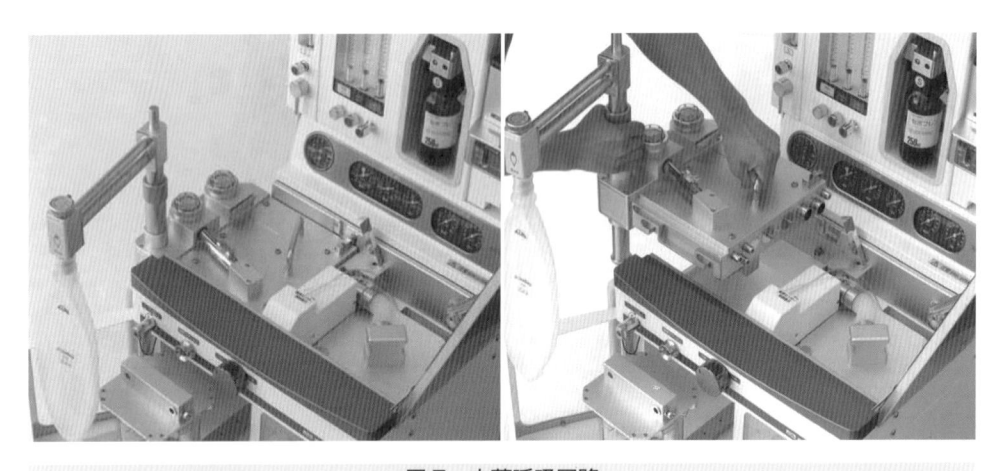

図5　内蔵呼吸回路

2 基本性能と特徴

a. 呼吸モード

KMA-1300Vから呼吸モードにPCVを新設し，VCV，PCV，VC-SIMV，PC-SIMVの4モードから選択する。

b. コントロールボックス（図4）に人工呼吸器の設定などを集約

コントロールボックスに人工呼吸器の設定，各種警報の設定や表示，圧力とフロー波形を表示する。

標準画面には，呼吸波形，各設定および実測値，酸素濃度などの必要な情報を確認できる。

c. 内蔵呼吸回路は蒸気滅菌が可能

内蔵呼吸回路（図5）はマニフォールドブロックに集約されているので，外して蒸気滅

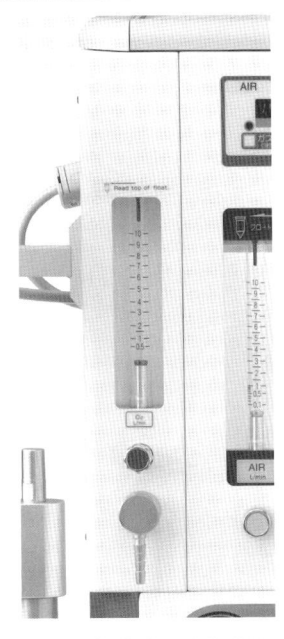

図6　エクストラ・フローメータ

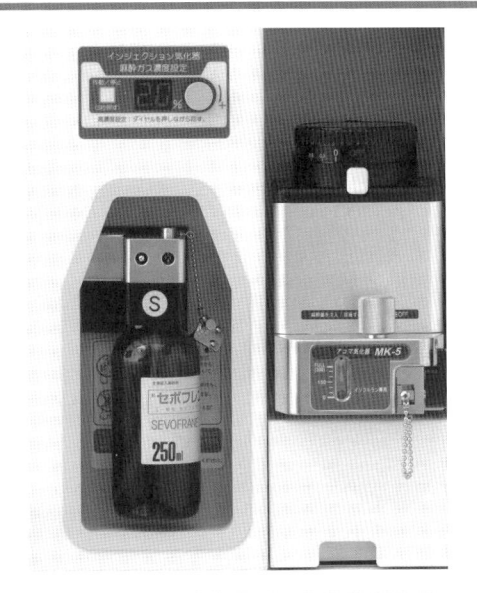

図7　インジェクション気化器

菌ができる。

d. エクストラ・フローメータ（オプション）（図6）

麻酔器本体とは別回路で酸素を供給することができる。

e. KMA-1300Viのインジェクション気化器（図7）

電子制御による麻酔ガスのデリバリー方式を採用し，キャリアガスに応じた麻酔薬を送液して正確で広範囲の濃度が得られる。

麻酔薬ボトルに専用アダプタをセットして麻酔器本体で使用し付属の栓をして貯蔵もでき，大気汚染をできるだけ少なくして麻酔薬を消費するまで繰り返し使用できる。

使用した麻酔薬の積算消費量が表示できる。

f. KMA-1300Viの電子式流量計（図8）

面積流量計と並行して電子式におのおのガス流量を測定してデジタル表示する。
使用したおのおののガスの積算消費量が表示できる。

3 安全機構

a. 酸素・亜酸化窒素流量調節弁のインターロック機構（図9）

酸素・亜酸化窒素の流量調節弁を特殊連動ギア【PAT：173472】により同時に制御し，最低酸素濃度30％を確保し，低酸素症を防止する。

2．アコマ医科工業（株）

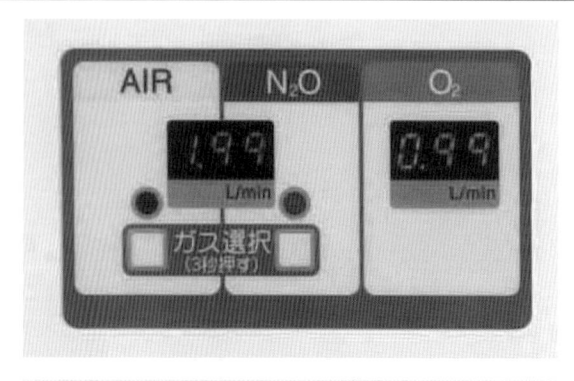

図8　電子式流量計

図9　インターロック機構

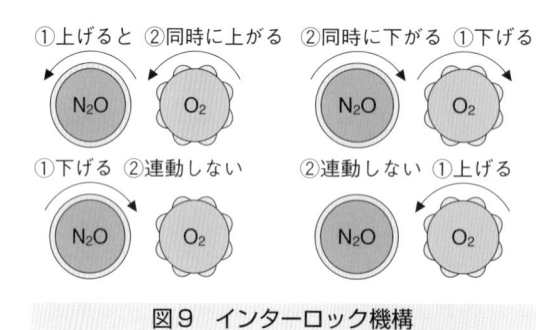

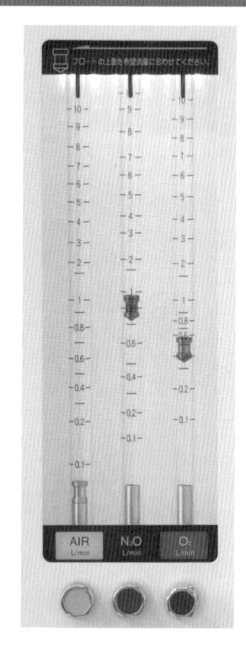

図10　低流量対応流量計

b. 低流量対応流量計（図10）

低流量麻酔にも対応するため1 l/分以下の目盛りを拡大した流量計を装備している。

c. 電源バックアップ

電源供給が断たれた場合，内部バッテリーにより30分間動作する。

d. キャスターのセンターロック機構（図11）

双輪のキャスターで移動しやすく，センターロックで確実に固定する。

e. 亜酸化窒素遮断装置

酸素供給圧が250 kPaに低下すると警報が作動し，さらに200 kPaに低下すると警報とともに亜酸化窒素を遮断する。

f. 気化器選択装置

一方の気化器を選択すると，もう一方の気化器は操作できないようにロックされる。KMA-1300Viのインジェクション気化器の場合も同様にロックされる。

g. リリーフ弁

呼吸回路内に過剰な圧力が加わると65 hPaでリリーフする（図2参照）。

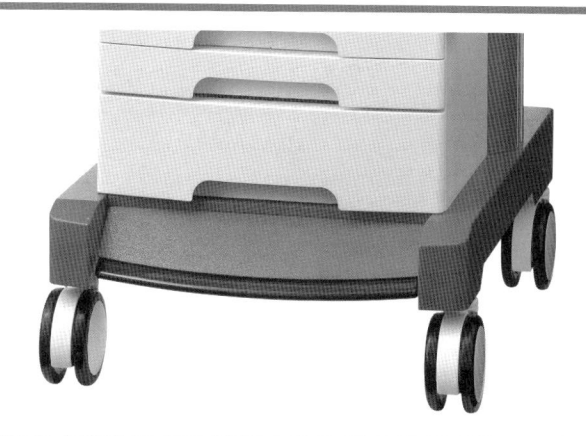

図11 センターロックキャスター

4 メンテナンスおよび間隔

a. 定期点検

1年または1,000時間ごとに定期点検。

b. オーバーホール

5年または5,000時間ごとにオーバーホール。

5 パニック時対応

停電時の作動状況
- すべてのガスは供給可能
- モニターは，内部バッテリーにより30分使用可能
- 人工呼吸器は，内部バッテリーにより30分使用可能

停電時の対応手順
- 停電警報発生→警報音休止ボタンで消音

（早川　恒）

ユーザーレポート

　当院の手術室は2007年4月に新築移転し，従来の8室から14室に手術室が増加したために麻酔器も新たに10台新規購入した。使用者としては，使い勝手を考えると10台とも統一された麻酔器が望ましいが，大学病院は教育機関でもあるために，あえて3社の麻酔器を均等に配置した。ACOMA社KMA-1300 Vi，Drager社Fabius GS premium，GE社Aestiva/5である。配置に関しては，これまでの使用経験などを踏まえ各麻酔科医師から

2. アコマ医科工業（株）

の要望が強い3社に決まった。

　ACOMA社KMA-1300 Viの使い勝手についての全般的な感想としては，麻酔器の移動の手軽さがある。当手術室では診療科専用の手術室を決めていないため，曜日により同じ部屋を耳鼻科が利用したり消化器・呼吸器外科などが利用したりする。診療科により内視鏡セットや顕微鏡を手術で利用するために，そのつど麻酔器を患者さんの頭側から右側や左側または足側に移動する場合が多々ある。手術ごとに麻酔器を移動することは，近年当科で躍進が著しい女性麻酔科医にとっては悩ましい作業であるが，ACOMA社の麻酔器は他社製と比較して大きさがコンパクトかつ軽量であるために女性麻酔科医師に移動の手軽さに関して好評を得ている。次に，もっとも本麻酔器の特徴的なものはセボフルランなどの瓶を直接麻酔器に装着可能であることである。他の2社の製品にはない特徴である。他のすべての麻酔器では，揮発性麻酔薬を気化器に継ぎ足す場合には，セボフルランなどの瓶に専用のコネクタを接続してから，瓶を気化器に接続し揮発性麻酔薬を補充するシステムである。このセボフルランなどの瓶を直接麻酔器に装着できることに関して使い勝手を当麻酔科医師に聞いてみると，ほぼ全員が"使いやすい"と答えていた。その理由としては，揮発性麻酔薬の瓶に接続する専用のコネクタが時折行方不明となり外回り担当看護師や上級麻酔科医師をも巻き込んで探す苦労があるので，"コネクタがないことは非常に便利です"と言っている。直接瓶を接続するためかどうかは分からないが，人工呼吸のセッティングのパネルに揮発性麻酔薬の消費量がリアルタイムで表示されるのも，最後に麻酔量を計算しなくてもすむために便利な点である。ただし，麻酔器が作動中に，揮発性麻酔薬の瓶を取り外すために約20秒ほど時間を必要とすることは気の短い方々には欠点であるかもしれない。

　手動から自動に切り替えるレバーが麻酔器の中心にある。ベテランの麻酔科医師はもちろん，デジタル化に対応している若手の麻酔科医にもプッシュボタンのみで自動に切り替わる方式は不評である。やはり，呼気ガスモニターも常備しているのだが，人間の感覚に残るレバーでの切り替えは大切である。また，人工呼吸の換気量や呼吸回数を変更する場合も2度押すことなく変更が可能である。他社の麻酔器では2度押さないと変更できない機種があるが，私も何度となく2度押していないために，変更したつもりでいるのが実は変更されていなかった場面が多々ある。メーカー側の理論からすれば安全を考えてのことであろうが，使用者側からすれば使いにくい。

　最後に，麻酔器そのものとは直接関係はないがACOMA社の対応の迅速さは特記すべきことである。導入した3社の麻酔器とも軽微な初期トラブルが発生したが対応の素早さのみならず，その後のフォローもすばらしいもので，海外のメーカーに見習ってほしい。

【群馬大学医学部附属病院手術部　門井　雄司】

VI. 麻酔器各論──国産品

3 （株）ムラコメディカル

はじめに

（株）ムラコメディカル製造販売の麻酔器には，ドルフ-500®，MA-300®，MA-110®，ウッディ®，ウッディRL®の5機種があり，そのおのおのに後記の麻酔器本体の安全機構を備えている。また，麻酔器本体回路は，すべて銅管接続を行い，耐久性に優れ，安全性を保持した麻酔器となっている（各麻酔器の安全機構の詳細については後記"麻酔器の安全機構について"を参照）。

ドルフ-500®

1 構　造

ドルフ-500®麻酔器は，安全性と機能重視，コストパフォーマンスに優れ，予備用の小型酸素2本および亜酸化窒素ボンベ1本をピンインデックス接合で吊り下げ，長時間の手術に対応した2チャンバー方式，大型2000mlアブゾーバを装備し，手術室内で使用することに主眼を置き設計された，マルチパーパスな閉鎖循環用および半閉鎖循環用麻酔器である（図1）。

2 基本性能と特徴

麻酔器本体（表1）

a. 麻酔器本体の安全機構について

1）安全装置付き流量計
①1本ごとに計測された正確な流量表示。
②流量が読み取りやすいローター式フロートを採用。
③低流量（1l/min以下）の流量表示間隔を広く取るために，酸素流量管に二段テーパー

3．(株)ムラコメディカル

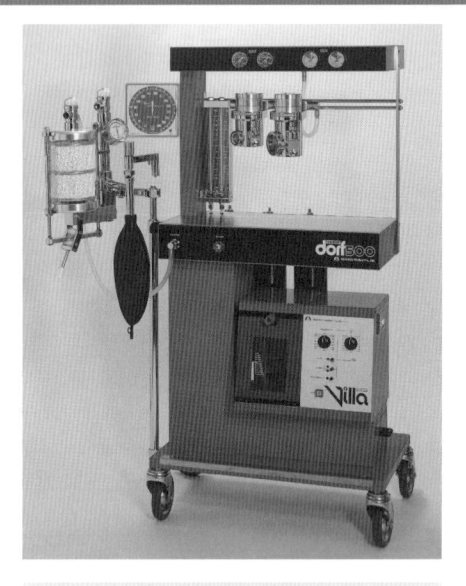

図1　ドルフ-500®
ホロウイック®，セボウイック®，麻酔用人工呼吸器ヴィラ®搭載

管を採用し，0.1～10l/minまで見やすい流量表示が可能となった。流量表示範囲：O_2 (0.1～10l/min)，N_2O (0.5～10l/min)

④酸素/亜酸化窒素混合比セーフガード装置内蔵（流量計より呼吸回路に供給されるガス中の酸素濃度は常に25％以上確保される低酸素防止装置）。

作動原理：流量計のO_2流量調節つまみとN_2O流量調節つまみのほかに，N_2Oガスの最高流量を規制するN_2O供給バルブを設け，O_2流量調節つまみとN_2O供給バルブが歯車により連結され，O_2流量調節つまみによりN_2Oの最高流量を規制する。N_2O供給バルブの後回路にN_2O流量調節つまみを設置すると，N_2O流量はN_2O供給バルブで規制された最高流量範囲内で調節されることとなり，歯車の調整により流量計出口における混合ガス中のO_2濃度は常に25％以上が確保され，安全性が保たれる。また，O_2流量調節つまみとN_2O供給バルブは，金属歯車による直接接続のため，正確，耐久性ある構造を有する。

2）酸素供給圧セーフガード装置

酸素供給圧セーフガード装置は，酸素が正常に供給されず0.2MPa以下に低下した時点で酸素供給圧低下警報音を出し亜酸化窒素ガスの供給を遮断し，酸素圧が復帰されしだい警報音が停止し，亜酸化窒素の供給が再開される装置である。

麻酔器の酸素の圧力低下を感知する手段としてゴム製ダイアフラム膜を使用し，圧力を機械的変形に置き換え感知するという方法が一般的にとられている。酸素と亜酸化窒素の隔壁部分にこのゴム製ダイアフラム膜を使用した場合，ダイアフラム膜の劣化や破損により酸素ガス回路に亜酸化窒素ガスが混入してくる可能性が生じる。このことは麻酔器の設計上絶対に避けなければならないことである。㈱ムラコメディカルの酸素供給圧セーフガード装置については，ゴム製ダイアフラム膜が酸素側に二重に，さらに亜酸

表1　麻酔器本体

安全機構 （本文参照）	安全装置付き流量計搭載：酸素濃度25％以上維持，金属歯車方式 　酸素/亜酸化窒素混合比セーフガード装置内蔵 酸素供給圧セーフガード装置搭載 　アラーム音による警報とともに亜酸化窒素の供給停止 　作動圧0.2 Mpa（2.0 kg/cm^2） 余剰ガス排除装置（サフスルー）搭載
ガス供給方式	医療ガス配管設備：ワンタッチカプラー方式 予備用：酸素ボンベ2本，亜酸化窒素ボンベ1本，吊り下げ 　ピンインデックス方式
アブゾーバ	2チャンバー方式，大型2000 ml 　ソーダライムの交換は，ワンタッチレバー方式
呼吸バッグ部	フリーアーム方式
流量計	250 mmローター式安全装置付き流量計（O$_2$二段テーパー） 　流量範囲：O$_2$（0.1～10l/min），N$_2$O（0.5～10l/min）
気道内圧計	－2～＋10 kPa（－20～＋100 cmH$_2$O）
血圧計	見やすいアネロイド大口径血圧計取り付け可能（オプション）
麻酔液気化器	3台取り付け可能（オプション）
麻酔用呼吸器	麻酔用人工呼吸器ヴィラ®（オプション）
本体配管部材質	銅パイプ
〃　接続寸法	日本工業規格JIS T-7201に準拠
寸法〈本体〉	710 mm〈W〉×440 mm〈D〉×1350 mm〈H〉
重量	約75 kg

化窒素側に二重に設置されて安全性が図られている。また，4枚のどのゴム製ダイアフラム膜が破損した場合でも破損により漏れたガスを装置外へ排気し，警報音を鳴らし，亜酸化窒素ガスの後回路への供給を遮断し，二重に危険性を排除している。また，警報音の発生回路にリザーブタンクを設置し，警報音を長時間鳴らす。

3）余剰ガス排除装置（サフスルー）

半閉鎖式あるいは非再呼吸式麻酔時にAPL弁/ポップオフ弁より流れ出す余剰麻酔ガスを手術室内に放出することなく室外に導くためにAPL弁/ポップオフ弁よりの余剰麻酔ガスを室外に導く装置である。本装置を吸引ポンプに接続することにより，余剰ガスを室外へ排除することができる。

b．気化器（オプション）（表2）

気化器内部に逆流防止装置を組み込み人工呼吸器使用時などのバックプレッシャーによる濃度の安定性を確保し回路内の圧力変化に対して安定した麻酔ガス濃度を供給する

3. (株)ムラコメディカル

表2　気化器

	ホロウィック®	セボウィック®	セボウィック350®
使用目的	回路外気化器		
使用麻酔薬	イソフルラン	セボフルラン	
麻酔液容量	200 ml		350 ml
キャリブレーション方法	1台ごとのガスクロマトグラフによるキャリブレーション		
設定濃度範囲	0％～5％		0％～8％
温度補償装置	バイメタル方式による温度補償		
逆流防止装置（本文参照）	装備		
安全機構（本文参照）	濃度調節用ダイヤルOFF時，ロック機構を装備		
メンテナンス	1年1回の定期点検		

表3　麻酔用人工呼吸器ヴィラ

使用目的	電動式麻酔用人工呼吸器（小型軽量）
呼吸器の方式	タイムサイクル・ボリュームリミテッド方式
駆動/制御方式	直流サーボモーター/コンピュータ制御
1回換気量	50～1000 ml（ベローズ直結による見やすい換気量表示）
呼吸回数	6～22回/分（1回換気量および呼吸回数が単独設定で使いやすい）
呼吸相比	1：1.5，1：2（使いやすい2種類固定型）
EIP	呼気相時間の5％
深呼吸	手動呼吸ボタンを装備
緊急時対応	緊急時には手動呼吸ボタンを押し，切り替え弁を切り替えることにより簡単にすばやく切り替え可能
積算通電時間計	装備（メンテナンスの目安となる）
電源	AC 100 V　50/60 Hz
消費電力	最大60 VA（電動式によりランニングコストに優れる）
洗浄・滅菌	ベローズを簡単に取り外しができ，呼吸回路の洗浄および滅菌可能
安全機構	リークアラーム，停電アラーム，過圧安全弁装備（本文参照）

構造である。
　濃度調節用ダイヤルはOFFの位置ではロックされており，ロックボタンを押す（濃度調節とワンタッチで）ことによりロックが解除され，任意のガス濃度にセットが可能である。

c. 麻酔用人工呼吸器ヴィラ®（オプション）（表3）

1）リークアラーム

気道内圧が0.5kPa（5cmH₂O）以下の状態が15秒以上続いた場合，ブザーと赤ランプで表示し，警報を発生する（サウンドオフ機構をセットするとブザーは一時停止するが，60秒以内に自動復帰する。ブザー音の高低は調節可能である）。

2）停電アラーム

電源スイッチOFFの状態でAC電源が断たれたときは，電源スイッチのランプが消えると同時に，ブザー音が鳴り，電源異常の発生を知らせる（停電アラーム用ブザーの電源にはスーパーキャパシター方式を採用し，長時間ブザーが鳴っている）。

3）過圧安全弁装備

呼吸回路が5kPa（50cmH₂O）以上の異常圧となったときは，速やかに過圧安全弁が作動し呼吸回路内を5kPa以下に保つ。

MA-300® （図2）

1 構造と基本性能

MA-300®麻酔器は，10ℓ中型酸素ボンベおよび7.5kg中型亜酸化窒素ボンベ各1本を搭載し，長時間の手術に対応した大型1500mlアブゾーバを装備し，手術室内で使用することに主眼を置き設計された，マルチパーパスな閉鎖循環用および半閉鎖用麻酔器である。ソーダライムの交換は，ワンタッチレバーにより容易に行える。また，安全機構およびその他の機能は，ドルフ-500®とほぼ同じである。

MA-110® （図3）

1 構造と基本性能

コンパクトではあるが，安定性と機能に重点を置き設計され，大型麻酔器と同じ基本性能を持ったハンディタイプ麻酔器で，価格面においてリーズナブルである。

麻酔器ドルフ-500®に比較し，以下の特徴が挙げられる。

・10ℓ中型酸素ボンベおよび7.5kg中型亜酸化窒素ボンベ各1本搭載。
・アブゾーバ容量1000ml。

3. (株)ムラコメディカル

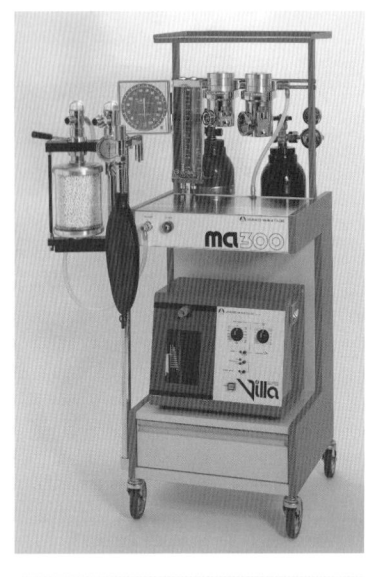

図2　MA-300®

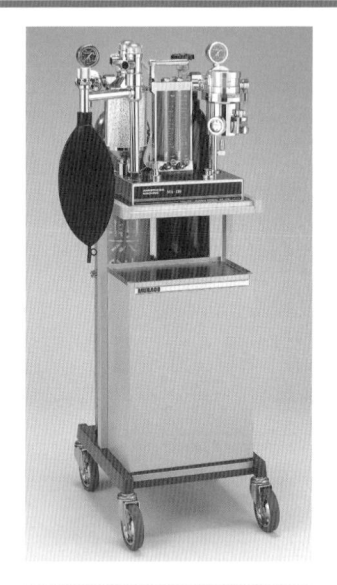

図3　MA-110®

- 170mmローター式安全装置付き流量計。
- MA-110®用カート（収納庫を装備，オプション）。
- 気化器1台および麻酔用人工呼吸器（オプション）が取り付け可能。

ウッディ®，ウッディRL®（図4，図5）

1 構　造

　通常，麻酔器の筐体に取り付けられる各部品（流量計，気化器，呼吸回路アブゾーバ，フラッシュバルブ，血圧計など）をすべて吊り下げシステムに横一列に取り付けることにより簡単，単純ながら安定性と高機能を実現し，狭い空間用にコンパクトで，移動しやすい安定性と機能本位に重点を置き設計されたところに特徴のある麻酔器でスタンド型（ウッディ®）および壁取付型（ウッディRL®）がある。
　吊り下げシステムをスタンドに取り付け——多目的/移動用：ウッディ®
　吊り下げシステムを壁面に固定，取り付け——壁面固定用：ウッディRL®
　日帰り手術，救急処置室，検査室，病室などの狭い場所での使用，ならびに病室，検査室，オペ室などへの移動時の麻酔管理用として威力を発揮する。

2 基本性能と特徴

- 安全機構はドルフ-500®と同様，安全装置付き流量計（酸素/亜酸化窒素混合比セー

図4　ウッディ®

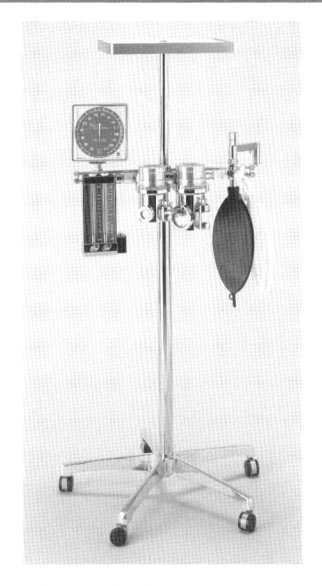

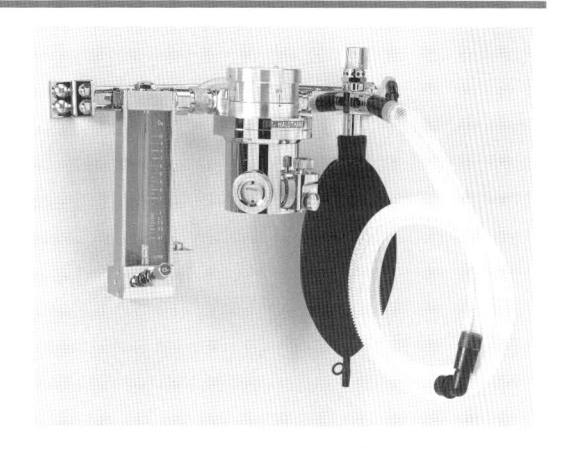

図5　ウッディRL®

フガード装置，酸素濃度25％以上維持），余剰ガス排除装置（サフスルー），酸素供給圧セーフガード装置（アラーム音による警報とともに亜酸化窒素の供給停止）を装備．

・各部品は簡単に取り付け，取り外しができ，軽量で持ち運びに非常に便利であるため，保守管理が容易．
・価格面においてリーズナブル．
・酸素ガスおよび亜酸化窒素の供給方法：病院内の医療ガス配管設備による．ただし，ウッディ®は10l中型酸素ボンベおよび7.5kg中型亜酸化窒素ボンベ各1本を搭載可能（オプション）．
・流量計は170mm，ローター式安全装置付き（O_2 二段テーパー）．
・酸素供給圧セーフガード装置を装備（作動圧0.2MPa）．
・呼吸回路にはベイン呼吸回路を採用．
・気化器，麻酔用人工呼吸器，サークルアブゾーバ（容量1000ml）取り付け可能（オプション）．

（村田　治）

VI. 麻酔器各論——国産品

4 エア・ウォーター防災（株）アネス事業部

構　造

　アネス全身麻酔器UM700（標準形）は，操作性と安全性を徹底追及した半閉鎖型循環式の全身麻酔器で電子制御ガス駆動式ベンチレータPVA120とTCVシリーズ気化器と組み合わせて使用される。モニタリング・ユニットの有無や機能による3つのモデルがある。
1) モニター付きモデル（換気量計なし）
2) モニター付きモデル（換気量計あり）
3) 多段収納棚付きモデル

　以下，モニター付きモデルについて構造を説明する。

1 UM700麻酔器（図1）と気体回路（図2）

a. 供給圧回路

　酸素ボンベより供給された酸素は，その圧力を酸素ボンベ圧力計に示し減圧弁Aで392kPaに減圧されたのち，駆動ガス切換弁に分岐するとともに供給圧力センサー（PS2）を経てメインスイッチに達する。一方，医療ガス配管設備から供給された酸素は防塵フィルタを通り，酸素供給圧力計を経たのち，駆動ガス切換弁に分岐するとともに供給圧センサー（PS2）と酸素供給圧アラーム発生装置を経てメインスイッチに達する。
　亜酸化窒素ボンベより供給された亜酸化窒素は，その圧力を亜酸化窒素ボンベ圧力計に示し減圧弁Bで392kPaに減圧され，亜酸化窒素遮断弁に供給される。一方，医療ガス配管設備から供給された亜酸化窒素は，防塵フィルタを通って亜酸化窒素供給圧力計を経て減圧弁Cに送られ，上記と同じような経路を進む。医療ガス配管設備から供給された空気は，駆動ガス切換弁に分岐するとともに空気供給圧力計を経たのち，空気遮断弁に供給される。駆動ガス切換弁は，本弁に空気が供給された場合は酸素を遮断し，ベンチレータ駆動ガス取出口に空気を供給する。メインスイッチを" | "（ON）にすると，これに連動して電気系もONとなる。

b. メイン回路：吸気側回路

　メインスイッチを経過した酸素は，減圧弁Dで245kPaに減圧されて亜酸化窒素遮断弁

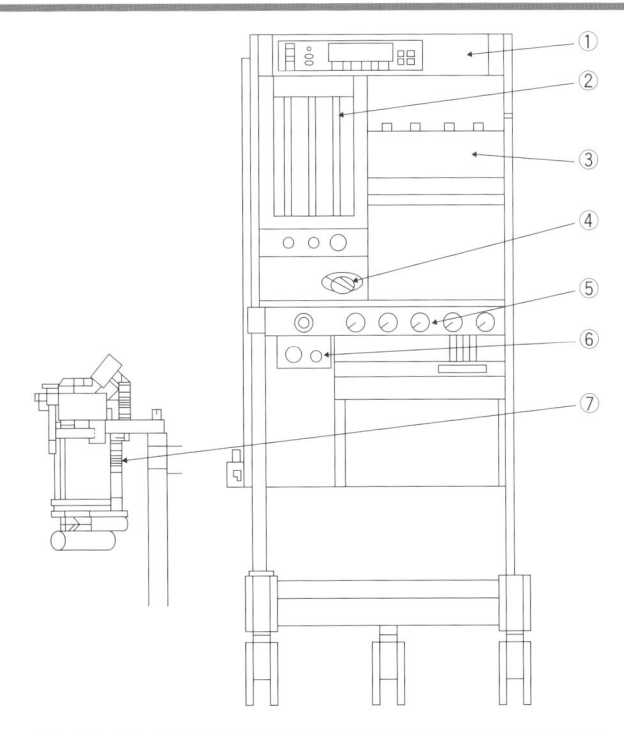

図1　アネス全身麻酔器UM700
各部名称：①モニター，②流量計，③気化器取り付けブロック，④メインスイッチ，⑤ボンベ・パイピング圧力計，⑥気道内圧取り出し口，⑦カニスタ

および空気遮断弁のパイロットポートへ達しこれらの弁を開き，さらに酸素流量調節弁に達する。各流量調節弁および流量計を経過した酸素，亜酸化窒素および空気はここで混合され，気化器セレクタ回路，ガス共通出口を経て，カニスタ・アセンブリの新鮮ガス取入口に供給され，ここから酸素センサー，呼気弁，気道内圧計を経て患者に供給される。

c. メイン回路：呼気側回路

患者から呼出されたガスは，換気量センサー，呼気弁を経てカニスタ回路切換弁に供給される。カニスタに供給されたガスは，この中に入れられた二酸化炭素吸収剤によって二酸化炭素を除去されたのち，新鮮ガスと混合される。一方，回路切換弁へ供給されたガスは，この弁が"バッグ"位置に設定されている場合，呼吸バッグと余剰ガス排出バルブに供給され，このバルブから排出されたガスは内蔵オープン・リザーバに送られ，セントラル・バキュームによって吸引される。回路切換弁が"ベンチレータ"位置にされた場合は，呼吸バックの回路が遮断され，ベンチレータ接続口の回路が呼吸回路と接続される。

d. モニタリング・ユニット（図3）

見やすいバックライト付きLCD画面により，気道内圧や酸素濃度，換気量などの情報

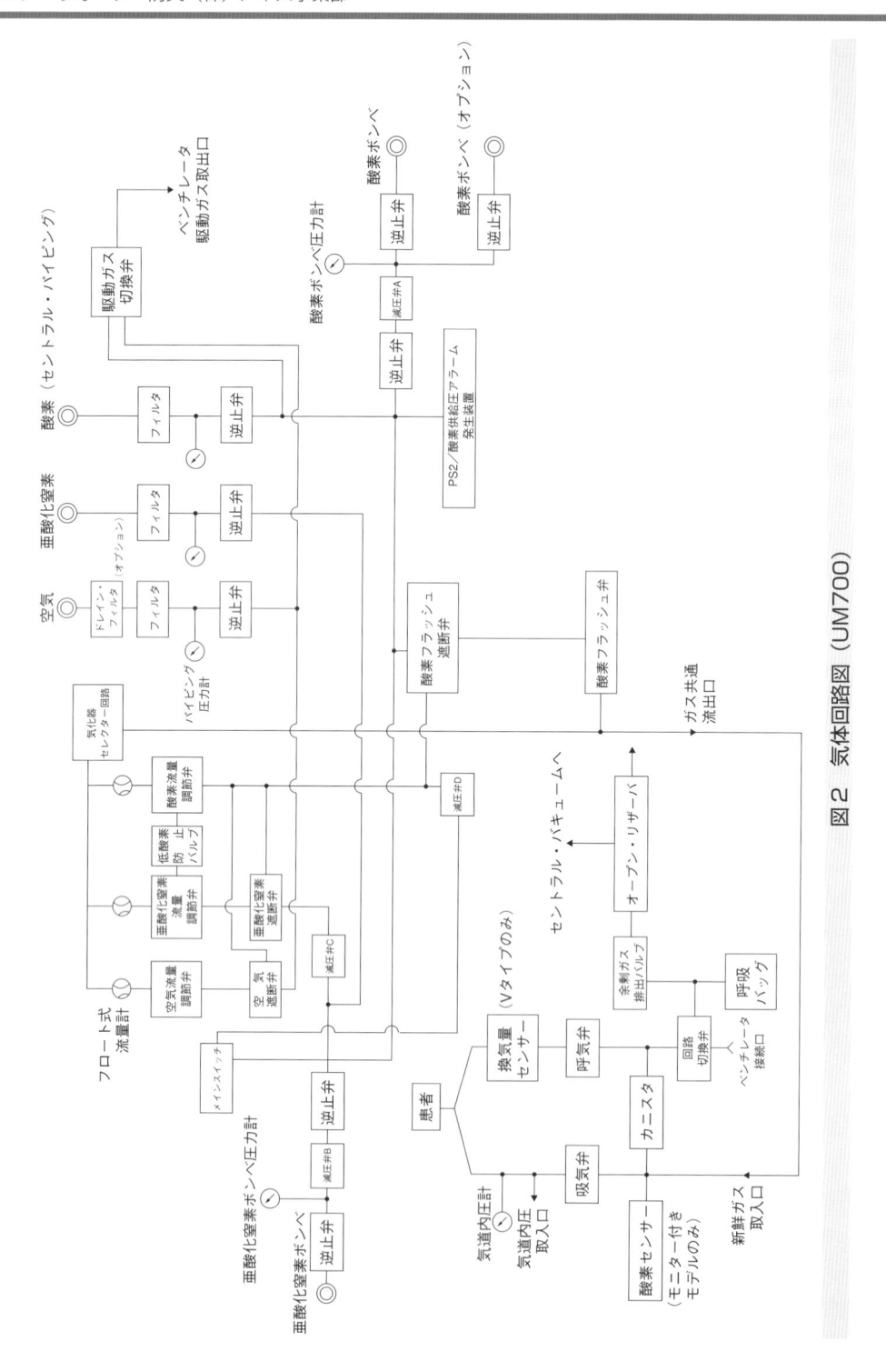

4. エア・ウォーター防災（株）アネス事業部

図2 気体回路図（UM700）

がモニターで確認できる。ディスプレイは，通常画面のほか，トレンド画面，アラーム音量設定画面，酸素濃度校正選択画面，気道内圧表示選択画面，積算時間表示画面，換気量表示選択画面など，多彩な分野にわたり設定切り換えが可能である。

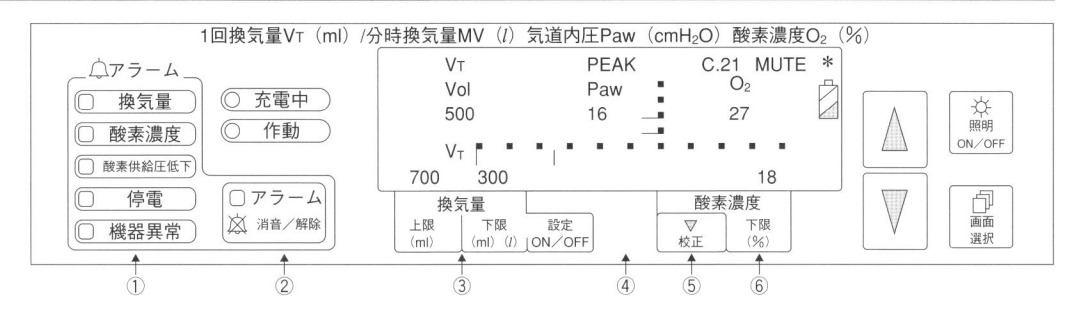

図3 UM700モニター詳細図

各部名称：①アラームインジケータ，②アラーム消音/解除ボタン，③換気量アラーム上限・下限設定，④バックライト付きLCD，⑤酸素濃度校正ボタン，⑥酸素濃度アラーム設定

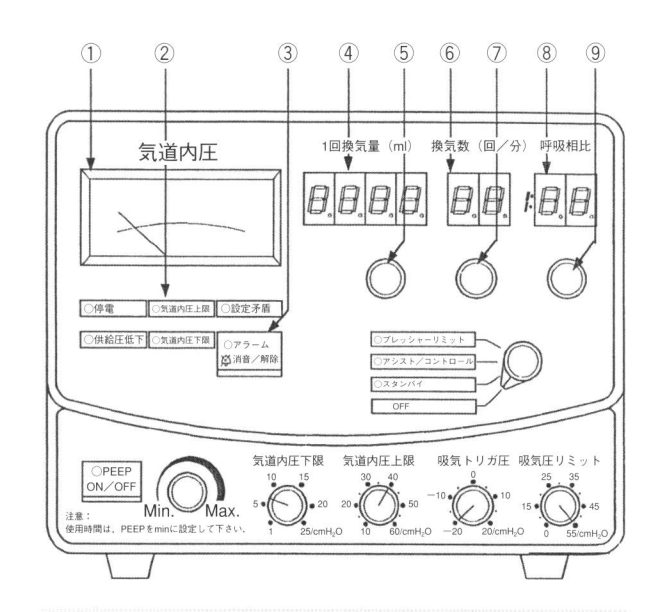

図4 PVA120前面パネル詳細

各部名称：①気道内圧計，②警報ランプ，③アラーム解除ボタン，④1回換気量表示部，⑤1回換気量設定ツマミ，⑥換気回数表示部，⑦換気回数設定ツマミ，⑧呼吸回数表示部，⑨呼吸回数設定ツマミ

2 PVA120人工呼吸器（図4）と気体回路（図5）

a. 換気ガス経路

圧縮ガス（空気または酸素）は，駆動ガス取入口から本装置に導入され，供給圧力スイッチ（PS2）を経て減圧弁（RV1）で200kPaに減圧され，減圧弁（RV2）と電空比例弁（PV1）に供給される。電空比例弁（PV1）は吸気相において設定条件によって決定された吸気流量に応じて開き，ガスは過圧安全弁に供給されるとともに，バルブ・ユニットを介してベローズ・イン・ボトルに供給される。

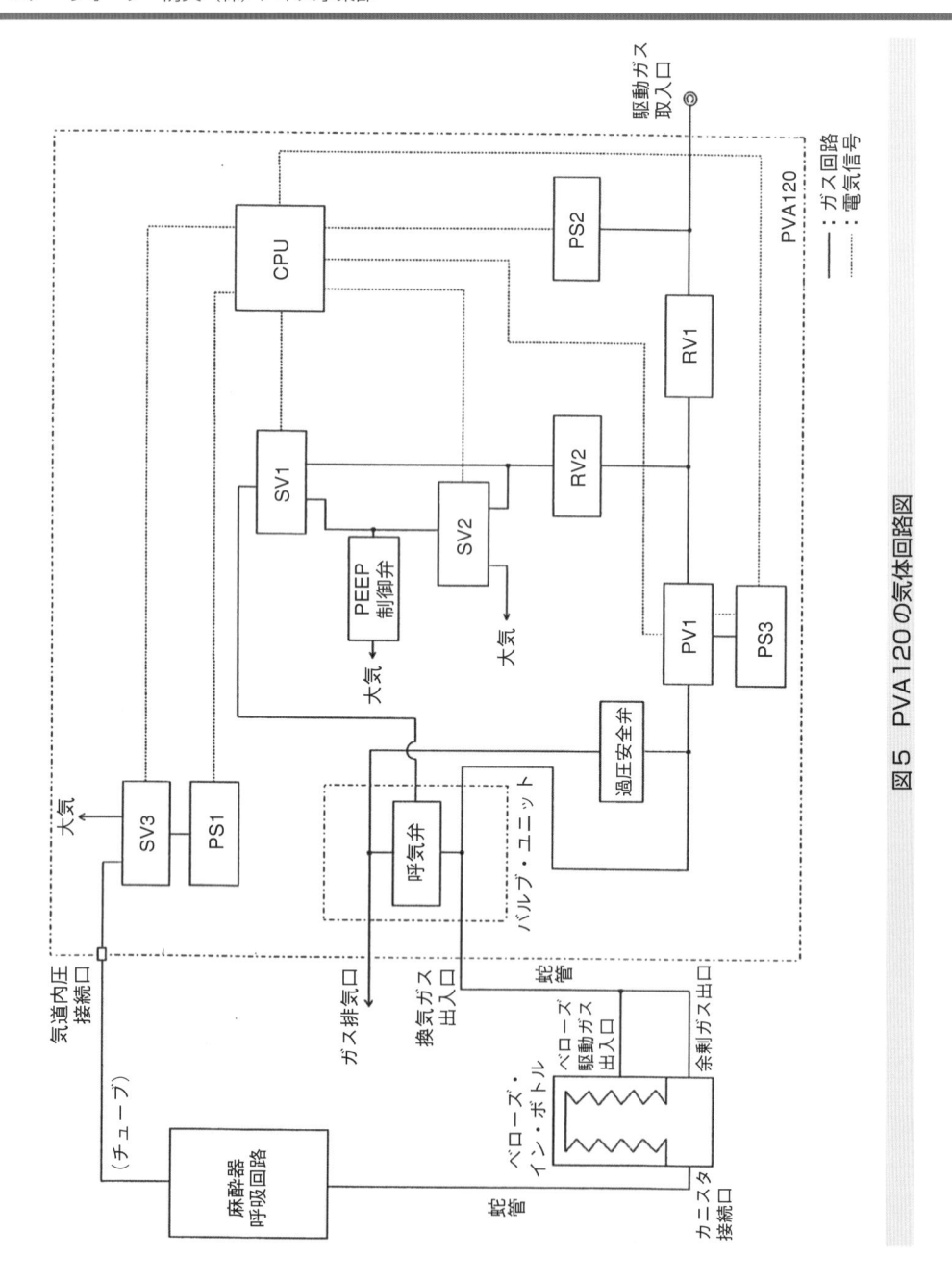

4. エア・ウォーター防災（株）アネス事業部

図5 PVA120の気体回路図

—— ：ガス回路
------ ：電気信号

b. バルブ・ユニット，PEEP制御弁

　電空比例弁（PV1）の手前で減圧弁（RV2）に分岐した圧縮ガスは，ここでさらに90kPaに減圧され，電磁弁（SV1）により吸気相時に，バルブ・ユニットに送られ，内部の呼気弁を閉鎖し，ガス排気口への流出を止める。呼気相時は，電磁弁（SV1）が減圧弁（RV2）との経路を遮断し，電磁弁（SV2）と接続される。電磁弁（SV2）は，PEEPが選択されていない場合は，大気に開放されるため，バルブ・ユニット内の呼気弁に加えら

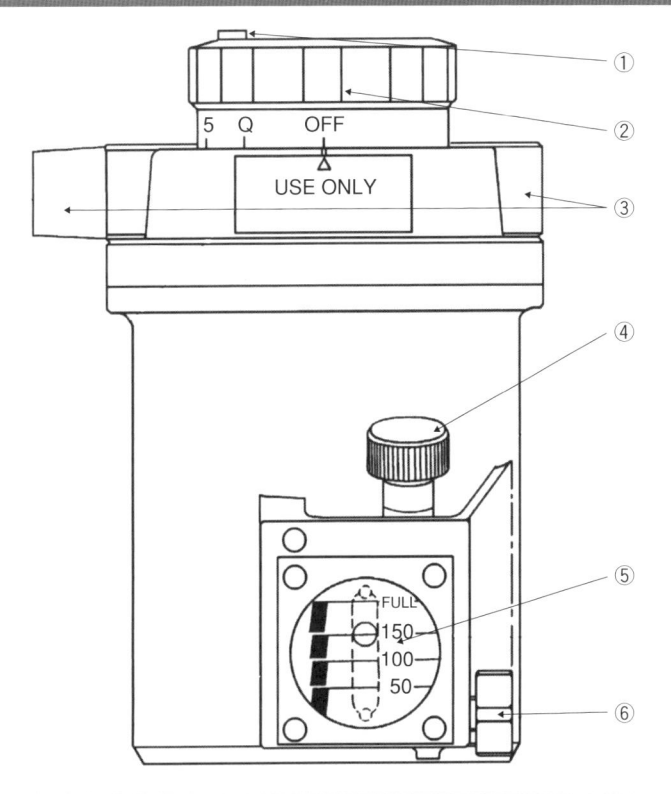

図6 気化器の各部名称
①ロック解除ボタン，②濃度設定ダイヤル，③ガス流入・流出口，④薬液充填ねじ式キャップ，⑤薬液レベル・インジケータ，⑥薬液排出バルブ

れていた圧縮ガスは，ここから排出され大気開放状態となる。

3 気化器（図6）と気体回路（図7）

　ガス流入口④より流入したフローは，2つに分かれてから合流し，再び2方向に分かれる。一方は，バイパス・フローとしてバイパス弁③を通り，バイパス室⑥に流入してからガス流出口⑤へと向かう。もう一方は，気化フローとして気化室⑦に流入し，麻酔薬⑧の液面上を通り，液を含んだ二重筒芯⑨と⑩を通り，飽和状態でロータリ弁②を抜けて，ガス流出口⑤に向かう。ロータリ弁②は，可変横断面の環状溝になっており，濃度設定ダイヤル①の回転によって各濃度設定での横断面積が決定され，気化フローとバイパス・フローとの流量比が決定され気化濃度が設定される。

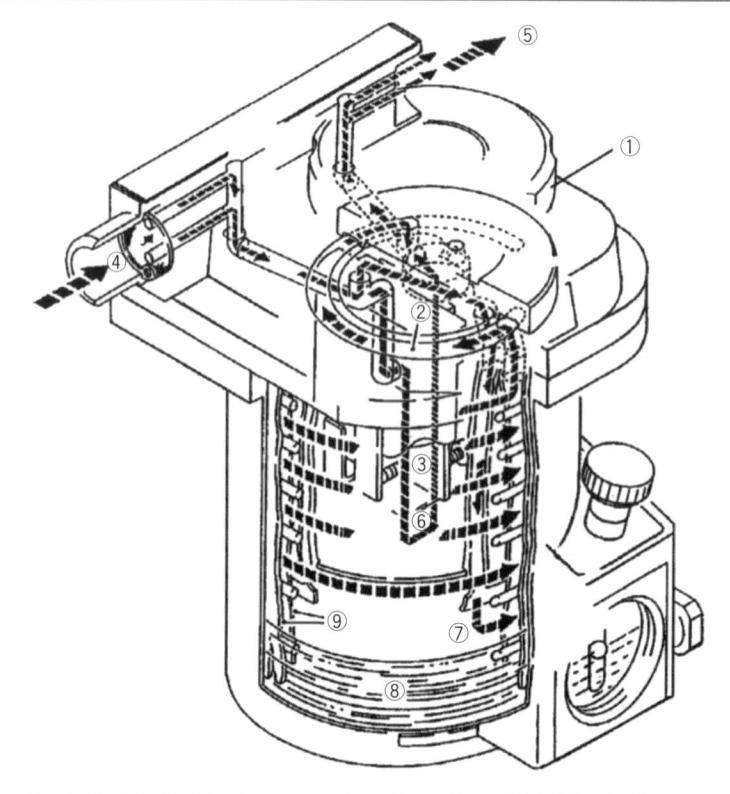

図7 気化器の気体回路図
①設定ダイヤル，②ロータリ弁，③バイパス弁，④ガス流入口，⑤ガス流出口，⑥バイパス室，⑦気化室，⑧麻酔薬，⑨二重筒

基本性能と特徴

1 UM700（麻酔器）

a. 気化器ワンタッチ取り付け機構

気化器の着脱がワンタッチで行え，さらに異種麻酔薬による気化器の相互汚染を防止することができる。

b. ベンチレータ駆動ガス自動切換機構

本体に圧縮空気源が接続された場合は，駆動用ガスを自動的に酸素から空気に切り換え，ランニングコストを低減する（オプション）。

c. 圧縮空気用ドレイン・フィルタ

通常のフィルタに，さらにこのドレイン・フィルタを追加装備することにより良質な空気を使用することができる。

2 PVA120（麻酔器用人工呼吸器）

a. 容易な操作性

操作パネル上段には，使用頻度の高いコントロール，可視および気道内圧計を配置することにより，操作性と視認性を高めた。

b. セルフテスト機構

電源投入時に，パネル・スイッチ，メモリー，およびセンサーなどについてセルフテストを実施し，異常を検出した場合は，エラーコードを可聴アラームとともに表示する。

3 TCVシリーズ（気化器）

a. キーフィラーレセプタクル

他の麻酔薬の誤注入を防止する。

b. 相互ロック安全機構

同一安全機構を有する2台以上の気化器が取り付けられている場合に，使用しない気化器の濃度設定ダイヤルをOFF位置にしないかぎり，使用する気化器のダイヤルをOFF位置から回せないようにすることにより，他の気化器の麻酔薬による相互汚染を防止する。

安全機構

1 UM700（麻酔器）

a. メインスイッチ・オールON/OFF機構

メインスイッチをONにしないかぎり，ガス源および電源（内部バッテリー充電用を除く）が供給されない。

b. 停電安全装置

AC電源による作動中に電源の供給が断たれると，自動的に内部バッテリーによる作動に切り替わり，モニターをバッテリーで約30分間作動させる。

c. 低酸素防止装置

　酸素と亜酸化窒素を使用時におのおのの流量設定にかかわらず，その混合ガスの酸素濃度が25％を下回ることを防止する。

　作動原理（図2を参照）：酸素流量調節弁と亜酸化窒素流量調節弁との間には，低酸素防止弁が備えられている。このバルブは，酸素流量調節弁を経て流れる酸素の流量に応じて，亜酸化窒素の流量を制限する機構となっている。したがって，酸素を流さないと亜酸化窒素が流れず，また酸素の流量に応じて亜酸化窒素の流量を酸素濃度が25％を下回らないように制御する。

d. ガス遮断装置

　酸素供給圧が108±9.8kPa以下に低下した場合に，亜酸化窒素および空気の供給を停止する。

2 PVA120（麻酔器用人工呼吸器）

a. 過圧安全弁

　換気ガスの供給圧が60cmH$_2$O±20％になると開き，それ以上の圧が患者の肺にかかるのを防止する。

3 TCVシリーズ（気化器）

a. バイパス弁完全閉鎖防止機構

　バイパス弁がなんらかの異常で万一機能しなくなった場合でも，ある一定の通路が確保される機構でありバイパス・フローの遮断による濃度の異常上昇が防止される。

b. OFF位置ロック機構

　濃度設定ダイヤルをOFF位置にすると，ダイヤルがこの位置でロックされ，不用意にダイヤルが他の位置に回されることを防止する。

c. OFF時バイパス機構

　OMセレクタと併用することによってダイヤルオフ時に気化器内に流入することを防止し，非使用時に極微小なリークによる麻酔薬の回路内貯留を防止する。

特殊な対応（パニック時の対応）

　停電時の対応方法は，以下のとおりである。
　ガス関係：すべてのガスは正常作動を維持

表　メンテナンス期間

	周期	内容	実施者
保守点検	日常	使用前の点検	ユーザー
	6カ月	本体専用部品および付属品の損傷/消耗の確認，および使用前点検	
定期点検	1年	点検および部品の清掃 必要があれば，試験，調整および部品交換	サービス・エンジニア
オーバーホール	3年	試験，分解，調整，部品の点検および交換	工場エンジニア
	6年	重要機能部品の調整および交換，性能試験	

＜定期点検・オーバーホール　タイムチャート＞

ご購入　1　2　3　4　5　6（年）
△：定期点検　△：定期点検　▲：3年オーバーホール　△：定期点検　△：定期点検　◆：6年オーバーホール

　モニター関係：内部電池により30分間作動する。
　ベンチレータ関係：停電警報を発して停止するので回路切換ツマミをバッグ側に切り換えて用手動換気を実施する（手動ガス排出バルブを適切に閉じる）。

メンテナンス期間（表）

　本装置は，品質，信頼性および耐久性について十分に考慮して設計，製造されているが，機械である以上，完全に故障の発生を防止することはできない。したがって，患者の安全確保を図り稼動不能時間を最小限にするために，あらかじめ定められた周期で定期的に点検および整備を実施することを推奨する。

（山口　宣明）

VI. 麻酔器各論——輸入品

5 ドレーゲル・メディカルジャパン（株）

はじめに

ドレーゲル・メディカル社製全身麻酔装置"ファビウスタイロ"について記述する。

構　造

ファビウスタイロの全体像（図1）とガスフローダイアフラム（図2）を示す。図3はシーリングペンダントに搭載できるタイプ。

図2のPIN INDEX YOKE OPTIONはガスボンベの接続口で，接続方式はピンインデックス方式である。ボンベ内のガスは，減圧器で減圧されてGAS INLET ASMに流れる。GAS INLET ASMには，中央配管から耐圧ホースを経由したガスも流入する。麻酔器と中央配管を接続する耐圧ホースの接続方式は，diameter-indexed safety system（DISS）タイ

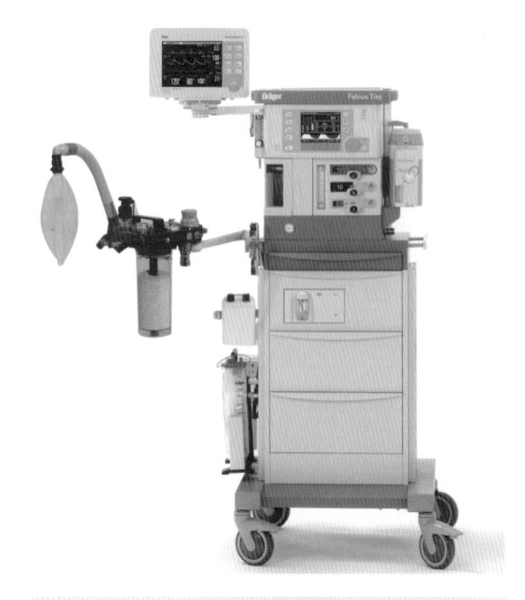

図1　全体図

図2 ガスフローダイアグラム

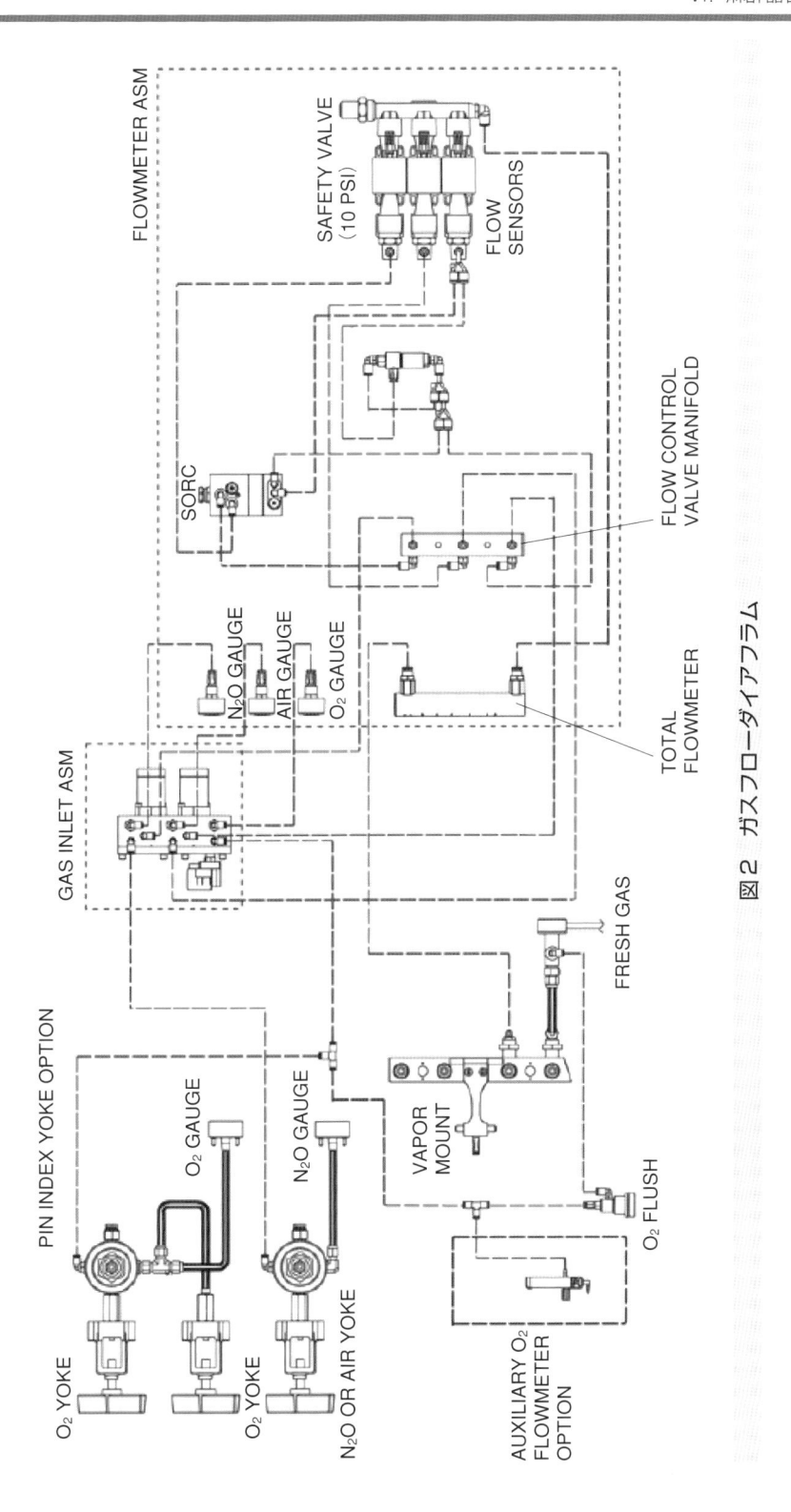

プである．ガスは，GAS INLET ASM を通過した後，FLOW CONTROL VALVE MANI-FOLD に到達する．ここで O_2 と N_2O，AIR は流量調整され，O_2 と N_2O は SORC（酸素濃

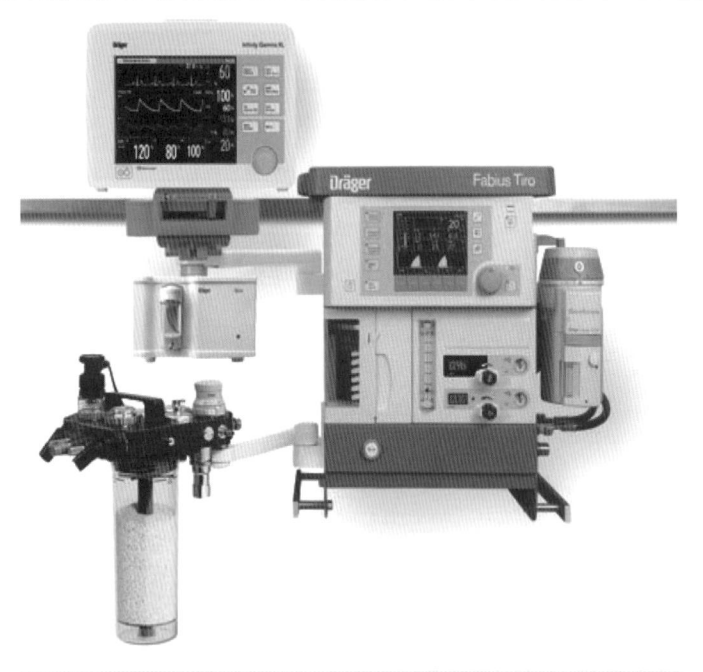

図3　タイロウォールタイプ

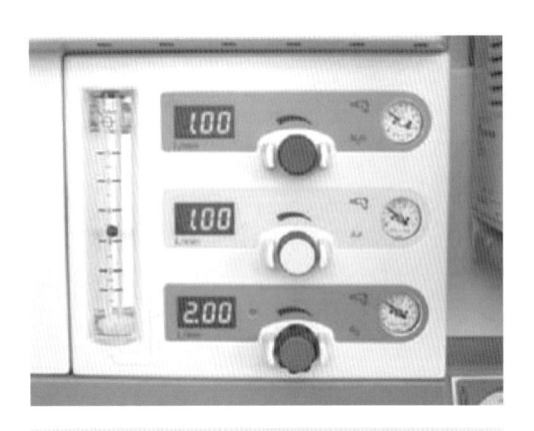

図4　デジタル流量表示と総流量計

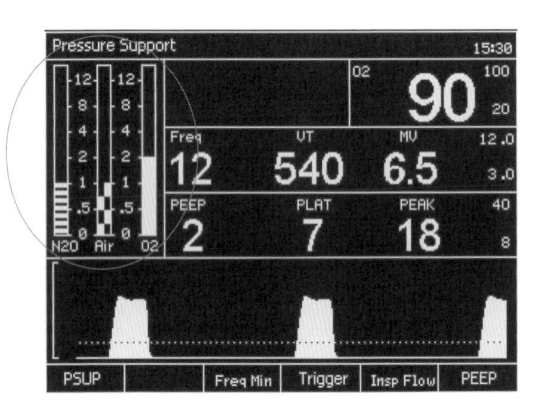

図5　デジタル流量計

度調整機構）を経由して，AIRは直接FLOW SENSORSに至る。このSENSORで計測された各ガスの流量がデジタル数値（図4）と液晶画面に表示される（図5）。混合されたガスは，TOTAL FLOWMETERを通り，VAPOR MOUNT上の気化器内部に流入する。気化器内で麻酔薬を含んだガスがFRESH GASとして共通ガスアウトレットから出力される。

　このガス流路とは別に，O_2フラッシュ用の回路が用意されている。オプションの外部補助酸素流量計（図6）はこちらの回路から酸素を得る。

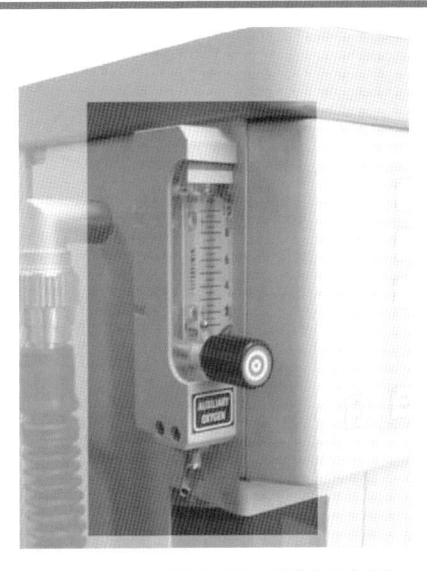

図6　外部補助酸素流量計

基本性能と特徴

1 流量計

3ガス（O_2/Air/N_2O）と2ガス（O_2/Air）の2タイプから選択が可能である。

流量の調整方法は，ニードルバルブ方式である。各ガスの流量は，図2のFLOW SENSORでそれぞれ実測される。各ガス0.1l/min刻みで0～12l/minまで表示が可能。また，流れているガスの総流量を表示する総流量計（図4）が標準で装備されている。こちらは，0～10l/minまでの表示ができる。仮に電源異常などにより数値表示とバーグラフの表示が消失しても，総流量計をもとに流量設定が可能である。

FLOW SENSORで計測している各ガスの流量は本体背面にあるコネクタから出力されており，自動麻酔記録装置などの他システムへのデータ提供ができる。

2 人工呼吸器

換気モードは，従量式換気を標準とし，従圧式換気（pressure control：PC），圧支持換気（pressure support：PS），同期式間歇的強制換気（synchronized intermittent mandatory ventilation：SIMV）と圧支持換気式の併用（SIMV/PS）をオプションで装備できる。

a. 駆動方式

電気駆動のピストン方式による人工呼吸器である。ピストンの構造を図7に示す。モー

5. ドレーゲル・メディカルジャパン（株）

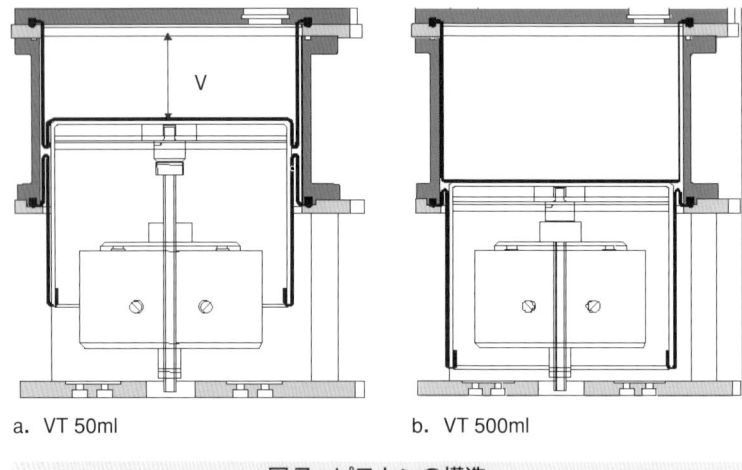

a. VT 50ml　　　　b. VT 500ml

図7　ピストンの構造

ターによってピストンが上下し，呼吸ガスの出入りの量をコントロールする。電気駆動のピストンベンチレータの利点として，下記の点が挙げられる。

①ガス駆動の人工呼吸器に使われる駆動ガスのコストを完全に削減できる。

②ボンベ内のガスをすべて呼吸ガス用に用いることが可能となるので，ガス駆動のベンチレータに比してボンベでの換気可能時間が長い。

b. 換気モード

換気モードとして従量式換気（VC）を標準装備しており，オプションで従圧式換気（PC），プレッシャーサポート（PS），同期式間歇的強制換気と圧支持換気式の併用（SIMV/PS）を追加できる。自発呼吸をサポートするモードでのトリガーはフロートリガー方式で，感度の調節が可能である。

換気モードを変更した際，変更前の換気モードでのモニター値をもとにして設定値を自動的に決めるプログラムを備えている。これは，換気条件の急激な変更を防ぐための安全機構である。

※従量式から従圧式に変更した場合

吸気圧（PINSP）は，従量式時に測定し，確定されたプラトー圧に設定される（図8）。

※従圧式から従量式に変更した場合

1回換気量（TV）は，従圧式時に測定し，確定された1回換気量に設定される（図9）。

c. ガス供給が停止した場合の動作

麻酔器へのガスの供給が停止した場合でも，ルームエアーによる換気をベンチレータで継続することができる。

d. 換気量補正

従来の麻酔用人工呼吸器では，人工呼吸器が送り出した吸気ガスに新鮮ガスが流入し，換気量が設定値よりも増加する。これを防止し，正確な換気量を送り出すために新鮮ガ

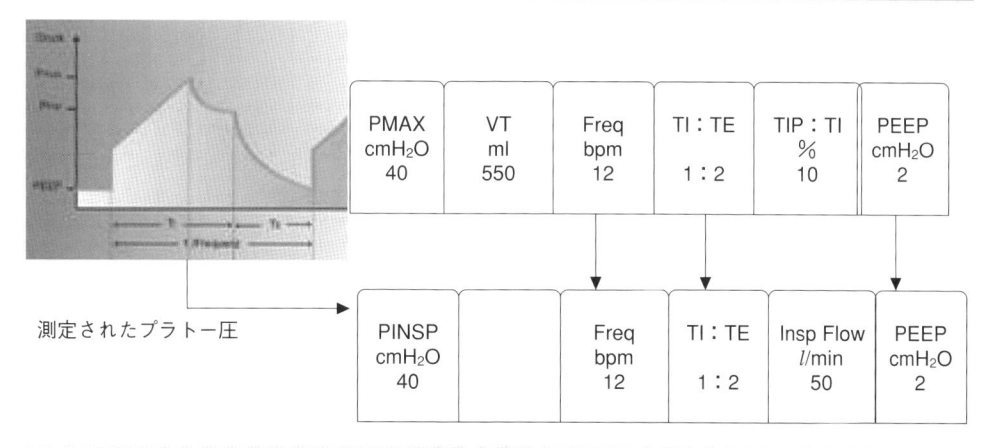

図8 モード変更：従量式から従圧式

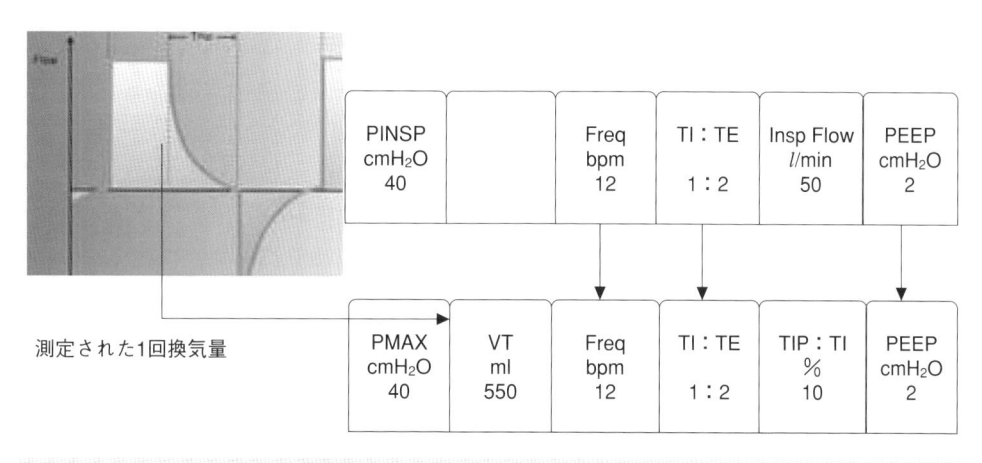

図9 モード変更：従圧式から従量式

スデカップリング方式を採用している。図10の回路図にその原理を示す。吸気中は，新鮮ガスデカップリングバルブが閉じるので，新鮮ガスはバッグ（マニュアルバッグ）に流れ込む。このため，新鮮ガスは新鮮ガスデカップリングバルブより患者側の呼吸回路内には流入せず，人工呼吸器が押し出す正確な換気量が患者に届けられる。新鮮ガスデカップリングバルブは呼気中に開放され，新鮮ガスがピストン内に流入する。

3 呼吸回路

呼吸回路の容量は再利用型カニスタを装着した場合で約1.7lである。カニスタには，再利用型とディスポーザブル型（図11）の2種類から選択が可能である。ディスポーザブル型を使用する際には専用のアダプタを用いる。

また，呼吸回路に内蔵可能なヒーターを追加することができる（図12）。呼吸回路部分を温めることで，低流量麻酔を行った際に発生する結露による弁の固着を防ぐことを目的にしている。

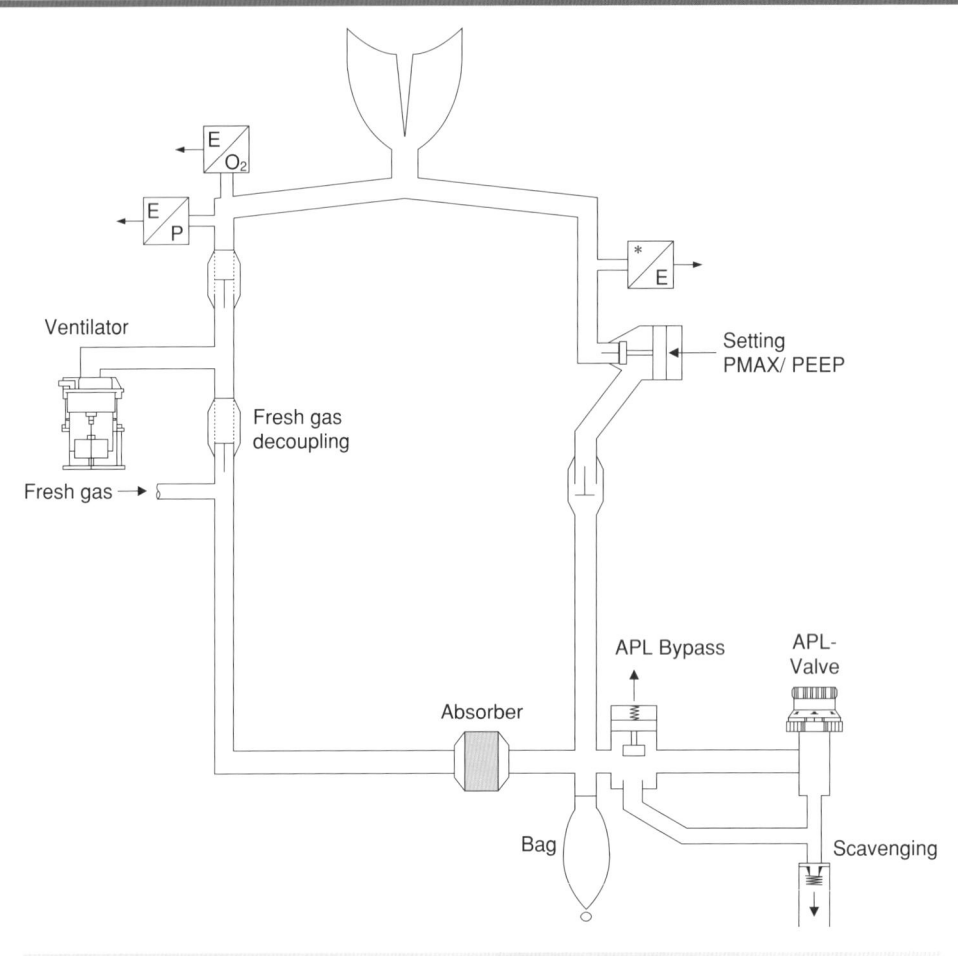

5．ドレーゲル・メディカルジャパン（株）

図10　呼吸回路

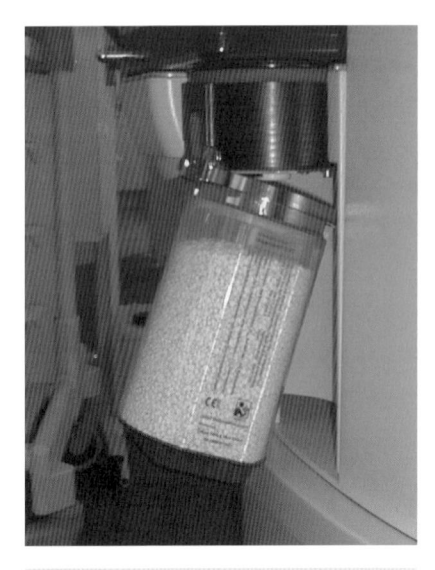

図11　ディスポーザブルカニスタ

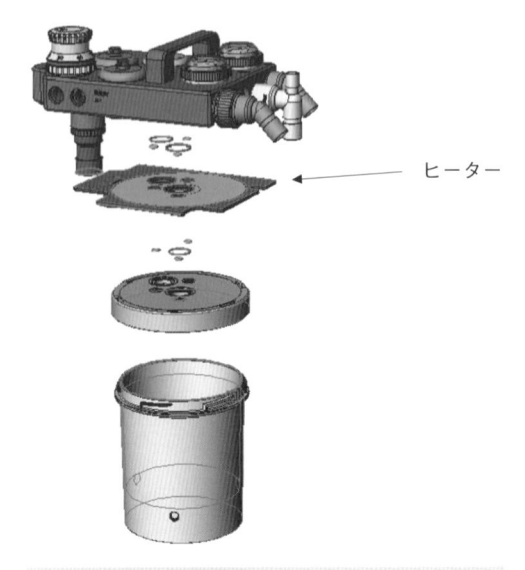

図12　ヒーター

図13　気化器への薬液注入

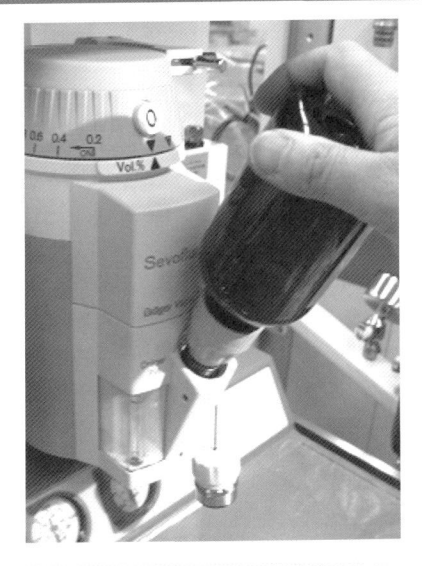

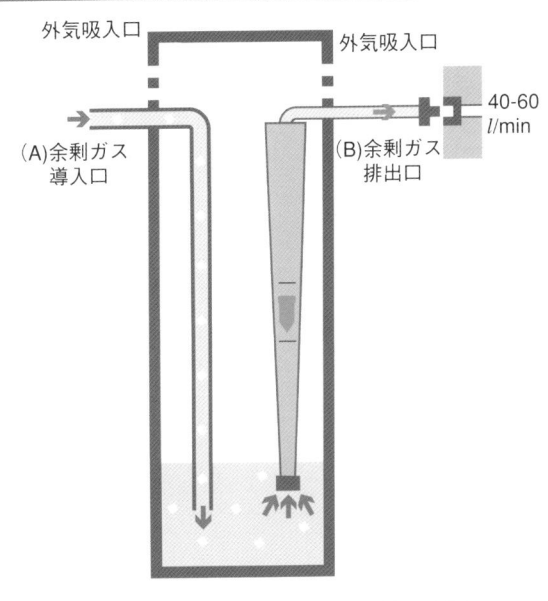

図14　余剰ガス排出システム

4 気化器

　最大で360 mlの薬液を注入できる。薬液ごとに形状の異なる専用アダプタを用いることで、誤注入を防止する（図13）。

　セボフルランで0.2～8％、ハロタンとイソフルランで0.2～6％の濃度設定が可能である。精度を維持するための新鮮ガスの流量は、0.25～15 l/min（濃度設定が5％を超える場合は0.25～10 l/min）までである。パンピング効果による出力濃度への影響を抑えるために、気化室への流入経路を長くしてある。温度による影響は、熱膨張率の異なる材質を用いることで排除する。この材質は、非接触の構造となっており、定期的な交換が不要であり、この部分にかかるメンテナンス費用を削減できる。

5 余剰ガス排出装置

　開放式リザーバシステムである。その原理を図14に示す。麻酔器から排出された余剰ガスは、A（余剰ガス導入口）からリザーバ内に入り、B（余剰ガス排出口）から施設の設備を通じて外部に排出される。外気吸入口を通じてリザーバ内に外気が吸引されており、この外気は余剰ガスとともに排出される。

安全機構

1 セルフチェック

電源をONにした直後，ハードウェアの正常な作動を確認するセルフチェック機能が働く．このチェックの後，リークと回路のコンプライアンスのテスト，酸素センサーとフローセンサーの校正などを行うメニューが表示される．これらの校正は，画面に日本語で表示される手順に従って実行できる．

2 低濃度酸素防止機構（S-ORC）

新鮮ガス内の最低酸素濃度を保証する機構である．O_2流量によって生じる圧力によってN_2Oの流量を制限する機構である．

O_2の流量が200 ml/min以上ある場合には，O_2濃度25％が保証される．O_2流量が200 ml/minよりも少ない場合（O_2流量がない場合も含む）には，N_2Oの流入を遮断する．

3 酸素供給圧警報装置

酸素供給圧が約1.4（±0.3）barを下回った場合，可聴および可視警報を発生する．

4 バッテリー

主電源の供給が途絶えた場合に備え，バッテリーを内蔵している．最短45分の作動継続が可能である（仮に，主電源とバッテリーの両方が使えない状況であっても新鮮ガスの供給と手動換気は継続できる）．

5 ルームエアーによる換気

中央配管とボンベの両方からのガス供給が途絶えた場合，人工呼吸器の蓋部にある緊急用のバルブが作動し，外気を引き込む構造となっている．このため，ガス供給が停止した場合でもルームエアーによる機械換気を継続することが可能である．

メンテナンス

日常的な点検項目として下記のものが挙げられる．
a）配管圧，ボンベ圧の点検

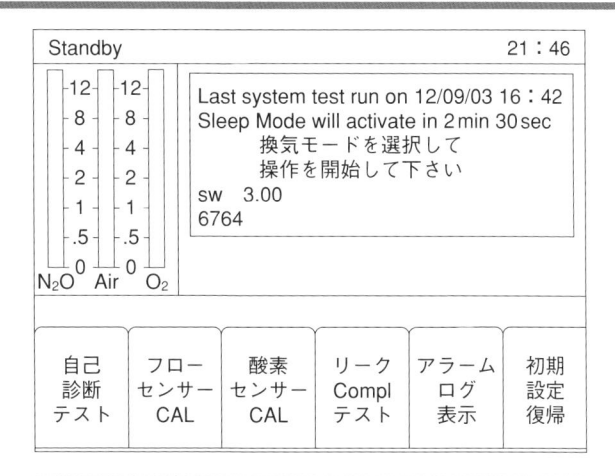

図15 日常点検のサポートメニュー

b) 酸素センサー校正
c) フローセンサー校正
d) リークテスト
e) 気化器の点検
f) 余剰ガスシステムの点検

このうち，b) c) d) をサポートする自己診断機能を有している（図15）。

"自己診断"では，電源ON時に行われるハードウェアのチェックと同じ内容のチェックが行われる。"酸素センサーCAL""フローセンサーCAL""リーク/Complテスト"は，画面に表示される説明に従うことで，校正・チェックが簡単に実行できる。

パニック時対応

停電時には，バッテリーで最短45分間の作動が可能である。バッテリーが切れた状態でも新鮮ガスの供給，手動換気ができる。流量は総流量計で確認する。図16にファビウスタイロに添付されている"パニックカード"を示す。

（佐藤　謙）

ユーザーレポート

はじめに

1989年の開院以来20年が経過した当センターでは，新棟増築による増床計画と既存施設の改装計画が進行中で，中央手術室は現在の9室から16室へと大幅増室となる。これに伴い経年劣化した機器と設備の更新改装および手術室情報システムの導入を進めている。その一環として，手術室麻酔科診療の中心機器のひとつである麻酔器の更新機種に

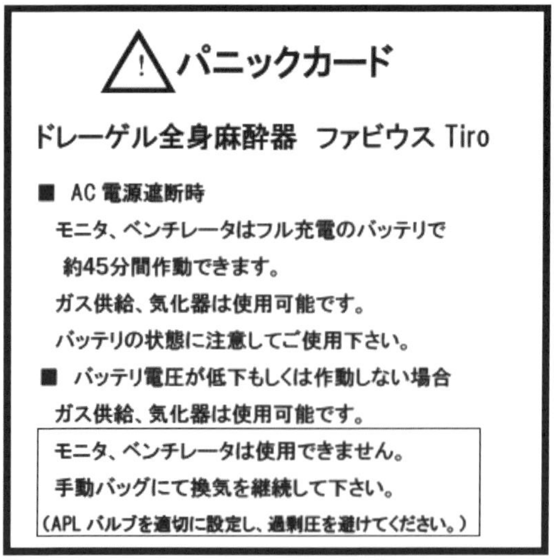

5. ドレーゲル・メディカルジャパン（株）

```
⚠ パニックカード

ドレーゲル全身麻酔器　ファビウス Tiro

■ AC電源遮断時
  モニタ、ベンチレータはフル充電のバッテリで
  約45分間作動できます。
  ガス供給、気化器は使用可能です。
  バッテリの状態に注意してご使用下さい。
■ バッテリ電圧が低下もしくは作動しない場合
  ガス供給、気化器は使用可能です。
  ┌─────────────────────────────┐
  │ モニタ、ベンチレータは使用できません。      │
  │ 手動バッグにて換気を継続して下さい。        │
  │ （APLバルブを適切に設定し、過剰圧を避けてください。）│
  └─────────────────────────────┘
```

図16　パニックカード

ドレーゲル・メディカル社製全身麻酔装置ファビウスタイロを選定した。老朽化した既存麻酔器の相次ぐ故障トラブルのため，2007年より前倒しに順次購入し，現在合計5台を導入・使用している。今回，これまでの本機種の使用経験から得た特徴を紹介する。

特　徴

a. コンパクトサイズ

ファビウスタイロは，トロリータイプで，外寸57.9cm（W）×136.1cm（H）×62.7cm（D），重量111kgと，他の麻酔器に比べて非常に軽量でコンパクトである。現在，手術室の麻酔科医周辺には，麻酔器と生体情報モニターだけではなく，シリンジポンプツリーや経食道エコー診断装置などの診断機器なども置かれ，前述のようにこれに病院情報システム（HIS），医療画像システム（PACS），手術室情報システムなどの情報機器が加わると，もはや立錐の余地もなくなることが十分に予想された。したがって，新たに導入する麻酔器のコンパクト性は必須条件と考えたが，本機器はこの条件をある程度満たしている。

なお，コンパクトでありながら堅牢な構造で，本器に手術室情報システムや生体情報モニターをマウントして利用可能であり，これもまた作業スペースの有効利用に役立っている。また，軽量であることを生かして，トロリーの部分を外したシーリングタイプとしても利用可能で，現在4台を導入予定としている。

さらに，今後，CT検査室や血管造影室，内視鏡検査室など，手術室外で全身麻酔管理を必要とする症例が増加すると予想されるが，その際にも，コンパクトな本器をトロリー付きで移動して使用することで中央手術室と同等の全身麻酔管理を行うことが可能となる。このように，さまざまな状況に対応可能な汎用性の高さを期待できると考える。

b. 機能および操作性

換気モードとして，従量式に加え，従圧式換気，SIMV，SIMV/PSを備え，麻酔時使用

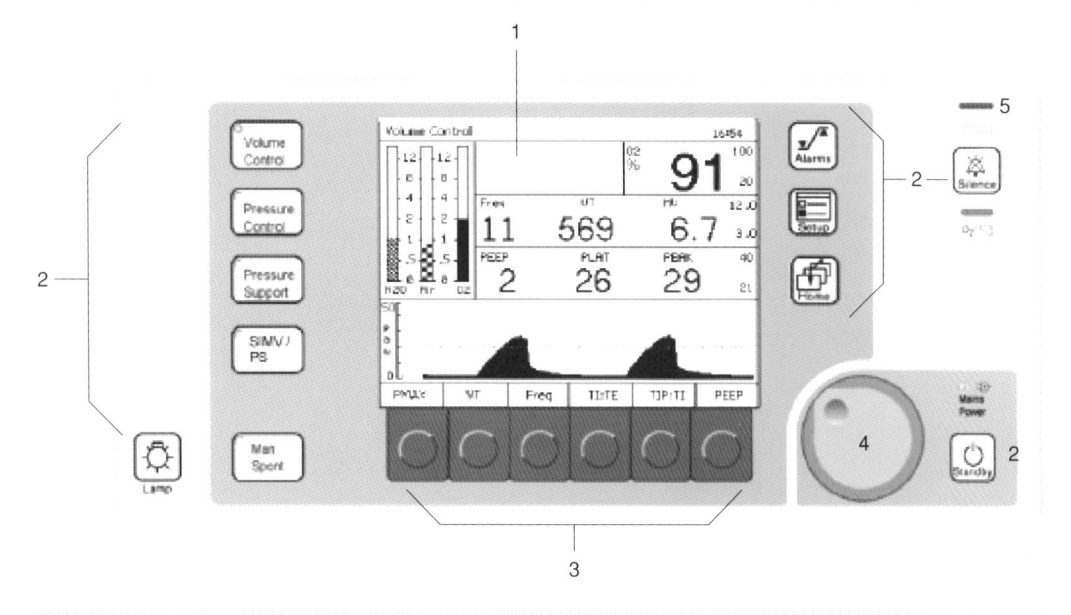

図17

1：ディスプレイ，2：設定変更の際に使うハードキー，3：設定変更の際に使うソフトキー，4：設定値の変更の際に使うダイヤル，5：アラームインジケータ

のモードとして必要十分と考える。人工呼吸器は，電気駆動のピストン式であり，ほとんどの症例に対応が可能である。新鮮ガスの影響と呼吸回路のコンプライアンスを排除し補正する機構を備えており，1回換気量の少ない小児の症例でも正確な1回換気量が提供される。

操作性に関しては，現在の人工呼吸器のマン・マシンインターフェースのユニバーサルデザインであるロータリーノブ方式を採用しており，すべての項目はノブの"回し/押し"で変更・決定できる。本システムは，レジデントや新人麻酔科医を含めたすべてのスタッフにとって直感的に理解しやすいためなじみやすく，緊急時でも特に混乱することなく使いこなせている（図17）。

c. 安全設計

1）セルフチェックシステム

回路リーク，内部システム動作，人工呼吸器動作，内圧センサー，フローセンサー，酸素濃度モニターに関して，半自動的にセルフチェックおよび自動校正を行う機能が設けられており，麻酔器の始業点検を容易に行うことが可能である。

2）停電時の動作

内蔵バッテリーを標準装備しており，停電時でも45分間以上の継続使用が可能である。流量は，流量調整ノブ付近のLED表示（数値）と液晶画面上のバーグラフ表示に加え，総流量を示すトータルフローメータが備えられている。バッテリーを使い切ってしまいLEDとバーグラフの表示が消えるような場合でも，新鮮ガスの提供，流量の確認は可能で，手動換気で麻酔を継続することができる。

5. ドレーゲル・メディカルジャパン（株）

まとめ

　以上，コンパクト性，機能，操作性，安全設計の点で，現時点でほぼ満足して使用している．強いて問題点を挙げれば，昨今の医療用精密機器に漏れずコンピュータ制御のブラックボックス化された部分を内蔵するため，ソフトウェアバグなどによるトラブルの危険性が皆無とはいえないことと，酸素濃度測定用の電極が電池式のため，定期的に交換を要することがある．とはいえ，これらは現在の麻酔器においてある意味不可避ともいえるもので，われわれ麻酔科医は麻酔器ダウン時のフェイルセーフ対策を常に行っておくことが重要であり，この点が本麻酔器の致命的問題とは思われない．

　なお，新病院，新手術室を一から設計する際には，麻酔器，生体情報モニター，電子カルテシステムなどがオールインワンとなった大きな筐体の麻酔ワークステーションの導入も選択肢に入ると考えるが，当施設のように既存の生体情報モニタリングシステムが構築され運用されている状況において，更新機器として導入する麻酔器として，コンパクト設計のファビウスタイロは重要な選択肢のひとつと考える．

【自治医科大学附属さいたま医療センター麻酔科　村山　隆紀】

VI. 麻酔器各論──輸入品

6 GE横河メディカルシステム（株）

エスティバ7900（図1）

エスティバ7900の麻酔器は流量計が装備されており基本的には従来型の麻酔器であるが，麻酔用人工呼吸器のモードがコンピュータ使用により多様化されている。また，本シリーズの中にはMRI対応機器もあり，部品のほとんどを非磁性体で構成することにより300ガウス以下の磁界強度での使用が可能である。

エイシス，アバンスケアステーション

図2，図3に両麻酔器の正面写真を示した。一見して分かることは両麻酔器とも麻酔科医が慣れ親しんできた流量計がないことと，エイシスでは電子気化器のAladin 2を用い，アバンスケアステーションではTec 7気化器を用いていることである。

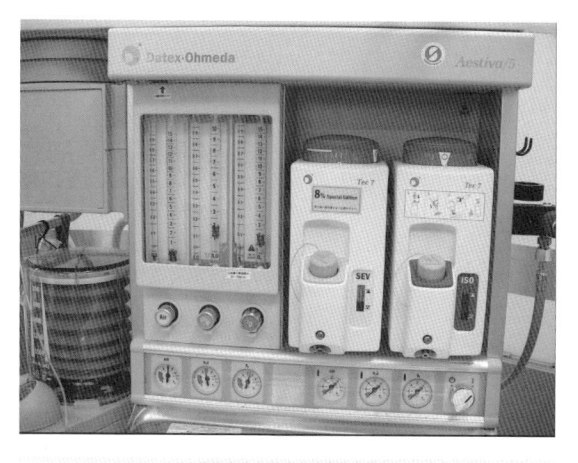

図1　エスティバ

6. GE横河メディカルシステム（株）

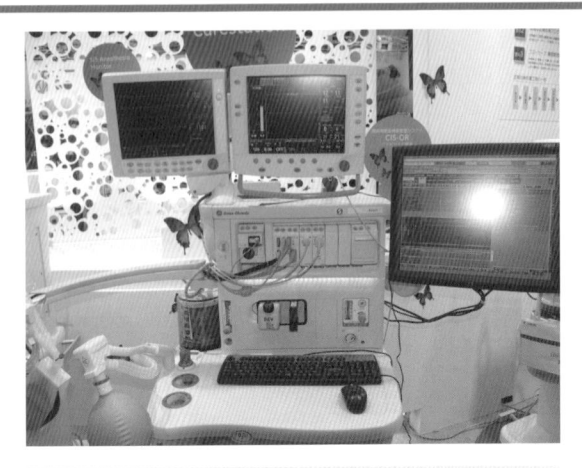

図2　エイシス

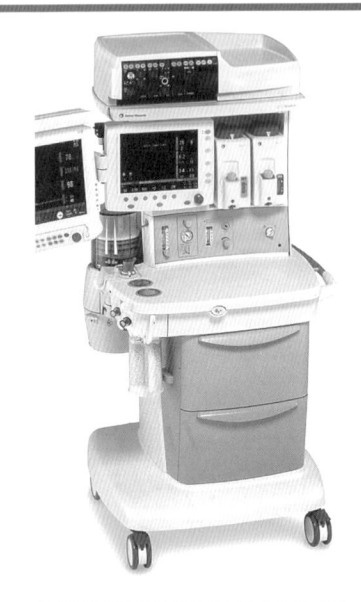

図3　アバンス

1 構　造

　図4に麻酔器回路図を示した。医療ガス配管設備あるいは高圧ガスボンベよりガスを導入する部分は通常の麻酔器となんら変わりはない。酸素のバックアップ機能は3段階のフェーズになっている。第1フェーズとして電子制御ガスミキサーでのコントロールができなくなった場合，患者呼吸回路に酸素を供給する回路としてバックアップO_2制御により純酸素による電子気化器またはTec 7による設定麻酔薬濃度の供給ができる。

　第2フェーズとして，麻酔システムが機能しない状態（電気供給途絶時）においては，このバックアップO_2制御により純酸素のみ患者回路に供給が可能で，フローチューブでその供給量を確認できる。

　第3フェーズとして，麻酔システムが完全に機能しない状態（システムスイッチの故障を含む）においては，補助O_2流量計によりジャクソン・リース回路あるいはAmbu bagなどへの使用が可能である。もちろん，通常のフェイスマスクによる酸素投与も可能である。

　なお，バックアップO_2制御および補助O_2流量計の流量調節は従来型のニードル弁で行っている。

　回路図を見て分かる際立った特徴は，通常のガス流量計がないことと，酸素と亜酸化窒素回路，もしくは空気回路を機械的に結ぶガス遮断装置がないことである。これらはすべてCPUによりコントロールされるガスミキサー部分で行っているのが本器の特徴で，通常の麻酔器の構造とは全く異なっている部分である。

　図5はガスミキサー部分のダイアグラムであるが，セレクター弁，熱線流量計，圧トランスデューサ，電磁流量調節弁からなり，これらがすべてCPUと結ばれてガス流量，酸

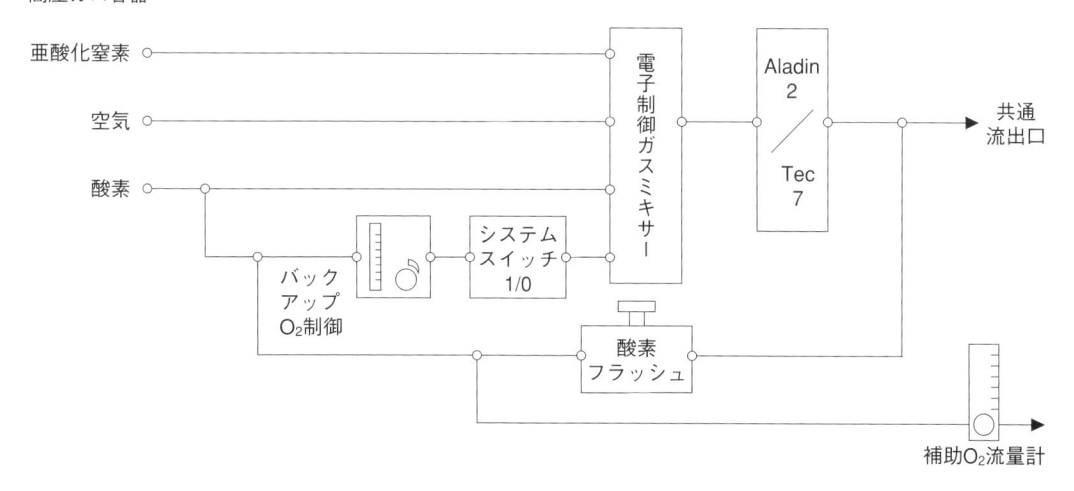

図4　回路図ブロックダイアグラム

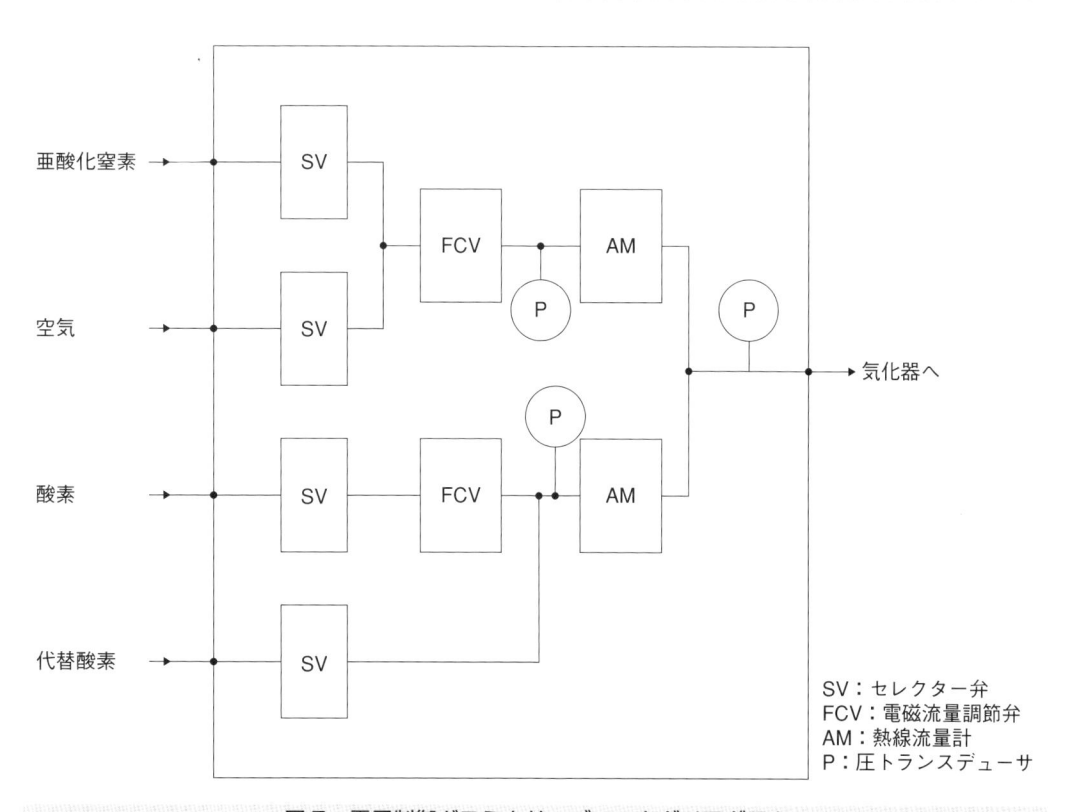

図5　電子制御ガスミキサーブロックダイアグラム

SV：セレクター弁
FCV：電磁流量調節弁
AM：熱線流量計
P：圧トランスデューサ

素濃度などがコントロールされている．

　図6はAladin 2電子気化器のダイアグラムで，やはりセレクター弁，圧トランスデューサ，電磁流量調節弁などが装備されるとともに差圧トランスデューサが組み込まれ，正確な濃度の揮発性麻酔薬が患者に供給されるようCPUでコントロールされる．

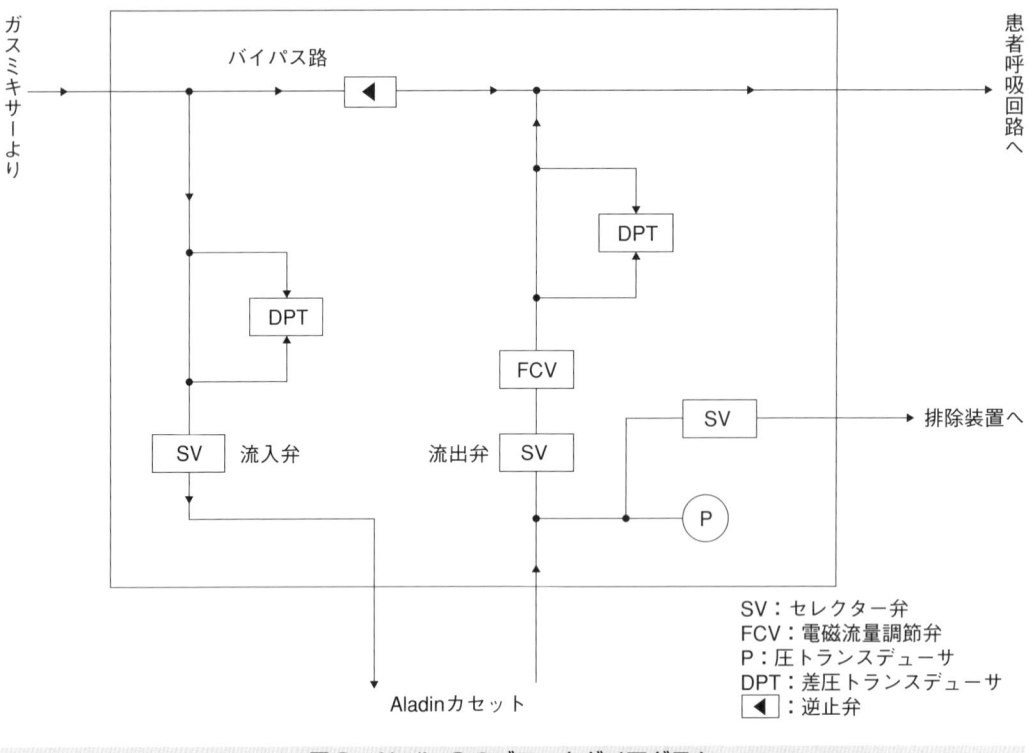

6．GE横河メディカルシステム（株）

図6　Aladin 2のブロックダイアグラム

2 基本性能と特徴

　当然であるが，国際規格および日本工業規格で要求されている基本性能はすべて満たしている。

　前述したように，麻酔のコントロール部分をCPUで行うことにより，通常の麻酔器とは異なった点が多々ある。まず，麻酔のスタートは麻酔器の電源スイッチを入れ，自動的にシステムチェックが終了するとコンピュータ画面上に"症例を開始"が出て，これをクリックすると6l/分（任意でプリセット設定が可能）の純酸素が患者呼吸回路に流れ始める。亜酸化窒素および空気は酸素濃度を調節することにより酸素濃度に見合った流量が自動的に得られる。また，酸素21％（空気）の使用も可能である。前述したように流量計や気化器のダイヤルはなく，全360°自在にアレンジ可能な画面上の操作により，デジタル表示で表され，選択により流量計，気道内圧計，代謝などが画面に表示される。もちろん，呼吸波形は自発呼吸時，人工呼吸器使用時を通してすべての過程で表示される。気化器にAladin 2を用いているということは，揮発性麻酔薬濃度もCPUを通して調節されるということである。

　デジタル化の利点としてはさらに，麻酔ガスや揮発性麻酔薬の消費量，流量変更や機械換気/自発換気切り替えの変更履歴，トレンド情報（設定値，実測値）なども容易に出力される。

3 安全機構

　麻酔器に要求されている安全機構はすべて装備しているが，多くが電子式になっており，特にガス遮断装置と低濃度酸素防止機構が以前よりあった機械的な装置ではない。

　ガス遮断装置はガス供給部分に設けられた電子的圧トランスデューサをCPUと結び，医療ガス配管設備あるいは酸素ボンベからの酸素供給圧異常を感知し，亜酸化窒素の流れをガスミキサー部分のセレクター弁で遮断する仕組みになっている。

　低酸素防止装置はCPUでコントロールされるガスミキサー部分により，低濃度酸素が患者回路に流れないようにされている。

　停電時の対応はバッテリーによっており，最大電気使用量状態で30分間機能する。また，電気を落としても8秒以内であれば再通電により元の状況に復帰する。

4 麻酔器用人工呼吸器

　本器の最大の特徴に人工呼吸モードの多様性がある。人工呼吸器は重症呼吸不全患者治療用のモードを麻酔中の患者に適した形にアダプトしたものを選択できるようにしてあり，昨今の麻酔に要求されるデリケートな呼吸管理にも対応できるようにしてある。

　新しい換気モードとしては，PSVpro，SIMV-PC，PCV-VGなどが組み込まれている。PSVproのproはprotectionの略で，PSVで発生した無呼吸をSIMV-PCVでバックアップし保護するという意味である。

　駆動はガス駆動であり，酸素または空気を用いる。機械換気/自発換気切り替えは従来型の手動方式で，麻酔科医に対してある程度大きな動作を要求することにより，切り替え忘れの可能性を最小限にしようとしている。

5 メンテナンスおよび間隔

　GE横河メディカルシステムとしては定期保守点検契約を推奨している。使用頻度，使用状況により，その間隔は異なると思われる。

6 パニック時対応

　パニックカードは麻酔器本体の横に貼ってあるので，使用前に一度は確認して，その内容について知っておいていただきたい。

（釘宮　豊城）

VI. 麻酔器各論──輸入品

7 アイ・エム・アイ（株）

構　造

　全身麻酔システムDaisy（デイジー）は，北欧デンマークDameca社で開発された。春に咲く花と同じ可愛いらしい名前のDaisyであるが，Dameca Anesthesia Integrated Systemの頭文字から名前が付いたように，シンプルなデザインの中に使いやすさを統合した麻酔システムとなっている。

　Daisyには15インチの大型カラー液晶タッチスクリーンを採用し，マルチガスモニターを内蔵したDaisy TS（以下TS，図1）と，従来の麻酔器のデザインを踏襲し，ガラス管方式の流量計を採用したDaisy Whispa（以下，ウィスパ）（図2）の2種類のモデルがある。

　まず，特徴的な構造として目を引くのは，フレーム向かって左側に設置された人工呼吸器と二酸化炭素吸収装置の機能を併せ持つ（Integrated Breathing System：IBS，図3）である。IBSはユニットを一体化したことにより，リークやシステムボリュームが軽減され，低流量麻酔にも適した回路システムとなっている。また，低流量麻酔での高湿度環境下や小児麻酔においても換気抵抗の上昇を防ぐため，IBSの呼気弁と吸気弁は，横向きに配置する独特の構造をしている。

　二酸化炭素吸収剤を入れるカニスタは，再使用型とディスポーザブル型の2種類から選択が可能である。どちらもカニスタをIBSから外す際には，IBSのストップバルブが働くため，リークを発生させることなく，二酸化炭素吸収剤の交換を簡単，安全に行うことができる。

　正面テーブル上には利便性の高いアクセサリを集約し配置されている（図4）。

　補助酸素流量計を使えば，設定された酸素流量は麻酔回路内を通らずに，直接，接続された酸素吸入用チューブを経由してマスクに送られる。このため，100％酸素投与時に麻酔回路を外す必要がなく，また誤って麻酔ガスが混合される心配もない。

　Daisyにはエアインジェクション方式を用いたサクションシステムが内蔵されている。AIR配管さえあれば，吸引配管がなくても使用可能で，手元でON/OFFの切り替えや吸引力の調整を行うことができる。

　その他，正面パネルには気化器やジャクソン・リース回路への切り替えスイッチなどが集約され，テーブル上にはそれら操作パネル全体を照らすLEDライトが配置されてい

図1 Daisy TS

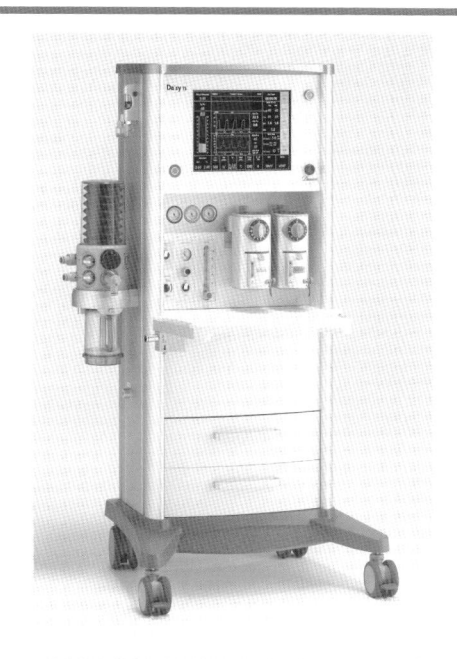

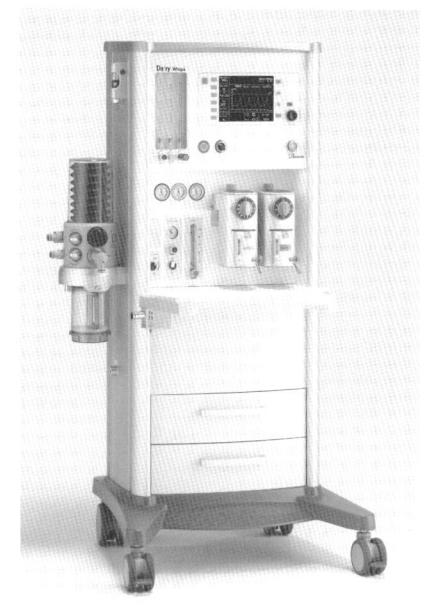

図2 Daisy Whispa

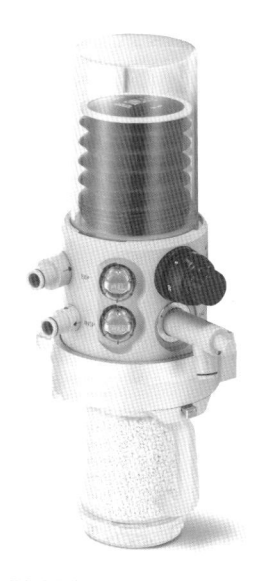

図3 Integrated Breathing System (IBS)

る。眼科手術など手術室内が薄暗い環境でも，LEDライトの優しく明るい光が使用者の目を守り，操作にも支障を来すことなく，安全に麻酔を行うことができる。

　フレーム左手横に見える小さな流量計はフローマーカーと呼ばれ，余剰ガス排出状況を目の前で確認するための目印となる（図5）。手術室内の余剰ガス吸引配管にしっかりと接続され，30l/分以上で余剰ガスが引かれていると，中にある黄色いボールが浮き上がり，目の前で余剰ガス排出が的確に行われていることを確認できる。

7. アイ・エム・アイ（株）

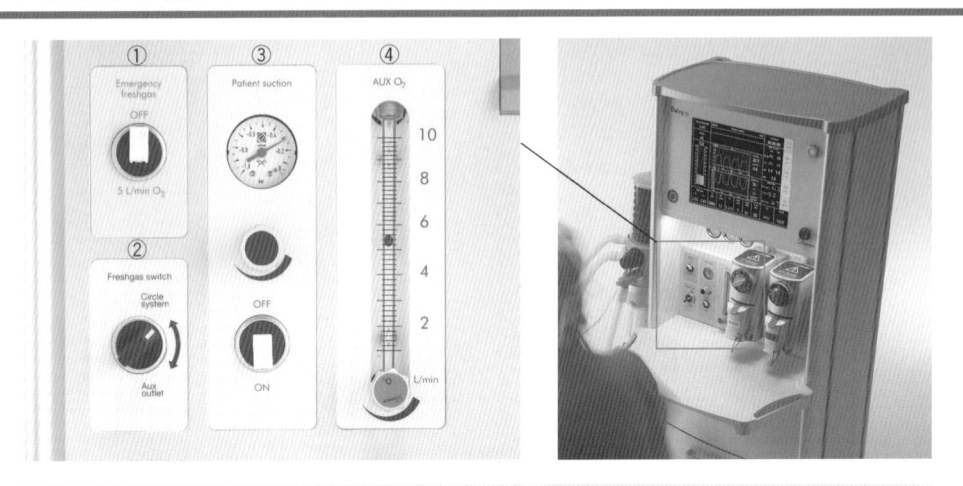

図4 Daisyフロントパネル
①緊急補助新鮮ガススイッチ，②新鮮ガス切り替えスイッチ，③サクションシステム，④補助酸素フローメータ

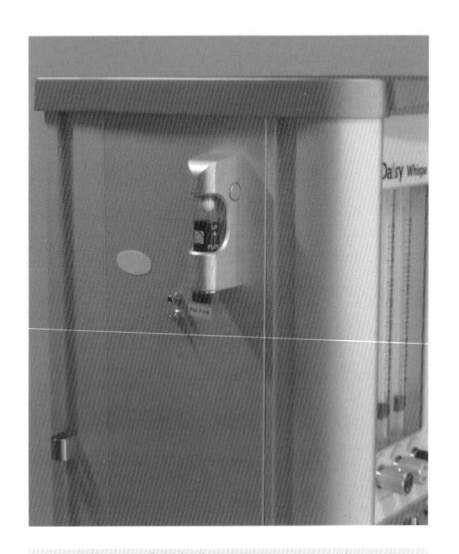

図5 余剰ガスフローマーカー

　ベース部は，使用者の足元を広く，また傾きによる転倒を防止するため，後輪側に対して前輪側キャスター間隔が広くデザインされている。さらに，後輪側キャスターには耐圧ホースなどの踏み付けによる移動抑制を防止するためのキャスターガード機能が付くなど，多くの工夫が施されている（図6）。

　Daisyは図1，図2を見て分かるとおり，ここまで記述したようなさまざまな機能を持ちながら，全体のデザインは背面や側面にはIBSやフローマーカー以外突出したものがない。さらに，シリンジポンプやモニターアーム，カテーテルホルダーなどを取り付けることができるレールフレーム構造になっている。Daisyは使用環境やユーザーの使い勝手に合わせ，独自の麻酔ワークステーションをシンプルに構築することを可能にした麻酔器である。

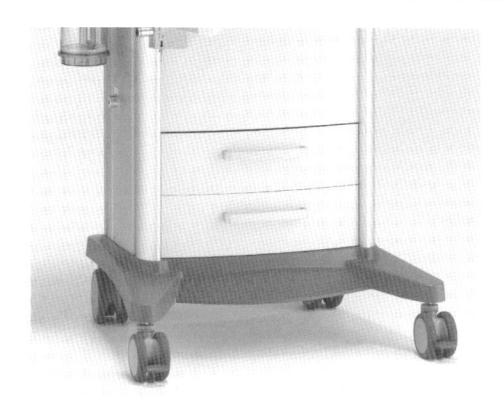

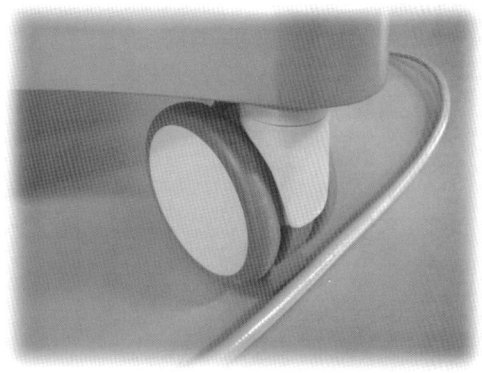

図6 Daisy キャスター部
右図：後輪

基本性能と特徴

　Daisyは機種によってそれぞれ新鮮ガス設定方法が異なる。ウィスパでは従来どおりのガラス管流量計を使用して設定するのに対し，TSはタッチスクリーンとコントロールホイールにより行う。TSでは各ガスの流量（酸素，AIR，N_2O）を決定する従来のガラス管方式に近い方法と，酸素濃度と新鮮ガス総流量を決定する2種類のインターフェースを持っている（図7）。

　例えば，N_2Oガスを使用しない麻酔において，従来のガラス管式流量計を用いた方法では，酸素と空気を混合した際，希望の酸素濃度を設定することが困難であったが，TSでは酸素濃度と総流量を決定すれば，簡単，そして正確に希望の酸素と空気のそれぞれの流量が設定される。また，この使用方法を用いれば，新鮮ガス総流量を減らす，もしくは増やすだけで，酸素濃度はそのままにhigh flow phaseからlow flow phaseへ，またその逆も円滑に移行することができる。

　TSには標準で換気モニターとマルチガスモニターが搭載されている。15インチの大きな画面上にはカプノグラムや圧力波形のほか，各種ガスの吸気/呼気の濃度，換気量などが表示される。また，P/V曲線表示やその保存も行うことができ，コンプライアンスの変化を把握することも可能である（図8，図9）。

　従来の換気モニターでは，センサーが麻酔器に取り付けられるため，患者から離れた場所で測定されていた。これに対しDaisyでは麻酔回路や新鮮ガスフローなどのアーチファクトによる影響を受けにくくし，できるかぎり正確な患者の換気状態を得るために，口元へ設置する差圧式（ピトー管方式）フローセンサーを採用している。（図10）。

　赤外線吸収法を用いたマルチガスモニターは，酸素，N_2O，CO_2それぞれの吸気および呼気濃度，自動識別機能により選択された吸気および呼気麻酔ガス濃度（5種類），そして麻酔深度の指標となる最小肺胞濃度（minimum alveolar concentration：MAC）値を測定することができる。MAC値は小児と成人では異なるが，TSでは患者の年齢を入力する

7. アイ・エム・アイ（株）

図7　新鮮ガス設定画面

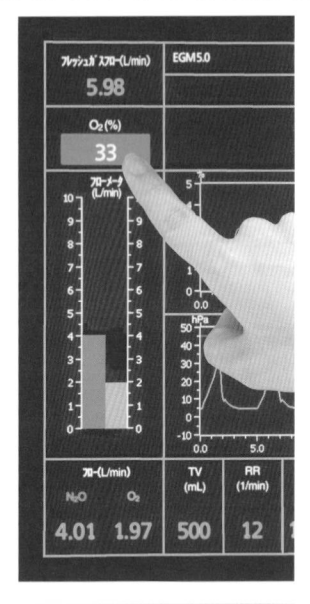

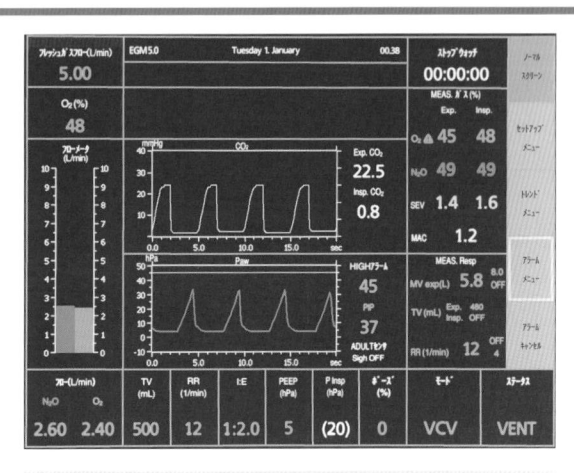

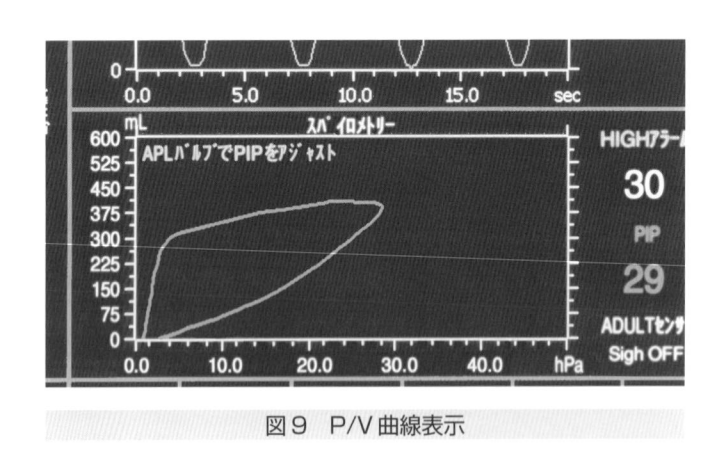

図8　TS画面

図9　P/V曲線表示

ことで年齢補正も行うことができ，正確なMAC値を表示することが可能である。

その他，TSでは呼気アセトン検出機能を有している。これにより非代償性糖尿病患者や高アセトン血症患者のスクリーニングを行い，長時間低流量麻酔の可否を検討することが可能である。また，アセトン同様にエタノールも常時モニタリングされ，低流量麻酔継続の評価を行うことができる。

Daisyには呼気上昇式ベローズの麻酔用人工呼吸器が搭載されている（図11）。上昇式ベローズは目の前で換気動作が確認できるとともに，回路リークが発生した際にベローズが降下するため，リークを発見しやすく，低流量麻酔にも適している。従来の麻酔器では成人と小児でベローズの交換が必要であったが，Daisyではその作業も不要となった。

換気モードとしては，1回換気量20 mlから1500 mlまで設定可能な従量式調節換気（volume control ventilation：VCV），分離肺換気やカフリークの発生する小児麻酔で有効な従圧式調節換気（pressure control ventilation：PCV），そして自発呼吸に同調し換気中

＊AB間の差圧でフローを測定

B A

呼吸回路　　　　　患者さん

図10　フローセンサー

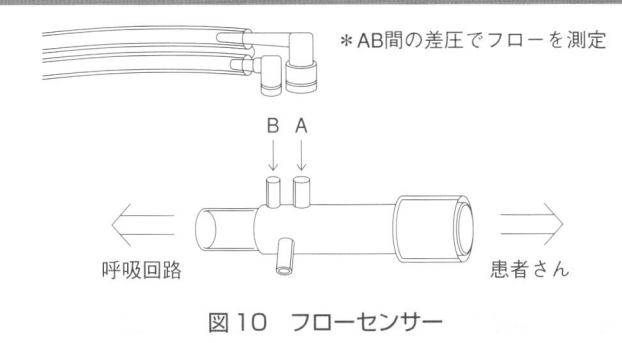

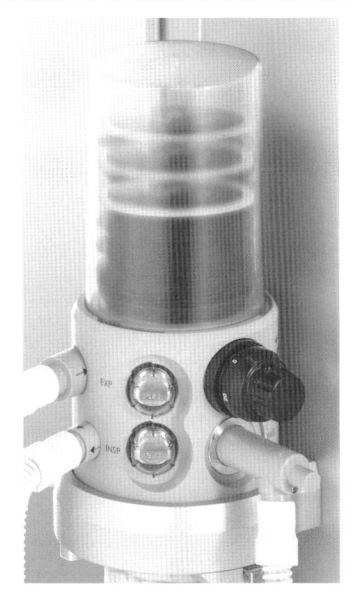

図11　人工呼吸器により換気中（ベローズ動作中）

のファイティングを防ぐ同期式間欠的強制換気（synchronized intermittent mandatory ventilation：SIMV）の3つのモードを搭載し，さまざまな症例に対して幅広い呼吸管理を行うことができる。

　VCVモードとSIMVモードでは，使用前full testによってコンプライアンスやリーク量を算出し，換気中に奪われる量を補うコンプライアンス・リーク補正機能と，新鮮ガス流量を常にモニタリングし，吸気中に付加される新鮮ガス流量を人工呼吸器へフィードバックする新鮮ガス補正機能により，正確な換気量が供給される。

　またさらにTSでは，患者情報（年齢・体重）を入力することで，患者にあった人工呼吸器の参考設定を自動的に行うこともできる。

安全機構

　安全に使用していただくために，Daisyには低酸素防止機構（25％以下）や酸素圧低下時N_2O遮断機構（ガス遮断装置），酸素供給圧低下アラームといった麻酔器の基本的要件となる安全機構はすべて搭載されている。

　室内停電時には，内蔵バッテリーにより最大30分間，人工呼吸器での換気動作可能である。TSではさらに30分，計1時間の電子式新鮮ガス供給システムの使用が可能である。

　一般的には電子式麻酔器に分類されるTSであるが，完全に電源供給が絶たれた（AC電源も内蔵バッテリーもない）状況でも，緊急補助新鮮ガススイッチにより酸素5l/分を流し，麻酔を継続することが可能である（図4）。

　また，その他のアラームとして，回路内低圧アラームや高圧アラーム，分時換気量ア

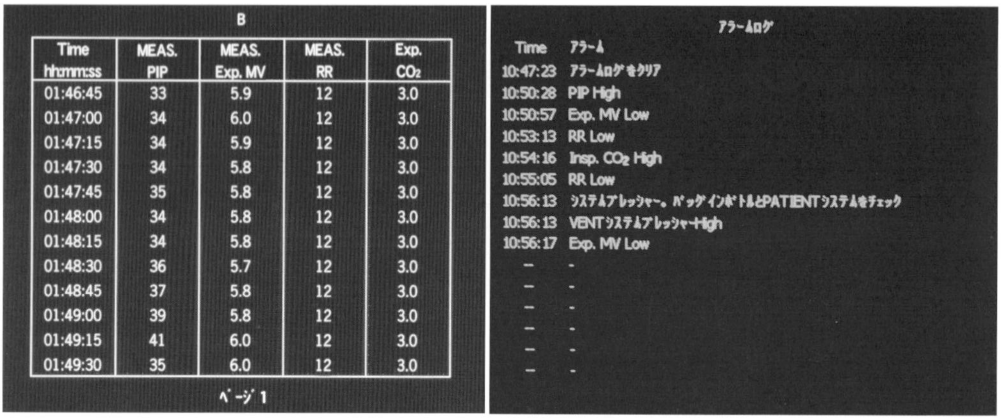

B

Time hh:mm:ss	MEAS. PIP	MEAS. Exp. MV	MEAS. RR	Exp. CO_2
01:46:45	33	5.9	12	3.0
01:47:00	34	6.0	12	3.0
01:47:15	34	5.9	12	3.0
01:47:30	34	5.8	12	3.0
01:47:45	35	5.8	12	3.0
01:48:00	34	5.8	12	3.0
01:48:15	34	5.8	12	3.0
01:48:30	36	5.7	12	3.0
01:48:45	37	5.8	12	3.0
01:49:00	39	5.8	12	3.0
01:49:15	41	6.0	12	3.0
01:49:30	35	6.0	12	3.0

ﾍﾟｰｼﾞ 1

図12　トレンド/アラーム履歴画面
左図：トレンド画面，右図：アラーム履歴画面

ラームといった換気アラームや，吸気/呼気ガス濃度アラーム，システムアラームなど，豊富なアラームで患者と機器をモニタリングしている。アラーム発生時には，日本語でその状況をアラーム表示フィールドにまとめて表示し，ユーザーに異常を知らせる（図8）。

TSには各測定値と設定値を表すトレンド機能やアラーム履歴表示機能も備わっている。万が一のトラブル発生後は，これらのデータを見直し，詳細な検証を行うことが可能である（図12）。

特殊な対応

Daisyの新鮮ガスは他の麻酔器と違い，アブソーバの吸気弁に対し患者側回路に流入される（図13）。

これは，新鮮ガス組成の変化をアブゾーバ内の濃度変化を待たずに，いち早く患者の口元へ伝えることを目的としてデザインされたものである。特に，低流量麻酔や小児麻酔においては，この構造が有効に働く。

ただし，新鮮ガスが常に口元回路内を循環しているため，呼気時間中でも回路内には患者が呼出するガスのほかに新鮮ガス流量が追加される。そのため，タービン方式のような簡易型の換気量計をアブゾーバ呼気側に取り付けても，正確な換気量を測定することができないことに注意が必要ある。

メンテナンス

Daisyは使用前点検（日常点検）として，ユーザーで簡単に行えるfull test機能を有している。約3分程度のfull testを行うことで，9項目のテストが実施され，より安全に使用いただける。

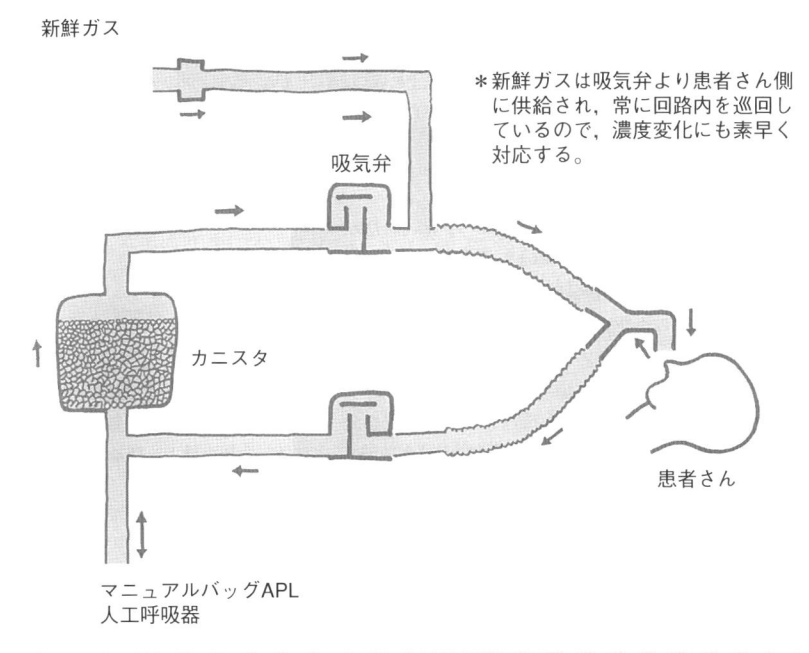

図13 Daisy呼吸回路概略

full testで実施されるテスト項目は,以下のとおりである。
1) 電磁弁の開閉テスト
2) 余剰ガス排出の確認テスト
3) APLバルブ性能テスト
4) 新鮮ガスフローセンサーテスト
5) リークテスト(30hPa下の圧力低下)
   気化器,人工呼吸器側患者回路マニュアルバッグ側患者回路のリークを検出する。
6) コンプライアンステスト
7) 人工呼吸器,呼気弁/PEEP弁テスト
   駆動ガス側のリーク確認を行う。
8) アラームサウンド確認テスト(TSのみ)
9) 使用準備確認テスト
   APL設定準備やソーダライムの消耗状況,サクションの準備,気化器への麻酔薬量確認を促すメッセージが出る。

Daisyの定期点検は6カ月ごとに必要で,全40項目以上に及ぶ①外観,②性能,③警報,④電気的安全性などのチェックと保守部品の交換が行われる。今までのような大掛かりなオーバーホールは不要であるので,ランニングコストを抑えることができる。
具体的な保守部品としては,表1をご参考いただきたい。
IMIでは1979年以来,医療機器を安全にご使用いただくための保守サービスを提供している。また,改正医療法により保守点検は医療機関の責務であることが明確にされたことから,弊社では各医療機関の安全管理体制に合わせた以下のメンテナンスメニュー

7. アイ・エム・アイ（株）

表1　保守部品一覧表

Daisy TS パーツ名	1年目	2年目	3年目	4年目	Daisy Whispa パーツ名	1年目	2年目	3年目	4年目
1年サービスキット（内訳）・フローマーカー・各種フィルタ・各種Oリング	●	●	●	●	1年サービスキット（内訳）・フローマーカー・各種フィルタ・各種Oリング・酸素センサー	●	●	●	●
2年サービスキット（内訳）・アブゾーバ吸気弁・呼気弁・切り替えバルブ・ガスモジュール内消耗品		●		●	2年サービスキット（内訳）・アブゾーバ吸気弁・呼気弁・切り替えバルブ		●		●
4年サービスキット（内訳）・バッテリー・APLバルブ				●	4年サービスキット（内訳）・バッテリー・APLバルブ・プロポーショナルレギュレータ				●

を用意し，これらのニーズにおこたえしている。

a. フルメンテプラン

IMI専門サービススタッフによる定期保守点検と保守部品交換のほかに，故障が発生した際でも，修理工賃と修理用部品代が含まれたプラン。

b. ベーシックプラン

IMI専門サービススタッフが定期保守点検と保守部品交換を行う。修理が発生した際の修理用部品代は本プランには含まれない。

c. CEサポートプラン

CEに保守点検技術講習を受講していただき，修了書を得たCEが，独自で保守点検を行うプランである。本プランには保守部品代が含まれる。

（木本　進）

ユーザーレポート

北欧では春の訪れを告げる花として親しまれているデイジーであるが，果たしてデンマークから来たDaisyは飽和状態にある日本の麻酔器市場で花を咲かせることができるの

であろうか。

　ここ十数年来，麻酔薬などの発展は遂げてきたものの，ガス麻酔を行う機器としての麻酔器はデザイン的に確立され，使い勝手や使用環境への適応性などで評価されるようになった。一方，時代の流れである院内情報の電子化に伴い，麻酔器からも多くの情報出力が要求されるようになってきた。

　Daisy TSは電子フローメータを採用し，マルチガスモニターも内蔵した，こういったhigh end市場に向けた麻酔器である。

　デザインはIBSというバックインボトルシステムとアブゾーバ，APLを一体化したシステムを用いることで，回路などをシンプルにまとめている。

　IBSはフレーム横に設置されているため，テーブ周りはワークスペースとして広く活用できるが，反面，アームなどで手元までアブゾーバを引き寄せたデザインの麻酔器が高い市場占有率を占める日本では，一石を投じるデザインではあるだろう。

　新鮮ガスの設定は，電子フローメータであることの利点を生かし，各流量を調整する方法のほかに，酸素濃度とトータルフローにより決定することもできる。昨今，副作用の回避や地球環境への影響，経済性などの視点から低流量麻酔やN_2Oを使用しない麻酔も多く導入されるようになってきたが，こういったケースには有効な特徴と思われる。

　内蔵マルチガスモニターは，MAC表示も可能で年齢補正まで行える点はユニーク。15インチの大きな画面を採用したことで，カプノグラム表示をしながらも，下位機種のウィスパと同サイズである点は評価できる。

　人工呼吸器の換気モードとして，20ccから行えるVCVのほかにPCV，SIMVが行える。今後PSVも望まれるところであるが，今のところは機能としては必要十分であるだろう。

　使用時に注意すべき点として挙げるとすれば，フローセンサーの取り付け位置であろう。

　本センサーは口元で測定を行う差圧式センサーを採用しており，呼気，吸気両方の換気量が表示されるため，挿管チューブのカフリークや痰などによるエアトラップの発生が発見できる。反面，他の麻酔器では，アブゾーバ内にフローセンサーを内蔵し，呼気のみ測定しているものも多く，口元センサーに不慣れな施設では，誤った位置に設置してしまうことで，誤った測定値を表示する可能性がある。

　トラブルが発生した際は，後でアラーム履歴やトレンドを見直すことができる。電子式麻酔器の利点として，多く得られるようになった情報をもとに，このような，より麻酔の安全が高まる設計をこれからも求めたい。

【東京女子医科大学医学部麻酔科学講座　尾﨑　眞】

索　引

和　文

あ

アイエルＴピース 56
アウトレット 79, 88
アコマアネスピレータ®
　KMA-1300V 141
亜酸化窒素 3, 74
　──遮断機構 119
　──ボンベ 118
アセトン 188
アダプタプラグ 79, 80
圧支持換気 169
圧縮ガス駆動 59
圧縮機 84
圧トランスデューサ 180, 181
圧モニター 109
圧力計 18, 101
圧力調整器 20, 89
圧力の単位 20
アネス全身麻酔器UM700 156
アフタークーラ 84
アムソーブ® 49
アラーム 189
　──履歴 190
安全機構 189

い

移送装置 72
1次圧力調整器 20
一方向弁 22
医療ガスアセンブリ 112
医療ガス安全管理委員会 95
医療ガス供給システム 87

医療ガス誤接続防止機構 16
医療ガス配管設備 15, 79, 112
　──JIS T 7101 79
医療ガス表示色 95
医療ガスホースアセンブリ
　...15, 79
医療機器安全管理責任者 137
医療法 137
陰圧リークテスト 122
インジェクタータイプ 38
インターロック機構 43, 120
インヘラー 54

う

ヴィクトリア女王 5
ウィスパ 184
浮子 27
ウッディ® 155
ウッディRL® 155

え

エアドライヤ 85
エーテル 3
　──・デイ 4
　──吸入器 4
　──ドロップ法 32
液面計 81
エタノール 188
エリア用シャットオフバルブ
　..79
円錐コネクタ 105, 107
円錐接続 45, 53

お

雄ねじ 93

温室効果 74
　──ガス 75, 87
温暖化係数 87
温度補償弁 35

か

改正医療法 124
改正薬事法 99
外部補助酸素流量計 168
開放回路 55
開放点滴法 55
回路内損失 66
下降型ベローズ 60
加湿器 112
過充填 42
過小充填 42
ガス共通流出口 28
　──逆止弁 36
ガス混合器 103
ガス遮断装置 22, 180, 183
ガス収集装置 72
ガスの識別色 87
ガス排出処理装置 73
ガス別特定 15, 83, 84
　──化 87
ガス別塗色 25
カセット式気化器 38
可聴警報装置 104
カッパーケトル 32
カニスタ 47
可搬式超低温液化ガス容器 82
カプノグラム 187
壁取り付け式 88
　──配管端末器の配列 91
可変式バイパス気化器 32, 34

195

索引

間欠的逆圧 36
患者呼吸回路 16

き
機械的死腔 53
気化器 32, 103, 173
気化潜熱 33
気腹ガス 86
逆止弁 21
キャスターガード 186
キャリアーガス 34
吸引ポンプ 85
吸気管 50
吸気脚 50
吸気弁 50
吸入麻酔薬 3

く
区域別遮断弁 79
クイック・フィル・システム
120
偶発症例調査 117
駆動用空気 86
クロロホルム 3, 5

け
減圧弁 9

こ
高圧ガス保安法 87, 95, 113
高圧ガス容器 15, 82
高度管理医療機器 124
高頻度換気 67
高頻度ジェット換気 67, 139
呼気管 50
呼気脚 50
呼気弁 50, 63
呼吸回路 172
　　──のコンプライアンス ...64
呼吸管 50, 108
呼吸嚢 51
国際標準化機構 113
コネクタ類 53

コンパウンドA 49
コンプレッションボリューム
65
　　──の補正 65

さ
細菌フィルタ 53
サクションシステム 184
酸素・亜酸化窒素流量調節弁の
　　インターロック機構 145
酸素供給圧警報装置 119, 174
酸素供給圧低下警報 24
酸素濃度計 109, 111, 121
酸素ノブの形状 25
酸素笛 23
酸素フラッシュ 104
酸素ボンベ 118

し
シーリングコラム 87
磁界強度 179
始業点検 117
システムコンプライアンス ...136
ジャクソン・リース回路 180
ジャクソン・リース修飾回路
 ....56, 57
従圧式換気 169, 170
充填口のガス別特定 95
従量式換気 170
主遮断弁 79
シュレーダー方式 90, 120
　　──迅速継手
 ....15, 16
循環回路 45
循環式二酸化炭素（炭酸ガス）
　　吸収装置 109
蒸気圧 33
　　──対温度曲線 34
上昇型ベローズ 60
職業安全衛生研究所 70
人工鼻 53
新鮮ガス ..131, 132, 133, 134, 139

　　──/気化麻酔薬混合器
 ....32, 38
　　──デカップリング方式 ..170
　　──出口 45
　　──導入口 45
　　──流入 64
新鮮流量流入防止弁 64

す
水酸化カルシウムライム ..48, 49
吹送回路 55
水封式 85
スペイサー 54

せ
絶対気圧 37, 38
設定作動圧 101
セレクター弁 180, 181

そ
相互作用 121
ソーダライム 48
ソケットアセンブリ 88

た
ダイアフラム型 19
ダイアフラム方式 63
第三者認証機関 99
タイロウォールタイプ 168
タッチスクリーン 187

ち
チェックバルブ 88
チャネリング 47
治療用空気 86

て
定期点検 191
低酸素防止 133
　　──装置 27
　　──装置付き流量計 118
ディスポーザブルカニスタ ..172
定置式超低温液化ガス貯槽....81

低濃度酸素防止機構 174, 183
低流量麻酔 131, 134, 184
低流量リークテスト 122
デジタル化 182
デジタル流量計 168
電磁流量調節弁 180, 181
電動型ベローズ 60
添付文書 137, 138

と

同期式間欠的強制換気 169
同軸呼吸管 51
特定保守管理医療機器 124
ドルフ-500® 149
トレンド 190

な

内視鏡手術 86

に

ニードルバルブ方式 169
ニードル弁 26
二酸化炭素吸収缶 47
二酸化炭素吸収剤 48, 121
二酸化炭素吸収装置 47
2次圧力調整器 21
日本工業規格 99
　　――医療ガスホースアセンブリ
　　　　JIS T 7111 93
　　――JIS B 8246................84

ね

ねじ式耐重量コネクタ 108
ねじ方式 93
熱線流量計 180
熱線流量弁 181
熱伝導度 34

は

配管端末器 79, 88
肺コンプライアンス 64
排除インターフェイス 72
バイパスガス 34

挟み方式 63
バッグ 51
パニックカード 31, 183
パニック時対応 164, 175
バラライム 48
バルーン方式 63
半開放回路 55
バンク 81, 82
半閉鎖回路 45, 46, 55
半閉鎖循環式回路 3

ひ

ピストン駆動 59
　　――方式 62
ピストン方式 63
非治療用空気 87
比熱 34
被覆銅管 87
ピンインデックス 131, 132
　　――セイフティシステム 18
　　――方式 120, 166
ピン方式 90
　　――迅速継手 15, 16

ふ

ファビウスタイロ 166
フールプルーフ機構 18
沸点 33
浮遊型ベローズ 60
ブルドン管 19
プレッシャーサポート 170
フローテスト 53
フローマーカー 185
フローメータ 102

へ

米国食品医薬品局 117
閉鎖回路 45, 46, 55
ベイン回路 56
ベースブロック 88
壁効果 47
ベローズ 188
　　――駆動方式 59

　　――方式の問題点 62

ほ

ホースアセンブリ 94
ホース取り付け式 88
　　――配管端末器 92
ホースニップル 80
ホース連結部 129, 130, 132
ポップオフ弁 52, 71, 109
ポンピング効果 36
ボンベ 82
　　――塗色 95
　　――連結部 129, 130, 132

ま

麻酔ガス排除設備 87
麻酔器 99
　　――回路 16
　　――の始業点検 43
麻酔呼吸回路 45
麻酔用呼吸バッグ 108
麻酔用人工呼吸器ヴィラ® 153
マニフォールド 81
マルチガスモニター 187

め

メイプルソン回路 55
メインシャットオフバルブ 79
メインストリーム 137
雌ねじ 93
メンテナンス 174

も

モード変更 171

ゆ

油回転式 85

よ

容器保安規則 87
余剰ガス 135, 139
　　――排出装置 52, 173
余剰麻酔ガス排出装置 70, 123

索引

り

リークテスト	53
リーク補正機能	189
リザーバタンク	84
流量計	9, 102
──チューブ	26
流量効果	35
流量調整バルブ	89
流量調節器	25
流量調節装置	101, 102
両切れ	82

ろ

老朽化問題	124
ロタメータ	10

英文

A

adjustable pressure limiting valve	52, 71
AGSS	52, 87
──カプラ	91
Aladin 2	179, 181, 182
Ambu bag	180
anesthetic breathing system	45
anesthetic gas scavenging system	52, 87
APL弁（バルブ）	52, 71, 109, 121, 132
Ayres T piece	56

B

Bain system	56
breathing bag	51
breathing tube	50

C

canister	47
carbon dioxide absorbent container	47
carbon dioxide absorbents	48
carbon dioxide absorber assembly	47
CEタンク	81
channeling	47
circle absorber system	45
closed system	55
Clover型気化器	7
cold evaporator タンク	81
common gas outlet	45
compound A	121
conical connection	45, 53
Copper Kettle	38

D

Daisy	184
diameter-indexed safety system	15, 166
DISS	15, 131, 132, 166
──方式	91

E

Eisenkraft	37
expiratory valve	50

F

FDAによるガイドライン	122
FGD	52
fresh gas decoupling	52
fresh gas inlet	45
full test	190
F回路	51

H

heat and moisture exchanger	53
HFJV	68, 129, 132, 135, 139
HME	53

I

IBS	184
inspiratory valve	50
insufflation system	55

ISO

ISO	113

J

Jackson-Rees modification	56
Japanese Industrial Standard	99
JIS	99
──B 8246高圧ガス容器弁	83
──T 7201-1	100
John Snow inhaler	32

K

KMA-1300Viのインジェクション気化器	145
KMA-1300Viの電子式流量計	145

L

LEDライト	185
LGC	82
liquefied gas container	82

M

MA-110®	154
MA-300®	153
MAC	33, 187
MRI対応機器	179

N

NIST	15
──方式	91
non-interchangeable screw-threaded system	15

O

O$_2$フラッシュ 130, 132, 138
open system...............................55

P

P/V曲線表示...........................187
PC 169, 170
PCV 188
PCV-VG 183
PEEP弁 53
pressure control 169
pressure support 169
PS.....................................169, 170
PSVpro 183
PVA120 ....156, 163, 164
　──人工呼吸器 159

R

reservoir bag 51

S

Schimmel busch 32
semi-closed system..................55
semi-open system 55
SIMV 169, 189
　──/PS 169, 170
　──-PC 183
synchronized intermittent
　mandatory ventilation.........169

T

TCVシリーズ..................163, 164
Tec 6...38

Tec 7...180
　──気化器 179
TS 184

U

UM700 ....156, 162, 163

V

VC...170
VCV 188
Vernitrol....................................38

W

wall effect..................................47

Y

Yピース 50

For Professional Anesthesiologists
麻 酔 器　　　　　　　　　　　　　　　　　　　＜検印省略＞

2009年8月10日　第1版第1刷発行

定価（本体6,500円＋税）

　　　　　　　　　　　編集者　釘 宮 豊 城
　　　　　　　　　　　発行者　今 井　　良
　　　　　　　　　　　発行所　克誠堂出版株式会社
　　　　　　　〒113-0033　東京都文京区本郷3-23-5-202
　　　　　　　電話（03）3811-0995　振替00180-0-196804
　　　　　　　URL　http://www.kokuseido.co.jp

ISBN 978-4-7719-0359-3　C 3047　￥6500E　　印刷　三報社印刷株式会社
Printed in Japan　©Toyoki Kugimiya, 2009

・本書の複製権・翻訳権・上映権・譲渡権・公衆送信権（送信可能化権を含む）は克誠堂出版株式会社が保有します。

・JCOPY ＜(社)出版者著作権管理機構　委託出版物＞
本書の無断複写は著作権法上での例外を除き禁じられています。複写される場合は，そのつど事前に(社)出版者著作権管理機構（電話 03-3513-6969, Fax 03-3513-6979, e-mail：info@jcopy.or.jp）の許諾を得てください。